澤田流聞書

침구진수
鍼灸眞髓

澤田流聞書

침구진수
鍼灸眞髓

시로타 분시(代田文誌) 지음
이주관(한의사) 옮김

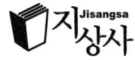

머리말

선종(禪宗)에 "교외별전(教外別傳), 불립문자(不立文字)."라는 말이 있다. 지극한 도(道)는 문자나 말로는 전할 수 없는 밑바닥에 있는 것이고, 단지 생명과 생명이 서로 영향을 주고 응하는 신비한 직관체험에 의해서만 전할 수 있는 근원적인 것이라는 뜻이다. 고로 이심전심(以心傳心) 혹은 염화미소(拈華微笑)라고도 한다.

어느 도(道)에서나 그 점은 마찬가지겠지만, 특히 우리 사와다(澤田) 침구법에서는 그 정도가 더했다. 고 사와다 겐(澤田健) 선생은 긴 세월에 걸쳐 몸소 고심하고 체험하여 도달한 침구도(鍼灸道)의 비밀을 어떻게든 그대로 여러 사람에게 전하고 싶어 노심초사했다. 하지만 결국 그게 허사라는 사실을 알고 난 후에는 되풀이해서 가르치지 않고, 제자들이 직관을 통해 스스로 깨닫기를 기다렸다. 항상 지극한 도는 아들에게도 형제에게도 전하지 못한다고 했다. 하지만 우리는 선생 옆에서 그 치료를 견학하거나 왕진에 동행하는 사이 부지불식간에 이심전심으로 그 도의 비밀을 알게 되었다.

하지만 이런 식으로 선생에게 침구도(鍼灸道)를 배우고, 그것을 납득하는 일은 쉽지 않았다. 그래도 그 덕택에 우리는 실제 치료에 직접 참여하여 병보다 병기(病機)를 배우고, 치법(治法)을 납득하게 되었다. 이것은 무엇과도 바꿀 수 없는 자애로운 가르침이라고 새삼 고맙게 생각한다.

선생은 일일이 손을 잡고 가르치지는 않았다. 하지만 진단과 치료를 하는 사이사이 혼잣말처럼 하는 말 가운데에는 우리의 깨우침을 돕는 명언이 무척 많았다. 그것을 모두 기록해두면 후진이 이 도를 배우는 데 대단히 유익할 것이라 생각하여 애써 기록해놓았다. 이런 이유로 책의 제목 위에 '澤田流聞書'라고 소제목을 붙였다.

그 기록은 선생을 처음 사사(師事)한 1927년부터 시작하여 1937년까지 이르렀다. 약 10년간 선생에게 전수받은 수많은 것들이 쌓이고 쌓여서 노트 몇 권이 되었다. 이것이 선생의 도를 그대로 전하는 것은 아닐지라도, 후진이 이 길을 가는 데 참고가 될 것이다. 더욱이 우리의 공부를 향상시키는 데에도 참고할 것이 적지 않을 것이라 생각한다. 이를 연대순으로 나누어 같은 길을 가는 사람들에게 보여주고 싶다.

이 책은 앞에서 말한 바와 같이 약 10년에 걸쳐 듣고 쓴 것을 모은 것이다. 따라서 전후로 중복된 곳도 있을 것이며, 또 모순된 점도 없다고 할 수는 없다. 그것은 그때그때 적은 말의 단편인 이상 어쩔 수 없다. 이 글을 읽는 사람은 이러한 점을 십분 양해하고, 반복된 것은 오히려 중요한 것이라 여겨 한층 더 주의를 기울이기 바란다.

더구나 듣고 쓴 것도 선생의 말 그대로가 아니라, 그 말이 나온 앞뒤의 상황들을 듣고 쓴 것이다. 그것은 불경을 만든 사람의 예에 버금갈 만한 것으로, 이러한 방법이 선생의 말을 살려내기 때문이다. 더구나 필기 사이사이에 필자의 감상 등이 끼어들었을 것이다. 이런 것은 모두 빼버릴까도 하였으나, 오히려 이해를 도울 것 같아서 그냥 두기로 했다.

이 필기에 나타나는 선생의 말은 듣는 이의 이해력을 감안한 것이 많으므로 일관된 사상을 서술한 것은 아니다. 또 환자에게 말하는 것이기 때문에 그다지 체계적이지 못하고, 다분히 소박하고 간단하다. 그리고 현대의학의 상식과는 전혀 다른 한의학의 학설을 여러 곳에 그대로 노출했다. 이러한 점은 현대의학 상식을 가진 이들에게는 다소 의외일 것이다. 하지만 한의학을 옛것 그대로 이해하고, 그것을 손에 넣어 활용하기 위해서는 일단 현대의학적인 선입관을 버리고 백지 상태에서 시작할 필요가 있다. 선생은 한의학을 한의학 그대로 이해하고 응용했다.

사와다 선생은 끊임없이 진보하는 이였다. 그러므로 제1회와 제2회의 견학기에 나타나는 1927년 무렵의 치료 방법과 만년, 즉 1937년 무렵의 치료 방법에 상당한 차이가 있다. 그리고 필자의 심경도 처음과 나중에 상당한 차이가 있다. 이런 이유로 처음의 필기와 나중의 필기 사이에 다소 모순되는 점이 있을 것이다. 그러나 현재의 마음으로 고치지 않고, 그대로 옮기기로 했다. 필기한 당시를 그대로 전하고 싶기 때문이다. 그렇기 때문에 치혈(治穴)의 운용에도 처음의 필기만으로는 불충분한 것이 상당히 있으니 전부를 빠짐없이 자세히 읽어주기 바란다. 물론 전부를 빠짐없이 자세히 읽더라도 사와다 선생의 깊은 뜻을 온전히 이해하기는 어려울 것이다. 그래도 그 큰 개요는 큰 변동 없이 대개 통할 것이다. 그리고 지극한 도는 실질적인 탐구를 통해서 스스로 깨우칠 수밖에 없고, 다른 방법으로는 그 속뜻을 알 수 없음을 다시 한 번 지적해둔다.

목차

 제1회 견학기

오장배속표(五臟配屬表)와 십이원표(十二原表) 13

사와다 침구법의 요혈(要穴) 17

신주(身柱)_17 / 간수(肝兪)_17 / 비수(脾兪)_18 / 삼초수(三焦兪)_18 / 신수(腎兪)_19 / 차료(次髎)_19 / 중완(中脘)_19 / 기해(氣海)_20 / 양지(陽池)_20 / 곡지(曲池)_20 / 족삼리(足三里)_21 / 태계(太谿)_21 / 심수(心兪)_22 / 수삼리(手三里)_22 / 공최(孔最)_22 / 이간(二間)_23 / 노수(臑兪)_23 / 근축(筋縮)_23 / 천료(天髎)_23 / 폐수(肺兪)_24 / 양릉천(陽陵泉)_24 / 고황(膏肓)_24 / 기죽마(騎竹馬)_24

시구(施灸) 사례 24

태극요법(太極療法) 26

진단과 치료 28

등이 굽은 부인_28 / 아랫배의 힘_29 / 척주부정과 축농증_29 / 피부색의 변화_30 / 내장과 자세_31 / 비장(脾臟)과 신장(腎臟) 1_31 / 소국치료(小局治療)와 태극치료(太極治療)_33 / 삼초(三焦)에 대하여_34 / 십사경(十四經)과 삼재도회(三才圖會)_34 / 한약_34 / 내장과 병_34 / 심(心)과 신(腎)_35 / 트라코마_35 / 자궁좌굴과 자궁후굴_35 / 귀와 신장(腎臟)_36 / 비장(脾臟)과 신장(腎臟) 2_36 / 경혈과 내장_37 / 의도(醫道)와 정도(政道)_37 / 산기(疝氣)_37 / 신주(身柱) 혈의 뜸_37 / 해수욕과 신장_38 / 위산과다_38 / 색과 진단_38 / 양구(梁丘)_38

병증과 사와다 침구법의 특수혈 39

자궁후굴 및 자궁전굴_39 / 자궁좌우굴_39 / 자궁경련_39 / 고환염_39 / 안면신경마비_39 / 정옹(疔癰)_39 / 단독(丹毒)_40 / 맹장염_40 / 위경련_40 / 신장염 및 요독증_40 / 매독_41 / 치통_41 / 치근막염_42 / 화농 예방_42 / 위산과다_42 / 치(痔)_42

견학 소감 43

제2회 견학기

눈과 간장(肝臟)_45 / 뜸과 체질_46 / 솜털_46 / 노수(臑兪)와 혈압_46 / 소아의 천식_47 / 척추만곡증_47 / 축농증_48 / 불문진단(不問診斷)과 경락_48 / 간경(肝經)과 생식기_51 / 대돈(大敦) 취혈법_52 / 족오리(足五里) 취혈법과 주치_52 / 트라코마 치료_53 / 혈병(血病)과 격수(膈兪)_53 / 척수염_54 / 간경과 수면_54 / 신장(腎臟)과 발모_54 / 삼초(三焦)와 심포(心包)_54 / 심장과 단전(丹田)_55 / 척주전굴(脊柱前屈) 교정_55 / 지실(志室) 취혈법_56 / 경혈의 변동_57 / 중풍_58 / 소장수(小腸兪) 취혈법_59 / 류머티즘_59 / 합곡(合谷) 취혈법_60 / 관절염_61 / 자궁에서 시작된 발열_61 / 선병독(腺病毒, 아데노바이러스)의 뜸_62 / 선병독과 설사_66 / 양지(陽池)와 중완(中脘)_66 / 산적(疝癪)과 간적(肝癪)_67 / 면정(面疔)의 뜸_68 / 치질의 뜸_69 / 적취(癪聚)_70 / 자궁근종 1_70 / 상료(上髎)의 뜸_71 / 명문(命門)의 뜸_72 / 각기(脚氣)_73 / 근시와 난시_74 / 난시 치료사례_75 / 눈과 맥(脈)_75 / 당뇨병의 뜸_76 / 중풍과 오장_76 / 비장(脾臟)의 역할_77 / 동양의학과 서양의학_77 / 폐병 치료_81 / 이명(耳鳴)_82 / 고환염_82 / 좌반신불수_83 / 위암 치료_84 / 난소낭종_85 / 자궁근종 2_86 / 신장병_88 / 뜸과 술_89 / 방광과 요수(腰兪)_90 / 피부와 신장(腎臟)_90 / 한기(寒氣)와 신(腎)_90 / 척주 교정_91 / 노수(臑兪)와 소장수(小腸兪)_91 / 뢴트겐선 실패 사례_92 / 자궁근종 3_93 / 어혈과 피부갑착_94 / 신경쇠약_94 / 대승적인 의도(醫道)_96 / 대조화(大調和)_97 / 손과 소장경(小腸經)_98 / 대머리의 뜸_98 / 위산과다증_99 / 소년의 치료_100 / 감기의 뜸_100 / 심장병_101 / 단편적인 이야기_102 / 병과 시간의 관계_103 / 자연에 따르는 생활_104 / 순수한 한의학_104 / 부인병_105 / 황달_105 / 다섯 가지 임병(淋病)_105 / 치료세설 1_106 / 치료세설 2_107 / 영혼_109 / 내 생각_109 / 고도(古道)를 연구하는 태도_113

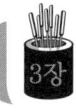

제3회 견학기

수(水)는 신(腎)에 속한다_115 / 명문(命門) 취혈법_116 / 삼십육문_116 / 신허(腎虛)의 뜸_116 / 경문(京門) 취혈법_117 / 경문(京門)과 삼초수(三焦兪)_117 / 뜸을 뜨는 순서_117 / 갈근탕(葛根湯)_118 / 다리를 못 펴는 환자_118 / 알코올중독과 뜸_118 / 치료세설 3_119 / 뜸과 보살행_122 / 믿음이 있을 뿐_122 / 모혈(募穴)과 극혈(郄穴)_122 / 원혈(原穴)의 응용_123 / 당시의 일기에서_123

제4회 견학기

인체의 음양_125 / 척추 카리에스의 치료_126 / 장염전(腸捻轉)의 치료_126 / 망막염의 치료_127 / 요근혈(腰根穴)_128 / 전신쇠약_129 / 종교와 의사_129 / 삼초(三焦)에 대하여_130 / 단전(丹田)의 일기(一氣)_131 / 중완(中脘)에 대한 해설_131 / 발전소와 변전소_132 / 약과 자양_132 / 폐병 치료_133 / 간(肝)과 비(脾)_133 / 백회(百會)_133 / 부양(跗陽)의 뜸_133 / 양완회(陽腕會)_134 / 궁중시녀_134 / 의사의 권위_135 / 소탈한 품격_136 / 종기(腫氣)_137 / 복부창만(腹部脹滿)의 뜸_138 / 오미자_139 / 눈병과 신장(腎臟)_139 / 광고에 관하여_140 / 치료세설 4_141 / 열과 침(鍼)_143 / 卍자의 해설_144

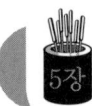
제5회 견학기

일음(一陰)·삼색(三色)·오병(五病)_146 / 배부(背部)의 3행과 그 움직임_149 / 혀의 색_149 / 병의 3기_150 / 양완회(陽腕會)_151 / 음승양강(陰昇陽降)_151 / 문맥(門脈)_152 / 치료세설 5_152 / 요통과 복부의 뜸_156 / 소오주(小五柱)_157 / 보사영수(補瀉迎隨)_157 / 치료세설 6_159 / 만성감기와 양상(兩相)_160 / 치료세설 7_160 / 자연의 조제_161

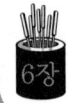
1930년 기록

상한(傷寒) : 장티푸스 및 적리(赤痢)_163 / 폐렴_164 / 사령(四靈)의 뜸_164 / 풍사(風邪)가 들어가는 순서_164 / 계명하리(鷄鳴下痢)_165 / 치료세설 8_165 / 장결핵_166 / 요근(腰根)의 뜸 : 근(根)의 통로_167 / 엄지·식지와 신(腎)·대장(大腸)_168 / 설신경(舌神經)의 뜸_168 / 육감의 세계_168 / 열과 냉_169 / 천추(天樞)_169 / 의사와 병_169 / 해독하는 뜸_170 / 각막염의 뜸_170 / 지양(至陽)의 뜸_170 / 사기(邪氣)의 이동_171 / 슬관절 염좌의 교정_172 / 수포음(水泡音)_173 / 소아의 사구(斜灸)_173 / 동기(動氣)에 대한 해석_174 / 자체 임상실험_174 / 뜸의 배합_175 / 차(茶)_176 / 명주(命柱)_176 / 절대안정_176 / 뜸 치료의 일수_176

/ 치료세설 9_177 / 유방의 병과 뜸_177 / 격수(膈兪)와 간수(肝兪) 사이_178 / 표리(表裏)의 사령(四靈)_178 / 위경(胃經)과 신경(腎經) 사이_179

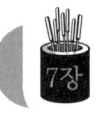

1933년 기록

천리(天理)와 지리(地理)_180 / 냉증의 뜸_180 / 독맥(督脈)과 방광경(膀胱經)의 관계_181 / 독맥의 혈을 전부 사용한 이야기_181 / 치료세설 10_181 / 천삼지오(天三地五)에 관하여_184 / 외한(畏寒)을 없애는 법_184 / 치료세설 11_185 / 견갑 관절통의 즉치_185 / 암의 진단_188 / 수혈(兪穴)에 대하여_189 / 설사를 멎게 하는 뜸_191 / 양구(梁丘)와 음시(陰市)에 대하여_191 / 곤륜(崑崙)에 대하여_193 / 활육문(滑肉門)에 대하여_193 / 대거(大巨)에 대하여_194 / 천추(天樞)에 대하여_195 / 사령(四靈)에 대하여_195 / 수도(水道)와 귀래(歸來)_195 / 비관(髀關)_195 / 독비(犢鼻)의 자침법_195 / 삼리(三里) 해설_195 / 천식의 뜸치료에 대하여_196 / 저기압_196 / 배부의 제1행과 제2행_196 / 자침의 깊이에 대하여_197 / 고황(膏肓) 아래의 침_197 / 순역(順逆)에 대하여_197 / 장문(章門)과 충문(衝門)_197 / 혈해(血海)와 기해(氣海)_198 / 외국인을 대상으로 한 침치료_198 / 치료세설 12_199

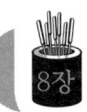

1935년 기록

머리의 오행과 오장수(五臟兪)의 관계_201 / 눈의 내·외제(內·外眥)와 경락_201 / 비창(鼻瘡)_201 / 극문(郄門)_201 / 고관절 탈구_201 / 하복부의 냉을 빼는 혈_201 / 완선과 백선의 명혈_202 / 한과 열_202 / 간수(肝兪)와 격수(膈兪) 사이_202 / 늑막염_202 / 병이 고황(膏肓)으로 들어가다_203 / 비루관 폐색_203 / 졸도실신_203 / 식도협착_203 / 도한(盜汗)의 뜸_203 / 천추(天樞)의 표리_204 / 십이지장충_204 / 문(門)_204 / 격수(膈兪)_204 / 두 가지 흉통_204 / 혼수상태 처치법_204 / 각혈의 뜸_205 / 극문(門)과 삼음(三陰)_205 / 야간에 땀을 많이 흘리는 것_205 / 신·대장·삼초·소장_206 / 방광수(膀胱兪)·소장수(小腸兪)·상료(上髎)_206 / 발열하는 시각과 오장육부의 관계_206 / 오전의 열과 오후의 열_207 / 이기문(裏期門)은 병이 들어오는 문_207 / 병의 이동과 순역_207 / 대과(大過)와 불급(不及)_207 / 표본(標本)_208 / 신과 대장에 놓는 침의 영향_208

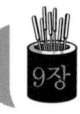
1936년 기록

삼완(三脘)과 삼초(三焦)_209 / 배부의 오주_209 / 곡택(曲澤)_209 / 음양경(陰陽經)의 표리관계_210 / 폐렴_210 / 목에 가시가 걸렸을 때_210 / 전중(膻中)과 대릉(大陵)_210 / 제 혈증(血症)의 요혈_210 / 침 실수를 돌이키는 혈_211 / 삼음교(三陰交)와 삼양락(三陽絡)_212 / 순역정변(順逆正變)_212 / 배부 제1행의 응용_212 / 제1행의 침법_213 / 배부 제1행에 대하여_213 / 이통(耳痛)과 수삼리(手三里)_213 / 양관(陽關)_213 / 제 통증의 요혈_214 / 제 열질환의 요혈_215 / 활육문(滑肉門)이 수습되는 곳_216 / 뇌빈혈_217 / 견정(肩井)의 침_218 / 신(腎)은 오장육부의 근본_218 / 표와 본_218 / 어지럼증_218 / 구훈(灸暈)에 대하여_218 / 감(疳)과 비감(脾疳)_219 / 열부(熱府)_219 / 한부(寒府)_220 / 일원(一原), 양기(兩岐), 삼대(三大), 사령(四靈), 오주(五柱)_220 / 삼각형의 움직임_220 / 귀감_220 / 천신의 비언_221 / 공최(孔最)_222 / 경락경혈을 응용하는 호흡_222 / 산후의 어혈_222 / 침향(鍼響)_223

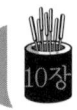
1937년 기록

소아병과 명주(命柱)_224 / 근축(筋縮)과 거궐(巨闕)_224 / 병의 움직임_224 / 제8추 아래_224 / 치료혈의 선택_225 / 황제내경 연구_225 / 사와다 침구법_226

1장 　　　제1회 견학기

때	1927년 6월 10일부터
장소	도쿄 코이시카와쿠 타니마치 110번지(당시 선생 댁은 여기에 있었다).
진료	아침 9시부터 시작하여 점심을 거르고 저녁까지 계속했다.
치료인원	남녀 합해서 매일 40명 정도. 6월 12일은 아침 9시부터 시작하여 저녁 8시까지 쉬지 않고 환자 50명 이상을 보았다.
조수	시로 이치가쿠(城一格) 씨가 조수를 했다. 선생은 배, 허리, 등을 보고 손과 발을 보아 뼈와 허리에는 뜸을 직접 뜨고 있었다. 시로 씨는 등과 수족을 받치고, 그 외에도 회계를 보며 인명부를 기재했다. 참으로 바쁘기 짝이 없었다.
필자	선생의 측근에 자리가 허락되어 치료를 견학하였다. 치료하면서 선생의 말을 필기하거나, 생각을 하거나, 오장배속표(五臟配屬表)나 십이원표(十二原表)에 대조하거나, 또 환자를 망진했다. 날이 갈수록 사와다(澤田) 선생의 신묘하고 불가사의한 의학설이 점점 가슴에 와 닿아, 한의학 의서를 읽는 호흡을 알게 되었다.

오장배속표(五臟配屬表)와 십이원표(十二原表)

6월 10일 이른 아침, 치하라 야요 씨의 소개로 사와다(澤田) 선생 댁으로 가 선생을 뵙게 되었다. 아침 8시경이었다. 치료실을 통해 들어가 기다리다 보니 난간 사이에 걸려있는 해서체로 쓴 커다란 표가 눈에 띄었다. 아주 색다른 것이었는데, 바로 오장배속표(五臟配屬表)와 십이원표(十二原表)였다. 아무리 봐도 무슨 뜻인지 알 수 없었다. 이상하게 바라보고 있는데 사와다 선생이 들어왔다. 키는 그다지 크지 않았다. 좀 살지고 동그란 얼굴, 코끼리 같은 순한 눈에는 미소가 숨어 있었으며, 무어라 말할 수 없는 태연자약한 모습이었다. 일찍이 1927년 3월경 한 번 뵌 적이 있지만, 그때와는 전혀 다른 사람처럼 존경스러웠다. 인사를 하고 평소 마음에 두었던 말을 꺼냈다.

"저도 침구(鍼灸)에 뜻이 있어 면허를 따기는 했지만, 마음먹은 만큼 치료 성과를 올리지 못하고 있습니다. 책에 씌어있는 것들을 그대로 해보지만 도저히 치료하지 못하는 병이 있습니다. 점점 자신감을 잃어 난감합니다. 어떻게 자신감을 얻을 수 있겠습니까?"

선생은 한마디로 말했다.

"지금 이 세상에 자신 있는 사람은 거의 없네. 자신 있는 사람이라면 나 정도일 것이네."

선생이 잘난 체해서 한 말이 아니었다. 확신을 가지고 한 말이었다. 진실로 학자 같은 완전한 권위를 가지고 지극히 자연스럽게 말했다. 나는 이 말을 깊이 새겨듣고 이 분 말고 다른 스승은 없다고 믿고 선생의 문하생이 되겠다고 결심했다.

거기서 당돌하게도 오장배속표와 십이원표를 가리키며 설명을 청했다가 크게 꾸중을 들었다.

"이것은 침구고도(鍼灸古道)의 극치로서 그렇게 간단하게 설명할 수 있는 것이 아니네. 책으로 쓰자면 1만 페이지를 써도 다 설명할 수 없을 것이야."

"그렇다면 어찌해야 되겠습니까?"

"그저 매일 이것을 보게나. 그러는 동안에 알게 될 것이네."

납득하기는 힘들었으나, '어쨌든 치료하는 것을 보라'는 따뜻한 말로 힘을 주었다. 매일 치료하는 모습을 보게 해주었고, 나는 치료를 견학하면서 이 표와 대조하였다. 그러는 동안에 점점 표의 뜻을 이해하기 시작했다. 선생은 환자의 상태를 설명할 때도 곧잘 이 표를 가리키며 "푸른색이니 간(肝)이고, 붉은 색이니 심

(心)이야." 하는 식으로 말했다.

어쨌든 선생의 방에 걸린 이 표는 처음으로 내 마음에 깊은 인상을 남겼다. 그 후에도 이 표 덕으로 어떤 혜택을 받을 수 있을지 몰랐다. 때문에 우선 이 표를 싣는다.[1]

오장배속표

五臟	五行	五腑	五根	五主	五支	五募	五親	五季	五方	五柄戶	五色	五香	五味	五液	五志	五變	五精	五惡	五聲	五役	五音	五調子	五經	五位	生數	成數
肝	木	膽	眼	筋	爪	俞	水子	春	東	甲乙	青	臊	酸	泣	怒	握	魂	風	呼	色	角	雙調	厥陰	震	三	八
心	火	小腸	舌	血脈	毛	經	木子	夏	南	丙丁	赤	焦	苦	汗	笑	憂	神	熱	言	臭	徵	黃調	少陰	離	二	七
脾	土	胃	脣	肌肉	乳	合	火子	土用	中央	戊己	黃	香	甘	涎	思	噦	意智	溫	歌	味	宮	一起	太陰	坤	五	十
肺	金	大腸	鼻	皮	息	井	土子	秋	西	庚申	白	腥	辛	涕	慮	欬	魄	燥	哭	聲	商	平調	太陰	兌	四	九
腎	水	膀胱	耳	骨	肢	滎	金子	冬	北	壬癸	黑	腐	鹹	唾	恐	慄	精志	寒	呻	液	羽	盤涉	少陰	坎	一	六

---

[1] 이 오장배속표(五臟配屬表)와 십이원표(十二原表)는 만년의 것과는 배열이 다르다. 만년의 것에는 오규(五竅), 오성(五星), 오각(五穀), 오축(五畜), 오채(五菜), 오과(五果), 오충(五虫) 등이 첨가되었다.

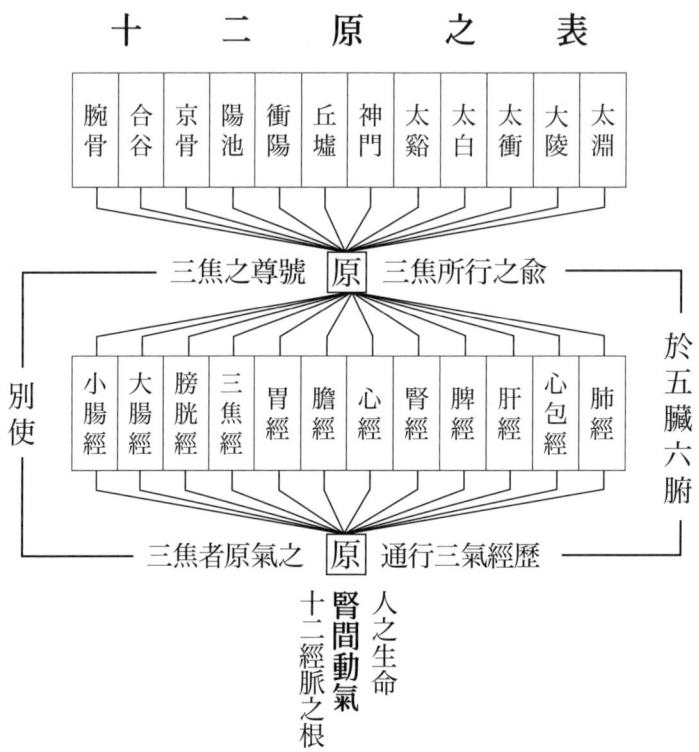

배부(背部)의 오장수(五臟俞)는 모두 족태양방광경(足太陽膀胱經)에 속함

五臟之部		足厥陰肝經	手少陰心經	足太陰脾經	手太陰肺經	足少陰腎經
俞	所注爲俞 主體重節痛	太衝	神門	太白	太淵	太谿
經	所行爲經 主喘咳寒熱	中封	靈道	商丘	經渠	復溜
合	所入爲合 主逆氣而泄	曲泉	少海	陰陵泉	尺澤	陰谷
井	所出爲井 主心下滿	大敦	少衝	隱白	少商	湧泉
榮	所溜爲榮 主身熱	行間	少府	大都	魚際	然谷

五腑之部		手厥陰 心包經	手少陽 三焦經	足少陽 膽經	手太陽 小腸經	足陽明 胃經	手陽明 大腸經	足太陽 膀胱經
兪	所注爲兪 主體重節痛	大陵	中渚	臨泣	後谿	陷谷	三間	束骨
經	所行爲經 主喘咳寒熱	間使	支溝	陽輔	陽谷	解谿	陽谿	崑崙
合	所入爲合 主逆氣而泄	曲澤	天井	陽陵泉	小海	足三里	曲池	委中
井	所出爲井 主心下滿	中衝	關衝	竅陰	少澤	厲兌	商陽	至陰
滎	所溜爲滎 主身熱	勞宮	液門	俠谿	前谷	內庭	二間	通谷

사와다 침구법의 요혈(要穴)

제1회 견학을 하는 사이에 선생이 사용한 혈을 통계적으로 분류해보고, 빈용하는 혈을 요혈(要穴)이라고 노트에 기록했다. 주치(主治)에 관해서는 아직 충분히 기재하지 못했다. 그러나 원형을 남기기 위해 대체로 노트에 써놓은 것을 그대로 옮겼다.

【신주(身柱)】

대개의 사람에게 뜸을 뜬다. 제3추 아래, 견갑골 내상각(內上角) 높이.

[주치] 폐(肺)의 요혈로, 전부터 두통·현훈·천식·전간·소아감병을 치료한다. 대장(大腸)에 연결된다.

【간수(肝兪)】

상당히 많은 사람에게 뜸을 뜨지만, 모두에게 뜨지는 않는다. 제9흉추 아래 양 옆으로 1촌 5분.

[主治] 간장(肝臟)의 요혈로, 여기에 뜸을 뜨면 정신이 맑아진다. 불면증·신경쇠약·눈병·안색이 창백한 질병에 많이 뜬다.

【비수(脾俞)】

대개의 사람에게 뜬다. 제11추 아래 양 옆으로 1촌 5분.

[主治] 비장(脾臟)의 요혈인 동시에 위(胃)의 요혈이다(비는 위의 근원이 된다).

비(脾)와 신(腎)은 대부분의 사람에게 병이 잘 나는 곳으로, 현대의 의사는 중요하게 보지 않으나, 옛 의사는 모두 중요한 곳이라 생각했다. 비와 신이 나빠지면 간도 나빠지고, 기억력이 떨어져 어리석고 정신력이 없는 사람이 되고 만다. 비는 의(意)와 지(智)를 주관하는 곳으로 지혜의 주머니다.

【삼초수(三焦俞)】

중요한 곳이다. 하지만 모든 사람에게 쓰이지는 않는다. 제13추 아래 양 옆으로 1촌 5분. 엎드려서 뜸을 뜬다.

[主治] 삼초(三焦)의 요혈로, 유미관(乳糜管)의 병을 치료해 유미관이 잘 유통되게 한다. 당뇨병에도 쓴다.

사와다 선생은 "옛날부터 삼초에 관해서는 여러 설이 구구하여 명료하지 않았으나, 연구 결과 삼초는 유미관과 관계가 있다는 것을 알게 되었다."고 했다. 하초(下焦)는 소장의 유미관을 말하는 것으로, 유미관의 유통이 나쁘면 피의 흐름이 막혀 혈병(血病)을 일으킨다. 따라서 부인병을 가라앉히려면 왼손의 양지(陽池)과 복부의 중완(中脘)에 뜸을 뜨고, 하초를 조절하면 유미관이 잘 유통되어 낫는다. 부인병 환자의 왼쪽 어깨가 결리는 것은 하초가 울체하였기 때문이다. 왼쪽 어깨 결림은 양지와 중완으로 잡는다. 또 중완 부위에서 유방 쪽으로 연결되기 때문에 젖이 나오는 것과도 관계가 있다. 따라서 하초를 조절하면 젖이 잘 나온다. 그 뿐 아니라 대하(帶下)가 흐르는 것도 멎는다. 냉대하가 흐르는 것은 유미관의 정체 때문이다. 또 중완 부위에는 중초부(中膲府)가 있는데, 중초부는 췌장(膵臟)이다. 여기에 이상이 생기면 당뇨병이 발병한다. 당뇨병에는 중초부를 좋게 하기 위해서 중완과 양지에 뜸을 떠야 하며, 또 삼초수에 뜸을 떠 삼초를 조절해주는 것이 매우 중요하다.

【신수(腎俞)】

흔히 뜸을 뜬다. 가장 중요한 혈로, 제14추 아래 양 옆으로 1촌 5분. 엎드려서 뜸을 뜬다.

[主治] 신장(腎臟)의 요혈. 대개의 사람은 신장이 나쁘다. 이것이 나쁘면 정신력이 떨어진다. 한의학에서는 심장과 신장을 정신이라 생각하면서 예부터 중요하게 생각했다.

신장의 징후는 전신의 피부, 특히 얼굴 피부에 나타나는데, 검은색이나 희끄무레한 반점이 생긴다. 신수(腎兪)에 뜸을 뜨는 동안에 그 색이 벗겨지는 것을 보면 정말 놀랍다.

【차료(次髎)】

대개의 사람에게 뜸을 뜬다. 제2후선골공(後仙骨孔). 장골후상극(腸骨後上棘) 아래 안쪽으로 3분쯤인 곳.

[主治] 부인병, 남자 생식기병, 관절염, 류머티즘.

차료(次髎)는 방광경(膀胱經)이므로 후두부의 뭉침과 관련이 있다. 후두부의 천주(天柱) 부근이 뭉치거나 결릴 때 차료에 침을 놓으면 곧 낫는다. 경락은 묘하고 불가사의한 것이다. 후두부 한쪽이 뭉친 경우, 차료를 잘못 취혈한 것이 원인이 되는 수가 종종 있다. 선생은 곧잘 차료에 침을 놓아 후두부의 응어리를 풀었다.

【중완(中脘)】

대개의 사람에게 뜸을 뜬다. 아이에게는 뜸을 안 뜨는 경우가 많다. 구미(鳩尾)와 신궐(神闕)의 중앙. 똑바로 누워서 뜸을 뜬다.

[主治] 위장병과 자궁병의 요혈이며, 위경련·위카타르(胃catarrh)·위하수에도 뜬다. 자궁전후굴(子宮前後屈)·자궁좌굴(子宮左屈)·산적(疝癪)에도 이 혈

에 뜸을 떠서 치료한다. 손의 양지(陽池)도 함께 뜬다.

중완은 위확장, 위하수, 자궁후굴을 치료하는 데 꼭 필요한 혈이다. 산적이나 산기(疝氣)는 뱃속의 근육이 옥죄어 장이 자유롭게 운전하지 않고, 유미관이 정체하여 모든 병의 근원이 되는 것을 가리킨다. 선생은 산기와 산적이라는 말을 곧잘 썼다.

【기해(氣海)】

많이 사용한다. 모든 사람에게 뜸을 뜨지는 않는다. 배꼽 아래 1촌 5분. 단전(丹田)이라고도 한다. '원기의 바다'라고 해서 기해(氣海)라고 한다.

[主治] 장질환의 요혈로, 복막염에도 쓴다. 맹장염(盲腸炎)을 멈추는 명혈. 맹장염일 때 이 혈에 20~30장을 뜬다. 그리하면 맹장 부위의 통증이 흩어져 사라지니 묘한 일이다.

【양지(陽池)】

대개의 사람에게 뜸을 뜬다. 단 쓰지 못하는 경우도 있다. 대개 왼손에만 뜬다. 손목관절 횡문(橫紋)의 중앙.

[主治] 하초를 조절하는 요혈이자 자궁좌굴을 치료하는 묘혈(중완과 함께 뜬다). 유미관의 유통을 좋게 한다. 자궁경련, 고환염, 산적 등을 치료한다. 소아감병(小兒疳病)에 좋다. 좌측 양지와 중완에 뜸을 뜨면 좌직복근의 경련이 완화되고, 압통이 있는 것은 압통이 없어진다. 이 효과는 뜸을 뜨고 바로 나타난다. 참으로 묘하다. 자궁좌굴이 치료되는 이유를 알 만하다.

【곡지(曲池)】

대부분의 사람에게 뜬다. 주관절(肘關節) 횡문의 바깥 끝. 이 횡문은 간혹 두 갈래로 나타날 때가 있다. 이때는 주첨(肘尖) 쪽의 외단을 취한다.

[主治] 피부병의 화농 예방과 눈병의 요혈. 이 혈에 뜸을 뜨면 눈이 밝아진다. 이 혈을 모든 사람에게 뜨는 것은 전체적인 치료에 대한 조절과 배합의 의미가 있다.

【족삼리(足三里)】

대부분의 사람에게 뜸을 뜬다. 위산과다인 사람에게는 뜨지 않는다. 연필을 가지고 경골(脛骨)의 앞면을 밀어 올렸을 때 멎는 곳으로부터 밖으로 1촌 떨어진 곳의 근육 가운데. 눌렀을 때 발등에 감각이 미치는 곳.

[主治] 위장병의 요혈. 고서에서도 "두복(肚腹)은 삼리(三里)에서 다스린다."고 했다. 위열(胃熱)을 없앤다. 콧병의 요혈. 여기에 뜸을 뜨면 막힌 코가 뚫리고, 콧구멍의 건조를 치료하며, 눈이 밝아지고 두통이 낫는다. 옛사람들은 곧잘 "족삼리(足三里)에 뜸을 뜨지 않는 사람과는 여행을 하지 말라."고 했다. 다리를 튼튼하게 하는 명혈이다. 각기(脚氣)에도 좋다. 장수하게 하는 뜸으로 예부터 중히 여겼다. '팔일구(八日灸)'라 하여 매달 초에 8일씩 이곳에 뜸을 뜨는 것이 예부터 내려오는 민간의 풍습이다.

【태계(太谿)】

대부분의 사람에게 뜬다. 발 안쪽 복사뼈의 앞쪽 아래로 5분쯤인 곳. 내과(內踝)의 하부와 주상골결절(舟狀骨結節)의 하부를 연결하는 선의 중앙. 일반 침구서의 조해(照海)에 해당한다. 사와다 선생의 독창혈.

[主治] 신장의 요혈로, 인후통·편도선염·중이염·천식·부인병 등에 효과가 있다.

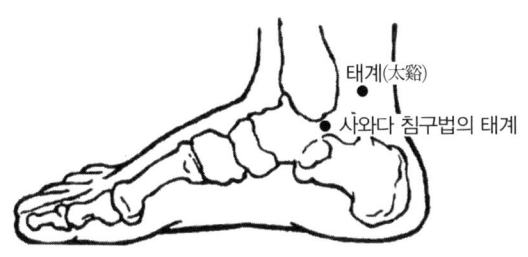

【심수(心俞)】

그리 많이 쓰지는 않는다. 제5추 아래의 양 옆으로 1촌 5분.

[主治] 심장의 요혈. 심장이 나쁜 사람들은 얼굴이 붉어진다. 심의 화(華)는 얼굴에 나타난다. 심은 신(神)을 저장한다. 신경쇠약이 심한 사람은 심수(心俞)에 뜸을 뜨면 효과가 있다.

【수삼리(手三里)】

특수한 경우에만 사용. 곡지(曲池) 아래로 3횡지(橫指) 내려가 근육의 오목한 곳 가운데.

[主治] 안면신경마비의 요혈이자, 절(癤)·정(疔)·옹(癰) 등의 요혈. 여기에 뜸을 뜨되, 환부에 열이 없을 때는 열이 날 때까지 뜨고, 열이 있을 때는 열이 사라질 때까지 몇 장이고 뜬다. 화농(化膿)하지 않은 것은 없어지고, 이미 화농하기 시작한 것은 더 빨리 화농하여 낫는다. 정(疔)이나 옹(癰)일 때는 양로(養老)를 함께 뜨면 치료가 빠르다. 양로는 소장경의 극혈(郄穴).

【공최(孔最)】

특수한 경우에만 쓴다. 하박(下膊) 전면(손바닥 쪽)의 요측으로, 척택(尺澤) 아래 3촌. 근(筋)을 사이에 두고 수삼리와 상대한다. 사와다 선생의 독창혈.

[主治] 치(痔)의 요혈. 치의 통증이 없어진다.

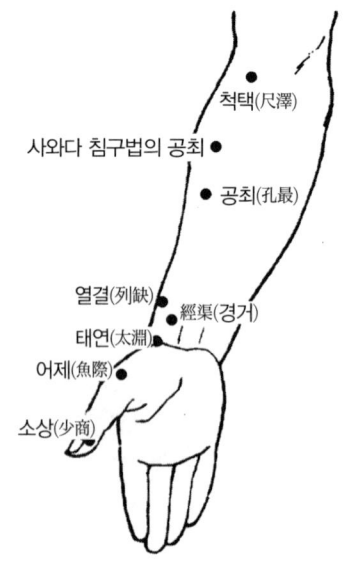

【이간(二間)】

집게손가락의 첫째와 둘째 마디 관절부 횡문의 내각. 손가락을 구부려서 취한다.

 [主治] 소아감병의 요혈. 신주(身柱) 또는 은백(隱白)과 병용한다. 눈 다래끼에도 듣는다.

【노수(臑兪)】

액와(腋窩, 겨드랑이) 횡문 후단과 견봉돌기 후측의 중앙. 횡문에서 직상으로 약 1촌 지점. 사와다 선생의 독창혈.

 [主治] 혈압항진의 요혈. 후두부가 뭉치고 묵직한 것을 치료한다. 오십견과 견갑관절염의 명혈.

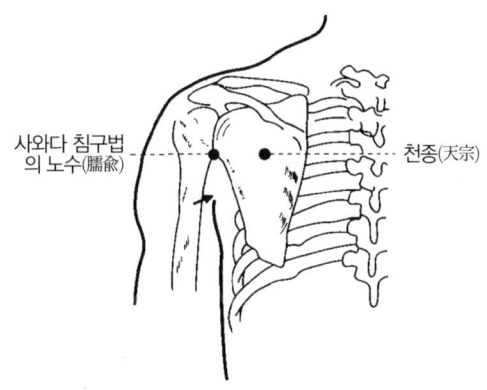

【근축(筋縮)】

제9추 아래. 양쪽 간수(肝兪)의 중앙.

 [主治] 불면증과 신경쇠약의 요혈. 머리가 무거운 사람에게도 좋다. 안절부절 못하는 것이 진정된다. 근축(筋縮)이란 이름과 같이 이완된 근육을 수축시키는 데 효과가 있다. 안면신경마비, 소아마비, 뇌일혈 후의 반신불수 등의 요혈.

【천료(天髎)】

상당히 많이 쓴다. 견갑골의 내상우(內上隅) 위로 5분쯤인 곳.

 [主治] 혈압항진증의 요혈. 어깨 결림, 두통, 두중(頭重)에 듣는다.

【폐수(肺俞)】

그리 많이 쓰이지 않음. 신주(身柱) 양 옆으로 1촌 5분.

[主治] 폐의 요혈. 폐결핵, 천식, 감기에 잘 걸리는 사람은 이 혈이나 또는 위의 풍문(風門)에 뜸을 뜨면 좋다. 이 혈은 대장에 연결된다.

【양릉천(陽陵泉)】

비골소두(腓骨小頭) 아래로 1촌.

[主治] 근병(筋病)을 치료한다. 상지(上肢)가 나쁜 사람에게 이 혈에 뜸을 뜨고 침을 놓아 그 자리에서 팔이 좋아졌다는 사람도 있다.

【고황(膏肓)】

심수(心俞)의 바깥쪽. 견갑골 안쪽 가장자리의 오목한 곳. 일반 침구서의 신당(神堂)에 해당한다.

[主治] 위산과다의 요혈.

【기죽마(騎竹馬)】

간수(肝俞) 위로 1촌, 척주에서 약 1촌 떨어진 곳.

[主治] 눈의 통증 및 해독에 쓰인다.

시구(施灸) 사례

① 자궁좌굴의 여자. 뜸 7장. 45일쯤 시구해야 함.
천료(天髎), 신주(身柱), 비수(脾俞), 신수(腎俞), 차료(次髎), 중완(中脘), 좌양지(左陽池), 곡지(曲池), 족삼리(足三里), 태계(太谿).

② 얼굴이 붉고 숨이 찬 남자. 심장질환 의심.

천료(天髎), **신주**(身柱), **심수**(心兪), **간수**(肝兪), **비수**(脾兪), **신수**(腎兪), **차료**(次髎), **중완**(中脘), **곡지**(曲池), **족삼리**(足三里), **태계**(太谿).

③ 대장이 느슨해진 어린 아이들.[2]

①2세 유아. **신주**(身柱) 3장, **이간**(二間) 3장.
②2세 유아. **신주**(身柱) 3장, **좌비수**(左脾兪) 3장, **이간**(二間) 3장.
③7세 소아. **신주**(身柱) 5장, **좌비수**(左脾兪) 5장.

④ 척주가 우로 굽고, 축농증이 있으며, 신경쇠약의 기미가 있는 남자 대학생.

신주(身柱), **우간수**(右肝兪), **좌비수**(左脾兪), **신수**(腎兪), **차료**(次髎), **중완**(中脘), **족삼리**(足三里), **태계**(太谿), **좌양지**(左陽池), **곡지**(曲池).

⑤ 남자.[3]

신주(身柱), **심수**(心兪), **기죽마**(騎竹馬), **비수**(脾兪), **신수**(腎兪), **중완**(中脘), **좌양지**(左陽池), **족삼리**(足三里), **태계**(太谿).

---

2) 뜸은 쌀알의 3분의 1 만한 쑥을 혈 위에 놓고 점화하여 열이 피부에 통할 때쯤 손끝으로 눌러서 끈다. 아이들은 거의 고통을 느끼지 않을 정도의 자극이다. 신주혈 하나로 감증(疳症)이나 야제(夜啼), 토유(吐乳), 설사가 낫는다. 참으로 묘하다.
3) 뜸은 쌀알 크기 7장을 어른의 표준으로 한다. 뜸을 뜨는 순서는 등, 배, 허리, 손, 발 순이었는데, 후에는 이것을 고쳐서 배, 허리, 등, 손, 발 순으로 했다. 선생의 치료는 견학할 때마다 조금씩 진보하는 모습이었다.

태극요법(太極療法)

요컨대 선생의 치료는 오장육부의 중추를 조절하여 말초의 질병 또한 낫게 하는 것으로, 국소적인 치료가 아니라 근본치료였다. 중추를 낫게 하면 말초도 자연히 낫는다. 선생은 말초적이고 국소적인 의학에 상대하여 이를 태극요법(太極療法)이라 했다. 말초를 치료하는 데만 힘쓰고 중추의 근원을 잊은 서양의학은 국소적인 소승의 법이며, 선생처럼 근본적으로 치료하는 것은 보편의 큰 도리를 기초로 한 대승의 법이다. 선생은 이것을 《대승법화경(大乘法華經)》의 '일념삼천(一念三千)과 십이인연(十二因緣)'의 이치에 기반을 둔 태극요법이라 했다.

십이인연과 일념삼천의 이론으로 생각하면 어떠한 개체라도 전체와 떨어져서 존재할 수 없다. 존재하는 이상 필히 전체와 관계를 맺을 수밖에 없다. 그러므로 한 국소의 병은 단순히 한 국소의 병이 아니고 전체의 병이다. 전체의 병이 국소에 발현된 이상, 병이 발현된 국소만 치료해서는 그 병을 근치할 수 없다. 병을 근치하려면 그 국소의 병의 원인 전체를 치료해야만 한다.

또 선생의 치료는 의약의 힘을 빌리는 2차적인 것이 아니라 인간이 본래 가진 치유력을 활용하여 병을 치료하는, 가장 참된 요법이었다.

- 질병이라 하는 것은 특별한 것이 아니다. 혈의 순환이 불균형하게 된 상태를 말하는 것이다.
- 인간의 몸에는 항상 끊임없이 나쁜 곳을 치료해가는 작용이 있는데, 이것을 신진대사라고 한다. 나는 이 힘을 이용하는데, 그 이상의 의술은 없다. 이것은 실로 대승요법이라 할 수 있다. 약물을 사용하는 것은 삼류의 요법이다. 장중경 등도 삼류 의사다.[4)]
- 치료의 목적은 인간의 신체를 영양하는 혈액이 잘 순환하게 하는 것이다.

• 제1의 의학은 인간이 가진 힘을 활발하게 쓸 수 있게 하는 것이다.

선생의 이론은 간단하고 소박했으며, 학자의 말처럼 현학적이지 않았다. 하지만 만고불변의 진리를 토대로 하고 있었기에, 그 원리를 잊으면 실로 사람의 병을 고칠 수가 없다. 아무리 과학이 진보했다고 하지만, 터럭 하나도 만들지 못하는 인간의 힘만으로 어떻게 사람의 병을 없앨 수 있을까. 인간이 본래 가진 치유력, 즉 자연이 준 능력을 완전히 발휘하게 만드는 것이 우리가 할 수 있는 최선이다. 우리의 힘으로는 이 범위를 넘을 수 없다. 즉 의(醫)의 기능과 효능은 '자연의 치유력을 보조'하는 데 있다.

그러나 과학을 과신하면 때때로 치병의 매우 중대한 원칙을 망각하게 된다. 이런 이유로 새로운 학설이 잇따르다 보면 그것으로 귀착점을 잃어, 병을 낫게 하기는커녕 도리어 인간이 본래 가진 치유력을 방해하거나 혹은 끊어버린다.

이 태극요법이말로 인간 본연의 치유력을 완전히 활동케 하기 위하여 시술하는 것이므로 가장 참된 요법이다. 선생이 태극요법이라 칭한 것도 마땅하다고 생각한다.

왜 침구치료가 효과가 있느냐고 질문하면 선생은 다음과 같이 태극요법의 원리를 설명했다.

"이것은 요술도 무슨 신기한 것도 아니다. 인간의 생리에 더할 나위 없이 맞게끔 되어있기 때문에 현대과학보다 훨씬 기초가 정확하다. 서양의학은 기초의학이 우월하고 한의학은 임상의학에서 우월하다고 하는 사람들이 더러 있는데, 그것은 어리석은 말이다. 한의학의 기초는 경(經)이라는, 수천수만 년이 지나도 변치 않는, 일관된 진리에서 탄생한 것이므로 여러 사람들의 경험을 모아놓은 서양

---

4) 선생의 말 가운데 약물을 가지고 하는 치료를 삼류 치료라 하고, 장중경을 삼류 의사라고 한 견해가 정당하다고는 생각지 않는다. 그러나 선생은 어디까지나 그것을 믿고 일생을 통하여 거의 약의 신세를 지지 않았다. 한번은 산 속에서 독기에 걸려 중태에 빠졌는데, 약을 쓰지 않고 그저 침구만으로 치료하여 쾌차했다.

의학보다 월등히 기초가 튼튼하다. 그래서 내가 그 경(經)에서 배운 대로 하다 보면 병을 고치려 하지 않아도 절로 낫기 때문에 실로 놀랄 수밖에 없다."

"동양에는 이렇게 훌륭한 경(經)이 있었지만 잘 사용해나갈 사람이 없었다. 나는 둔한 편이라 사용했지만, 재주가 있는 사람은 잘 사용하지 못했을 것이다. 자기 주관을 내세우기 때문에 안 된다. 이 방법은 중국 고대의 법을 그대로 쓴 것인데, 누구도 잘 사용하지 않았던 것을 활용할 수 있게 한 것이다. 내가 발견한 것도 발명한 것도 아니다. 어찌해서 병이 낫는지는 나도 모르지만, 그 법을 그대로 사용한다면 낫게 되니 묘하다. 낫게 하려 하지 않아도 저절로 낫는다."

진단과 치료

다음은 선생이 치료에 임해서 환자의 물음에 답하거나, 반쯤 혼잣말처럼 중얼거리던 이야기다. 그때의 상황과 함께 기술한다.

【등이 굽은 부인】

등이 굽은 부인이 왔다. 선생이 등을 쓰다듬으면서 말했다.

"어딘가 옥죄이기 때문에 구부러졌습니다. 신체가 굽은 것은 뜸을 뜨면 펴집니다. 요전에도 등이 굽은 사람에게 뜸을 떠주었더니 점점 펴져서 나중에는 곧아졌습니다. 또 재미난 일도 있었습니다. 그 사람은 뒤로 젖혀져서 문제였는데, 뜸을 떴더니 도리어 앞으로 굽어버렸습니다. 치료하는 동안 점점 꼿꼿하게 만들 생각입니다만, 뒤로 굽었을 때는 물건 줍기가 힘들었는데, 앞으로 굽으니까 도리어 편해졌다고 말하더군요."

【아랫배의 힘】

어느 환자의 등을 쓰다듬으면서 말했다.

"어떻습니까? 꽤 자세가 좋아지셨군요. 뜸자리가 1촌이나 변했습니다. 꽤나 잘 펴지셨습니다. 간장이나 비장은 아랫배 쪽이 땅깁니다. 그래서 아랫배가 나빠지면 몸통이 아무래도 앞으로 굽습니다. 그 뿐만 아니라 아랫배에 힘이 들어가지 않습니다. 그럴 때는 간수(肝兪)와 비수(脾兪), 중완(中脘)에 뜸을 뜨면 곧 아랫배에 힘이 들어가게 됩니다."

치료를 마치고 난 다음 환자에게 물었다.

"어떠세요. 아랫배에 힘이 들어가게 되었지요."

"예, 힘이 들어갑니다."

"단전이라는 곳은 신간(腎間)의 동기(動氣)를 다스리는 곳으로, 한의학에서는 인체에서 제일 중요한 곳으로 봅니다. 여기에 힘이 없으면 무엇을 해도 되지 않습니다."[5]

【척주부정과 축농증】

척주가 굽은 대학생 환자가 왔는데 오른쪽 간수와 왼쪽 비수 부위가 불룩 솟아있었다. 그것을 진찰하면서 손가락 끝으로 그 높은 곳을 누르며 말했다.

"간장과 비장이 나쁩니다. 간장 부위가(간장은 우측에 있다) 높아지고, 비장 부위가(비장은 좌측에 있음) 높아진 것은 간장과 비장이 부어있기 때문입니다."

그러고는 우측 간수와 좌측 비수에 뜸을 뜨면서 말했다.

"이것은 낫습니다. 간장과 비장이 나으면 척주가 굽은 것도 낫습니다."

같이 온 환자의 어머니가 말했다.

"축농증이 심합니다."

"간장과 비장이 나으면 축농증 같은 것은 문제없이 낫습니다. 걱정할 것 없습

---

[5] 사와다 침구치료의 주안점은 단전의 힘을 채워주는 것에 치중하였다. 태극치료를 하면 자연히 단전에 힘이 차오르게 된다.

니다. 오장육부의 태극을 고치면 머리, 코, 눈, 귀, 목 모두 저절로 낫습니다. 그리고 기억력이 좋아집니다. 머리가 나빠서 잘 잊어버리는 것도 머리가 나쁜 게 아니라 내장이 나쁜 것입니다. 내장을 치료하면 머리 등은 절로 낫습니다. 소극적인 현대의학은 이 같은 도리를 원칙으로 한 태극의 치료를 하지 않고, 귀가 나쁘다고 귀를 후비고 코가 나쁘다고 코를 쑤시는 짓을 합니다. 귀나 코가 어떻게 낫겠습니까."

더구나 이 환자의 피부가 검은 것을 보고, 그 위에 얼굴 한쪽에 전풍(癲風)이 있는 것을 가리키며 말했다.

"이것은 신장이 나쁜 것입니다. 한의학에서는 색만 보고도 진단할 수 있는데, 이 검은색은 신장이 나쁘다는 표시입니다. 여기가 나쁘면 근기(根氣)가 없어져서 먹어도 먹은 것 같지 않고, 취하지 않아도 취한 것 같으며, 오후가 되면 졸리기 마련입니다."

"꼭 그렇습니다."

선생의 진단이 모두 맞는 것이 놀라운 모양이었다.

"나는 천리안도 무엇도 아닙니다. 중국에 옛날부터 있는 의학 경전대로 말한 것뿐입니다. 그 경전과 같이 진단한다면 맞습니다. 저 표(오장배속표)를 보십시오. 저것을 보면, 검은색은 신장이라고 되어있습니다. 그리고 비장은 의(意)와 지(智)를 주관하는 것으로 되어있지요. 그래서 비장이 나쁘면 기억력이 나빠져서 잘 잊어버립니다. 여기에 뜸을 뜨면 기억력이 좋아집니다. 그리고 신장 부위는 정(精)과 지(志)에 속해있거든요. 한의학에서 말하는 정신은 심장과 신장이란 뜻인데, 여기가 나쁘면 무엇에 잘 놀라고, 정신력이 떨어진다고 합니다. 그리고 여기(신장)가 나아가면 피부의 색도 훨씬 희게 되며 전풍도 모두 없어집니다. 얼굴에 튀어나온 볼록한 것도 모두 없어집니다. 조금만 하면 얼굴이 깨끗하게 될 겁니다."

【피부색의 변화】

피부색 변화와 관련한 재미있는 이야기가 있다. 1927년, 나카하시 상공대신이 건강상태가 나빠 선생에게 치료를 받기 시작한 것은 2~3개월 전부터였다. 선생이 뜸을 뜨는 동안에 검었던 피부색이 점점 반점처럼 변하여 벗겨질 뿐만 아니라, 때가 거의 안 나오던 몸에서 때가 나오기 시작했다. 더욱 이상한 일은 67세로 거의 백발이었던 머리카락이 점점 검어져 반백 정도가 됐다는 사실이다. 이것은 나카하시 대신이 선생에게 와서 이야기한 것인데, 나도 실제로 보고 놀랐다.

【내장과 자세】

뜸을 뜨는 동안 나쁜 자세가 호전되었다는 것도 사실인데, 그러한 치험례는 많다. 처음에 뜸을 뜰 때 자세가 나빴던 사람은 내장이 좋아지면서 구혈(灸穴)의 위치가 이동하기 시작하였고, 병이 완전히 나으면 그 구혈의 위치가 이동하지 않았다. 그리고 내장이 완전히 치료되면 반드시 자세도 바르게 되었다.

선생은 이와 같이 구혈의 위치가 이동하는 것을 몸이 늘어난 것이라고 말하고, 불가사의하다며 올바른 반응을 나타내는 혈을 구하여 뜸을 떴다.

【비장(脾臟)과 신장(腎臟) 1】

선생은 많은 환자에게 비장과 신장이 나쁘다고 말했다. 그리고 똑같이 비수(脾俞)와 신수(腎俞)에 뜸을 떴다. 어느 환자에게는 이렇게 말했다.

"비장과 신장이 나빠서 아랫배에 힘이 없고 배가 출렁거립니다."

이어 혼잣말처럼 다음과 같이 말했다.

"지금의 의학은 제일 중요한 것을 잊고 있다. 비장 같은 것은 필요 없다고 말한다. 조사해도 알 수 없어서 그런 헛소리를 하는지 몰라도, 한의학에서는 매우 중요한 것으로 본다. 현대의학에서는 동물실험 등을 해서 비장이 어쩌고저쩌고 하지만, 동물실험 따위로 무엇을 알겠는가. 한의학에서는 비장을 치료하면 위가 치료된다고 하며, 의(意)와 지(智)가 여기에 속한다고 하여 중요한 곳으로 본다.

지금의 의학은 말초의 사소한 것까지 조사하면서도, 이러한 태극의 이치를 잊고 있다. 이 일원(一元)의 태극을 망각한 것이다. 아무래도 지금의 학문은 모두 편파적이다. 철학은 물질이 막힌 것을 연구해야 할 터인데도, 그것조차도 윤리철학이니 사회철학이니 하는 분과로 나누었다. 그렇게 조각으로 떨어진 것이 막히는 곳을 알 턱이 있는가. 전문이라 하며 전문 이외의 것은 조금도 모르고, 무엇이 철학인지도 모르고 있다. 자신도 전혀 결론을 내리지 못한 것으로 남을 설득하려 하니 남의 머리를 혼란하게 할 뿐이다. 무슨 새로운 학설이라도 나오면 으스대는 기분으로 사소한 것을 연구하고, 그 밖의 일은 아무 것도 모르는 박사가 된다. 그런 박사라면 박사 학위를 대여섯 개쯤 받을 수 있을 게다. 부처님은 결코 새로운 설을 내지 않으셨다. 인도의 문화가 찬연하던 시대에 태어나 그 학문을 모두 연구하여 이것이 옳고 이것은 옳지 않다고 정리했을 뿐이다. 부처의 설에는 단지 십이인연의 법이 있을 따름이다.

지금의 학자들처럼 중요한 것을 잊어버리고 지엽만을 풀고 있어봐야 세상을 구할 수 없다. 지금의 학자가 하는 말들은 모두 잠꼬대와 마찬가지다. 의사들도 근본을 모르기 때문에 지엽만 고치고 있다. 병의 근본을 모르니 '하이네메딘병'이니 '바제도병'이니 하는 식으로 사람의 이름을 붙인다. 정말 기가 막힐 노릇이다. 무슨 병인지 모르기 때문에 그 연구를 발표한 사람의 이름을 붙이고는 잘난 체하고 있다. 어디가 나쁘다고 하는 게 아니라, 사람의 이름을 붙이다니 실로 우습다. 아무래도 서양의학을 한 사람들은 새로운 이름만 붙이고 싶어 한다. 서양의학은 불과 200~300년 전부터 일어난 독일의학의 계통으로, 일관된 원칙이라는 것은 없고, 그저 주워 모은 것이다. 그런데도 기초가 충분히 잘 되어있다는 식으로 말하고 있으니 한심할 따름이다."

어쨌든 한의학에서는 비장은 의(意)와 지(智)를 주관하는 곳이라서 이것을 고치면 위도 낫고 기억력도 좋아지며, 신장은 정(精)과 지(志)를 주관하는 곳이라서 이것을 고치면 방광도 좋아지고 정력이 증진된다고 한다.

한의학에서는 어떠한 병에도 복부 내장을 치료하는 것을 가장 중요하게 여긴다. 그리고 그 이외의 두부, 안면부, 사지의 병과 폐, 심장 등 흉부 내장의 병도 복부 내장이 치유·조정되면 부수적으로 치료된다고 한다. 선생이 비장과 신장을 가장 중요하게 여긴 것도 이런 이유 때문이다.

【소국치료(小局治療)와 태극치료(太極治療)】

이러한 이유로 선생은 모든 병을 간단히 요약하고 근원을 치료하여 말초도 낫게 했다. 이것은 복잡다단해져 귀일할 곳을 잃은 현대의학이 추구해야 할 바를 명확히 제시한 것이며, 그 공이 크다고 할 수 있다.

만병은 오장에 기인하기 때문에 오장을 고쳐 눈, 귀, 코, 신경쇠약, 히스테리, 부인병, 소아병, 신경병 등 일체를 치료하는 한의학은 실로 현대의 복잡다단한 의학을 간략하게 요약하여 만고에 변치 않을 치료원칙을 가르쳐준다.

"예로부터 치료에는 소국치료(小局治療)와 태극치료(太極治療) 두 가지가 있는데, 태극치료는 일류가 아니면 할 수 없었다. 역시 대부분은 소국치료였다."

이 같이 의학을 요약하는 것을 교육받고 보니 한없이 많은 현대의학의 병명은 거의 필요가 없어지고 말 것이다. 여기에 대한 선생의 말이다.

"동양에는 각기(脚氣) 따위의 병은 없다. 아니 이름이 붙을 병과 같은 것이 없다. 그것은 여러 가지 원인이 모여서 일어나는 것으로 각기는 신장이 약한 것이 원인이고, 관절염 등은 소장이나 자궁내막의 염증이 원인이다. 그 밖에 귓병도 신장을 고치면 낫고, 트라코마 등도 비장을 고치면 낫는다. 트라코마 같은 병도 옛날에 확실하게 해결이 되었다. 폐병도 신장을 고치면 되었고, 신장을 치료하면 목이 아픈 게 나았다. 병이라는 것은 특별히 있는 것이 아니라, 피의 순환이 균형을 잃었다는 뜻이다. 거기에 이름을 붙였을 따름인데, 잘난 체하고 있으니 정말 어리석다. 귓병은 신장을 고치면 되는데, 의사는 주사 따위를 놓고 잘난 체한다. 주사 같은 것으로 어찌 귀가 낫겠는가? 그러한 주사 따위는 그만두는 게 좋다."

중추를 고치면 말초까지 낫는다는 사실은 필자도 다년에 걸친 치료경험으로 확신하고 있었으나 임상에는 이것을 거의 활용하지 않았다. 다분히 말초적인 치료가 많았다. 그렇지만 이번만은 정말로 이 태극치료의 비결을 가르침 받아 처음으로 신천지가 열리기 시작했다.

【삼초(三焦)에 대하여】

"삼초(三焦)라고 하는 것은 유미관(乳糜管)과 소장과 심장의 관계를 말하는 것으로, 여기가 정체되면 혈맥계통의 병이 일어난다. 삼초라 하는 것에 대해서는 나도 여러 가지 조사를 했지만, 중국의 학자들도 모두 모르는 것 같고, 설이 들쭉날쭉하여 일정하지 않다. 그것을 20년이나 고생하여 연구한 결과, 유미관과 소장과 심장의 관계라는 것을 알게 되었다. 옛 사람의 책을 읽어보면 심각하게 조사한 사람은 그 진지함이 책에 나타나있는데, 내가 막힌 부분에서 똑같이 막혔다. 그것을 보면 비로소 그 사람이 고심한 흔적을 알게 된다. 아무래도 지금의 학자들처럼 여러 가지 설을 대충 모은 것은 안 된다."

【십사경(十四經)과 삼재도회(三才圖會)】

"좋은 한의서 말인가? 침구를 하려면 십사경락을 알고 난 연후에 한의학의 생리병리를 연구하지 않으면 안 된다.《소문》,《영추》,《본초강목》등을 조사해보면 좋을 테지만 쉽지 않다.《화한삼재도회(和漢三才圖會)》는 매우 좋은 책이다. 그것을 쓴 데라시마 료안(寺島良安)은 매우 훌륭한 학자이자 의원으로, 실제로 각고의 노력을 했으므로 책에 그 노고의 흔적이 잘 나타나 있다. 이런 책은 한두 번 읽어서는 안 된다. 100번이고 200번이고 모르는 곳이 없을 때까지 깊이 연구해야만 한다.《삼재도회》가운데 침구에 필요한 것들은 경락과 지체를 설명한 부분으로 조금에 불과하지만 매우 잘 되어 있다."

【한약】

"한의학의 약은 모두 인간에 가까운 것을 모은 것이다. 그래서 동물성인 것이나 식물성인 것들이 많다. 그러나 서양의 약은 인간의 몸과 거리가 먼 광물성인 것이 많다."

【내장과 병】

"전체를 고치면 국부도 낫는다. 내장(오장육부)을 고치면 모든 병이 나을 것이다. 원래 병이라는 특별한 것은 없고, 단지 혈의 균형이 깨졌을 뿐이므로 낫지 않을

리 없다. 80살 할머니라도 뜸을 뜨면 몸이 이완되면서 확실히 혈의 흐름이 좋아진다."

【심(心)과 신(腎)】

"정신과 신경은 문자로 볼 때도 다르다. 한의학에서는 심장과 신장을 정신이라고 했다."

"목이 아픈 것도 신장이 나빠서다. 신장을 치료하면 목도 치유된다."

【트라코마】

"위 눈꺼풀은 위(胃)에 속하고 아래 눈꺼풀은 비(脾)에 속한다. 그래서 트라코마도 비위를 고쳐주면 낫는다. 이런 것들은 옛날에 확실히 해결되었다."

【자궁좌굴과 자궁후굴】

선생이 어느 부인 환자를 보면서 말했다.

"오후 2시경부터 졸린 것은 자궁이 전위되었기 때문입니다. 자궁이 좌로 굽었기 때문입니다."

자궁좌굴 또는 자궁후굴을 치료하는 것은 선생의 자랑거리였다. 좌굴은 좌수의 양지에 뜸을 뜨면 곧바로 나았고, 후굴은 중완에 뜸을 뜨면 곧바로 나았다. 이것은 확실히 경험한 것으로, 뜸뜨기 전까지는 좌굴로 배꼽의 좌측을 누르면 통증을 느끼고, 또한 관원(關元) 부근이 공허하던 것이 양지와 중완에 뜸을 뜬 뒤에는 곧바로 배꼽 좌측의 통증이 없어지고 관원 부위가 충실하게 되었다. 이것은 자궁이 정위치로 돌아왔다는 증거다. 이 의술은 정말 신묘했다. 그렇지만 이렇게 정위치로 돌아오더라도 시간이 경과하면 다시 먼저대로 돌아간다. 그러므로 매일 뜸을 떠서 정위치로 돌아올 때까지 반복할 필요가 있다. 그러는 동안에 근육에 습관이 붙어 정위치로 돌아온다. 그래서 뜸을 상당 기간 계속하지 않으면 완전한 치료효과가 나타나지 않는다.[6]

---

[6] 자궁의 위치가 바르게 돌아오는 것에 관한 기술은 과학적으로 정확하다고 할 수는 없다. 그러나 양지와 중완에 뜸을 뜨면 좌측 직복근의 연급이 늦춰지고 제하부의 공허한 상태가 충실하게 되는 것은 실제 경험상 확실하다. 부인과 의사인 아유카와 시즈(鮎川靜)는 저서에서 자궁의 위치 교정에 뜸이 유효하다고 설명했다.

【귀와 신장(腎臟)】

어느 사람이 귀가 안 들려 이비인후과에 오래 다니며 치료를 받았지만 도무지 치료가 되지 않아 선생에게 왔다. 의사들은 귀를 들여다보고, 청소를 하고, 약을 바르고, 혹은 주사를 놓았다고 한다.

"귀만 들여다보아서는 귓병을 알 수 없지요. 귀가 어떻게 나빠지는지 근본을 모르기 때문에 그런 짓을 하고 나서 우쭐대지요. 주사 같은 것으로 귓병이 나을 리 있겠습니까? 귀가 나쁜 것은 신장이 그 원인입니다. 신장을 고치면 귀는 낫습니다."

이와 같이 동양의학의 전체적 치료의 우월함을 역설했다.

"또 의사는 진찰해서 모르면 매독성(梅毒性)이니 뭐니 하지만, 당신 몸에 매독균 따위는 없습니다. 매독을 고치는 것은 자신 있습니다. 조금 눌러보기만 해도 압니다. 당신 몸에 매독은 없습니다. 의사들은 진찰해서 모르면 그따위 소리를 합니다."

선생의 매독 진찰 방법은 독특했는데, 배부(背部)의 부분(附分), 고황(膏肓), 의희(譩譆), 기죽마(騎竹馬) 등의 혈을 압진해서 아는 모양이었다.[7]

【비장(脾臟)과 신장(腎臟) 2】

"비장이 나쁘면 수(水)가 탁해진다. 비장은 토(土)에 속하므로 그러하다. 우스운 이야기 같지만 사실 맞는 말이기 때문에 부정할 수 없다. 신장과 비장을 아무렇게나 놔둔다면 진정한 원기는 안 나온다. 몸이 피로해서 안 된다."

"비장은 생기를 자양하는 곳이고, 신장은 노폐물을 조절하는 곳이다. 그래서 신장이 좋아지면 때가 나온다."

"천식 같은 병도 없다. 신장을 고치면 낫는다. 실로 지금의 의학은 병명만 늘려놓고 아는 체만 하지, 사실은 뭘 모른다."

---

7) 매독에 대한 선생의 생각은 현대의학과 아주 달랐다. 바세르만 반응 따위는 그다지 문제 삼지 않았다. 이 글은 그렇게 알고 읽기 바란다.

선생이 어느 환자를 진찰하면서 말했다.

"짠 것을 좋아하는군요."

"예."

"댁은 신장이 나쁩니다."

그리고 오장배속표를 가리켰다. 표에는 신(腎)이 있는 곳에 짜다고 씌어있었다.

【경혈과 내장】

"신주(身柱)는 폐(肺)에 연결되어 있고, 대장은 폐에 속해 있으므로, 신주에 장이 무력한 것을 고치는 힘이 있다는 것을 알 수 있다. 폐수(肺兪)도 대장에 연결되어 있으며, 노수(臑兪)도 같다. 그리고 간장과 비장도 아랫배로 연결되어 있다."

【의도(醫道)와 정도(政道)】

"인간의 육체라는 사실을 잊어서는 안 된다. 몸과 마음은 연결되어 있고 따로따로가 아니다. 몸이 병들면 마음도 병든다. 그 증거로 몸이 좋으면 기분도 좋고 마음이 평화롭다. 아무래도 지금 세상에는 몸이 나쁜 사람이 많아서 사상이 혼란해졌다. 옛날에는 '의도가 흐트러지면 나라도 흐트러진다.'고 해서 의도를 중시했다. 진시황도 정도를 바르게 하기 위해서 의도를 바로잡았다."

【산기(疝氣)】

"산기(疝氣)라는 것은 기의 적체(積滯)다. 현대의학에서는 이것을 모르는데, 산기가 심하면 가스가 쌓여서 좋지 않다. 산기를 고치는 데는 손의 양지(陽池)와 배의 중완(中脘)에 뜸을 뜨면 좋다. 심하(心下)의 동기(動氣)도 산기와 관계가 있어서, 양지에 뜸을 뜨면 없어진다. 위하수와 위확장도 중완에 뜸을 뜨면 낫는다."

【신주(身柱) 혈의 뜸】

"아이의 병은 신주(身柱)로 고친다. 신주는 대장과 연결되어 있으므로 장이 느슨해지는 것도 이것으로 치료된다. 감병(疳病), 경풍(驚風), 충기(蟲氣) 등도 신주 하나로 낫는다."

예전에는 모든 아이에게 여기(신주)에 뜸을 떴다. 지금은 부모들이 겁을 주는 용도로 뜸을 쓰기 때문에 아이들이 무서워해서 곤란하지만, 아무래도 학교에서 뜸의 효능에 대해 교육해야 한다고 생각한다. 《양생훈(養生訓)》이라는 책에도 뜸에 관해서 씌어 있으며, 《여대학(女大學)》이라는 책에도 그 마음가짐이 씌어 있다. 그러나 지금의 학교에서는 전혀 생각지도 않고 있다. 난감한 일이다.

【해수욕과 신장】

"지금 세상에서는 함부로 해수욕 같은 것을 하라고 말하나, 신장이 나쁜 사람은 해수욕 같은 것은 안 된다. 몸을 차게 하기 때문에 나쁘다."

【위산과다】

선생이 천료(天髎)와 폐수(肺兪), 고황(膏肓, 사와다 침구법의 고황은 거의 신당과 일치함)에 뜸을 뜨며 말했다. "이것으로 위산과다가 치료된다."

【색과 진단】

선생은 색을 보고도 진단을 내렸다. 청은 간, 적은 심. 황은 비, 백은 폐, 흑은 신.

【양구(梁丘)】

"종래의 혈은 무릎의 바로 위 2촌인 곳이나, 동인형(銅人形)[8]에 따르면 슬관절 바깥쪽 각을 따라 올라가 2촌인 곳이다. 그리고 동인형이 옳다. 양구(梁丘)는 위경련을 멎게 하는 묘혈이다. 그렇지만 장기간 뜸을 뜨면 변비를 일으킬 염려가 있다. 변비를 일으키면 심경의 신문(神門)에 뜸을 떠야 된다."

---

8) 선생은 동인형을 매우 중요하게 여겼다.

병증과 사와다 침구법의 특수혈

【자궁후굴 및 자궁전굴】

중완(中脘).

【자궁좌우굴】

양지(陽池).

 좌굴은 좌, 우굴은 우.

【자궁경련】

양지(陽池), 차료(次髎).

【고환염】

양지(陽池), 지실(志室).

 지실은 경문(京門) 아래 약 1촌인 곳이다.

【안면신경마비】

양릉천(陽陵泉), 간수(肝兪), 근축(筋縮), 수삼리(手三里), 지창(地倉).

 양릉천이 효과가 좋으며, 수삼리는 통증이 수반될 때 좋다. 지창은 구각에서 4분 떨어진 곳으로, 이 혈은 쓰지 않아도 좋다. 보통의 침구사가 잘 쓰며, 잘 듣는 곳이다. 아주 작은 뜸을 뜬다.

【정옹(疔癰)】

수삼리(手三里), 양로(養老).

 수삼리 : 한 번에 20~30장부터 50장 뜬다. 뜨고 있으면 통증과 부기가 없어진다. 한기가 없어진다. 화농하기 시작한 것은 빨리 화농하여 낫고, 아직 화농하지 않은 것은 화농하지 않고 부기가 빠져 낫는다.

 양로 : 손목 척골의 경상돌기 위. 여기에 뜸을 뜨면 더 빨리 낫는다. 옹(癰)의 경우에는 꼭 떠야 한다.

【단독(丹毒)】

탈명(奪命) 1혈.

기혈(奇穴)이다. 혈은 상박 외측, 견우(肩髃)와 곡지(曲池) 사이의 가운데 지점에서 조금 아래. 단독이면 여기에 응어리가 생기는데, 그곳이 혈자리다. 여기에 30~50장 뜬다. 뜸을 뜨는 동안에 단독으로 변색된 피부가 퇴색된다. 실로 잘 듣는다.

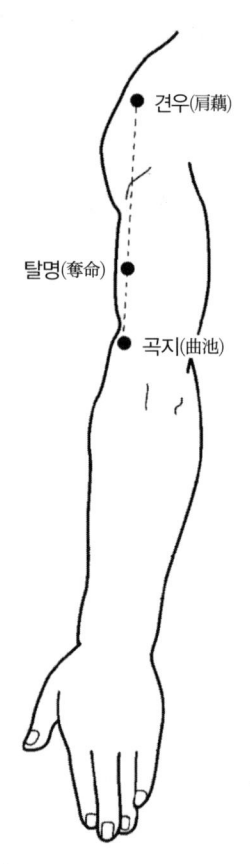

【맹장염】

기해(氣海), 신수(腎兪), 태계(太谿).

맹렬한 통증을 가라앉히기 위해서는 기해에 30~50장 뜬다. 그것으로 통증이 즉시 멎는다. 근치(根治)에는 신수와 태계를 주로 하여 전체요법을 한다.

【위경련】

양구(梁丘), 중완(中脘), 비수(脾兪), 족삼리(足三里).

멎게 하는 데는 양구에 뜸을 뜬다. 근치에는 중완, 비유, 족삼리 등이 중요하며 다음에는 전체요법을 한다.

【신장염 및 요독증】

신주(身柱), 경문(京門), 신수(腎兪), 차료(次髎), 중극(中極), 수분(水分), 상료(上髎), 족삼리(足三里), 삼음교(三陰交), 태계(太谿).

어느 것이나 뜸으로 치료가 된다. 12시간 내에 배뇨가 시작되고, 술독 같이 부푼 부종이 빠진다. 배뇨가 다 된 후에 치유된 경우도 있다.

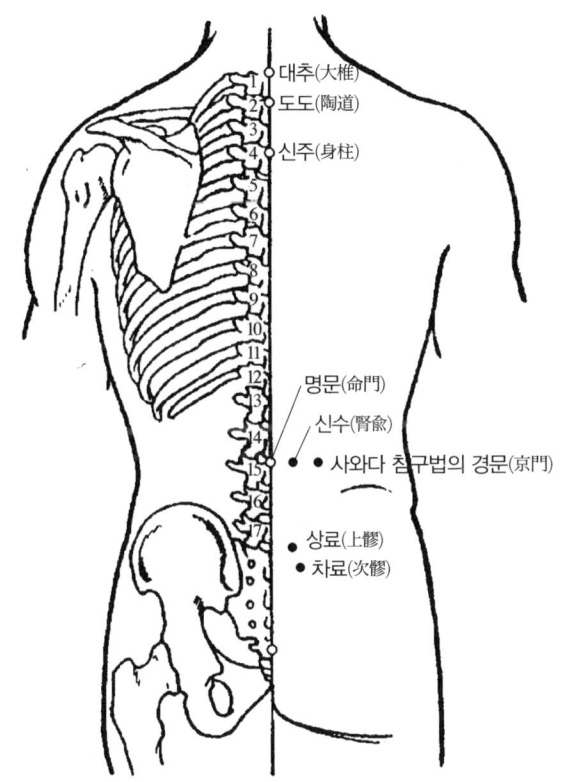

【매독】

등의 여덟 혈. 부분(附分), 고황(膏肓), 의희(譩譆), 기죽마(騎竹馬).

　이상 여덟 혈은 검진의 요혈이면서 또 치혈이다. 전체치료법을 한다. 부분은 백호(魄戶)에 상당하고, 의희는 격관(膈關)에 상당하며, 고황은 신당(神堂)에 상당한다.

【치통】

상치통 : 궐음수(厥陰兪) 또는 내정(內庭).

하치통 : 온류(溫溜). 즉시 낫는다.

【치근막염】

비수(脾兪), 신수(腎兪).

　기육(肌肉)은 비(脾)가 주관한다.

【화농 예방】

곡지(曲池).

　외과수술에 꼭 필요한 혈이다.

【위산과다】

격수(膈兪), 고황(膏肓).

　격수의 제1행 또는 지양(至陽)이 효과가 있다. 증상이 심한 데에는 고황이 필요하다. 전체요법이 필요하다.

【치(痔)】

공최(孔最).

　공최로 통증이 풀린다.

　이상으로 여러 병에 쓰이는 사와다 침구법의 특수혈을 예로 들었다. 특수혈만으로 효과가 있는 경우도 많이 있지만, 역시 전체적인 치료가 필요하다. 언제나 전체적으로 치료하기 바란다. 하지만 특수혈만으로도 상당히 효과가 있고, 응급 시에는 특히 필요하기 때문에 특수혈로 기억하기 바란다. 사와다 침구법의 특수혈은 여기에서 끝나지 않고 뒤에서도 나온다.

《침구공혈유취(鍼灸孔穴類聚)》

　상하 2책으로, 마쯔모토 시로베이(松元四郎平)의 저작이다. 제1회 견학 때 사와다 선생이 좋은 책이라고 권하여 구입했다.

견학 소감

제1회 견학을 하고 나는 크게 비약했다. 전혀 다른 신천지에 온 듯, 지금껏 배워온 종래의 침구학이 정말 무가치하다는 것을 알게 되었다. 동시에 침구고도(鍼灸古道)의 우수성을 신뢰하고 존경하는 마음이 솟았다. 정말 다시 나아가지 않으면 안 되게 되었다. 지금까지 배운 침구 지식을 모두 버리고 올바른 마음으로 침구고도에 들어가려고 결심하게 되었다. 마음이 바뀌자 침구고도의 보고(寶庫)를 여는 열쇠를 얻게 된 것이다.

필자는 사와다 선생이 어떠한 병이라도 손쉽게 다루고, 태극요법으로 근본을 치료하자 병이 점점 치유되는 놀라운 사실을 두 눈으로 보고 침구의술의 우수성에 대한 믿음이 더욱 깊어졌다. 어떤 일이 있어도 이 의술의 비밀을 찾고야 말겠다는 구도심이 맹렬하게 일어났다.

어쨌든 여러 가지 난증(難症)이 치유되는 모습을 견학한 나는 무엇과도 바꾸지 못할 확신을 갖게 되었다. 침구의학은 내가 예상한 것보다도 월등히 우수한 의학이라는 것을 확실히 믿을 수 있게 되었다.

제1회 견학을 마치고 일단 향리로 돌아온 나는 습득한 것을 환자에게 응용해보았다. 그랬더니 뜻밖에도 결과가 좋아, 침구고도의 진가에 대한 존경의 마음이 깊어졌다. 또 사와다 선생의 위대한 인격을 접할 수 있었던 것은 무엇보다도 고마운 일이었다.

또 견학 중에 선생이 《화한삼재도회(和漢三才圖會)》에서 경락지체(經絡肢體) 부분을 먼저 읽으라고 권했기 때문에, 집에 돌아와서는 이것을 필사했다. 이로 얻은 바가 적지 않았다. 다음에 《십사경발휘(十四經發揮)》를 구하여 읽었다. 이것은 상당히 난해했으나, 이를 통해 경락경혈을 알게 되었다. 《소문》과 《영추》, 그리고 《난경》도 중요하지만, 이것은 《화한삼재도회》나 《십사경발휘》를 잘 알게 된

다음에 읽도록 가르침을 받았기 때문에 이 연구는 뒤로 미루었다. 이렇게 하여 침구고도 연구의 방침을 얻게 되었다는 것도 고마운 일이었다. 스승으로부터 배운다는 게 매우 중요함을 절실히 느꼈다.

2장 제2회 견학기

⟨1921년 10월 20일부터 동년 11월 9일까지⟩

【눈과 간장(肝臟)】

10월 21일, 동경제대 약학부 주임교수(50세)가 환자로 왔다.

영양상태가 불량하고 얼굴이 창백했다. 전부터 간장이 나쁘고, 눈도 나빴다. 여러 의사에게 치료를 받았으나 눈은 낫지 않았던 것 같다. 선생에게 치료를 받기 시작한 후 현저하게 경과가 좋은 편이었다. 선생이 등을 촉진하면서 말했다.

"이제 간장은 좋아졌습니다. 비장과 신장이 나으면 간장도 낫습니다. 실로 불가사의합니다. 간장이 나으니까 눈도 낫지 않았습니까."

"예, 많이 좋아진 것 같습니다."

"안과 전문의는 시시하기 짝이 없어요. 안과만 보고 한결같이 내과를 안 보니까 눈이 낫지 않습니다. 욕하고 싶지는 않지만, 너무 시시한 짓만 하고 있으니 욕을 하지 않을 수 없습니다."

또 이 환자의 피부를 쓰다듬으며 말했다.

"색이 변했군요. 파란색이 많이 없어졌습니다. 지금은 신장과 비장이 나쁠 뿐입니다."

그리고 지금까지 뜨던 간수(肝兪)에는 시구를 그쳤다. 중지한 표시로 만금고를 사방 1분 크기로 잘라 혈 위에 붙였다. 그리고는 신주(身柱)를 뜨면서 말했다.

"여기를 뜨면 몸의 피로가 없어집니다."

이 환자의 구혈(灸穴)은 다음과 같다.

신주(身柱), 비수(脾兪), 신수(腎兪), 차료(次髎), 중완(中脘), 좌양지(左陽池), 곡지(曲池), 족삼리(足三里), 태계(太谿).

【뜸과 체질】

선생이 어느 환자에게 한 말이다.

"뜸을 뜨면 체질이 변합니다. 서둘러서는 안 됩니다. 인내심을 가져야 합니다. 이런, 몸이 꽤나 늘어났습니다."

【솜털】

등에 솜털이 많은 부인이 왔다.

"아가씨들 중 체질이 약한 사람은 피부에 솜털이 많습니다. 이것은 하초의 기가 부족한 탓으로, 피부의 영양이 부족하여 피부가 추운 겁니다. 그래서 피부를 방호하기 위하여 털이 납니다. 털은 피부에 속하고 피부는 폐에 속하므로, 약한 피부를 보호하기 위하여 폐가 털을 기르는 것입니다. 그러나 양지와 중완에서 하초의 기를 보(補)하면 자연히 솜털이 없어져 피부가 윤택해집니다. 이것은 하초의 기가 충실해져 피부의 영양상태가 좋아지면 털이 방호할 필요가 없어져서 그렇게 되는 것입니다. 피부가 튼튼해지면 폐도 동시에 튼튼해집니다."

이렇게 말하며 뜸을 떴는데, 혈은 다음과 같다.

신주(身柱), 노수(臑兪), 심수(心兪), 비수(脾兪), 신수(腎兪), 차료(次髎), 중완(中脘), 좌양지(左陽池), 곡지(曲池), 족삼리(足三里), 태계(太谿).

이 부인은 얼굴이 붉지 않고 황백색이었는데, 심수에 뜸을 놓았다. 빈혈성인 사람, 심장이 약한 사람에게도 심수에 뜸을 뜨는 것일까? 또한 심수에 뜨는 사람 가운데에는 노수에 뜨는 사람이 많다. 심과 소장은 표리관계고, 노수는 소장경의 혈이기 때문에 심수와 노수는 연관관계가 있다.

【노수(臑兪)와 혈압】

액와횡문의 끝과 견갑극을 잇는 선의 중간점을 사와다 침구법의 노수(臑兪)로 한다. 이 노수혈은 선생이 혈압의 고저를 촉진하는 요혈이다. 《침구공혈유취》에 따르면 이 혈에는 후회선상박동맥, 액와신경 및 요골신경이 분포하고 있으며, 발한열병(發汗熱病) 후의 여열, 뇌충혈(腦充血), 어깨 및 팔꿈치 관절염 혹은 사지의 신경마비를 치료하는 것으로 되어 있다. 선생은 이 혈을 보고 혈압의 고저를 알 수 있었고, 이 혈을 치혈로 응용했으며, 또 후두부의 충혈도 진단할 수 있었다. 이 혈이 굳어 있을 때는 꼭 후두부가 굳어 있기 마련이었고, 여기에 뜸을 뜨면 그것이 없어졌다.

"지금의 의사는 혈압을 재는 것은 할 수 있으나, 혈압이 높은 것을 치료하지는 못한다. 모든 게 이런 식으로, 이론과 실제가 조금도 맞지 않는다. 이렇게 실제로 구실을 못하는 이론을 열심히 연구해봐야 무슨 소용이 있는가? 이론만으로 해결되는 것은 없다."

【소아의 천식】

5~6세의 소아 환자로, 오랜 세월 천식으로 고생했지만 도무지 낫지 않는다고 어머니가 말했다.

"한의학에 천식이란 병은 없습니다. 신장이 나쁜 겁니다. 신장을 고치면 천식은 치료됩니다. 약도 신장을 호전시킬 수 있는 약을 쓰면 낫습니다만, 천식약 같은 것으로는 낫지 않습니다. 뜸도 같아서, 천식에 뜨는 뜸 같은 것은 없습니다."

그래서 이 소아를 진찰하고 신주(身柱)와 좌 신장의 1행(사와다 침구법의 명문)에 뜸을 떴다.

"어린이의 뜸에서는 신주 이상의 혈이 없습니다. 명문도 어린이에게는 중요한 혈로, 어린이의 병은 신주와 명문에서 대개 가닥이 잡힙니다."

【척추만곡증】

제9흉추가 왼쪽으로 돌출하고 제11흉추가 오른쪽으로 돌출하여 척골이 이중으로 굽은 소아 환자다.

신주(身柱)와 우간수(右肝兪), 좌비수(左脾兪)에 뜸을 떴다. 간장과 비장이 나쁘기 때문에 척주가 굽은 것이다. 이처럼 척주가 굽은 경우는 꽤 많으나, 뜸으로 교정할 수 있다. 척추만곡은 성인이 되어도 나을 수는 있으나, 어릴 때 치료하는 것이 좋다.

【축농증】

"신장과 비장을 치료하면 축농증 같은 것도 낫습니다. 코는 비에 속하고, 비장은 코의 근원입니다. 또 기육도 비에 속하므로, 비후성비염 같은 것은 비의 부조화에서 일어납니다. 비가 나쁘면 살찌지 못합니다. 족삼리(足三里)도 코에 효과가 있는 요혈입니다. 만약 삼리에서 효과가 없을 때에는 상거허(上巨虛)를 뜨면 어느 정도 코가 좋아집니다."

코가 폐에 속한다는 것은 《소문》과 《영추》의 설인데, 이때의 콧병은 비카타르나 감기, 콧물 등을 가리킨다. 축농증이나 비후성비염은 기육의 병이기 때문에 비에 속한다는 것이 선생의 설이다.

한편으로 선생은 코가 막힌 환자에게 족삼리나 상거허에 침을 놓았다. 침을 놓은 다음 콧구멍이 뻥 뚫렸다고 놀라는 환자를 많이 볼 수 있었다.

【불문진단(不問診斷)과 경락】

체격이 건장하고 혈색도 좋은 30대 중반의 남자 환자로, 어디가 나쁜지 의아할 정도였다. 선생은 환자를 앉혀놓고 등을 진찰했다.

"밤에 못 자고 낮에 졸리지요?"

"사실은 보름 동안 잠을 제대로 못 잤습니다."

선생은 등을 쓰다듬으면서 간수(肝兪)를 가리켰다.

"숨길 수 없습니다. 여기가 이렇게 부어있어요."

잘 보니까 선생의 말대로 간수 부근이 부어올라 있었다. 간수가 부어있는 경우에는 불면증을 수반한다.

"양의사에게 보이면 신경쇠약이라고 하겠지요. 하지만 신경쇠약만큼 종잡을 수 없는 병도 없습니다. 병을 진찰해서 잘 모르면 신경쇠약이라고 얼버무리지요. 참 적당한 말 아니겠어요? 나 역시 34년 전에 신경쇠약으로 고생했는데, 매일 밤

3시간 정도 밖에 못 잤습니다. 그 때문에 신경쇠약 치료법은 첫 번째로 기억합니다. 역시 직접 앓아보지 않고는 모릅니다.

밤에 못자는 것은 간장과 관계가 있고, 낮에 졸린 것은 비장과 관계가 있습니다. 당신은 비장과 간장이 나쁩니다. 그래서 밤에는 못자고 낮에 졸린 것입니다. 저 표를 보면 비장에 해당하는 칸에 '思' 자가 씌어있지요. 그리고 비장은 '의(意)'와 '지(智)'가 나오는 곳입니다. 따라서 비장이 나빠지면 생각만 할 뿐 기억력이 나빠지고 낮에는 졸음이 옵니다.

모든 인간은 잠잘 때와 깨어있을 때 혈액의 차가 있어서, 눈을 쓰면 눈에 피가 모이고 귀를 쓰면 귀에 피가 모이는 식으로 무엇이든 쓰는 곳에 피가 모입니다. 그리고 자는 동안에 그 피가 돌아와야 합니다. 그런데 당신처럼 모든 일을 깔끔히 해놓아야만 마음이 놓이는 성격을 가진 사람은 자리에 누워도 간장의 피가 돌아오지 않고, 간장에 차있기 때문에 잠을 못 잡니다. 간은 눈의 경락과 연관되어있기 때문에 간이 충혈되면 눈이 또렷해져서 아무래도 잠을 잘 수 없습니다. 즉 간을 지나치게 써서 간장이 충혈되어 못 자는 것입니다. 정말 경락은 불가사의합니다."

선생은 환자를 진찰할 때 거의 망진과 절진으로 진단했고, 증상을 묻는 일은 없었다. 증상을 지루하게 늘어놓는 것을 오히려 귀찮아했다. 정말 선생은 불문진단의 명인이었다. 그 망진은 더없이 묘하며, 그 손끝의 촉진은 신과 같았다.

이 환자에게는 다음의 혈에 뜸을 떴다.

신주(身柱), 간수(肝兪), 근축(筋縮), 비수(脾兪), 신수(腎兪), 차료(次髎), 중완(中脘), 좌양지(左陽池), 공최(孔最), 족삼리(足三里), 태계(太谿).

"경락은 참으로 고마운 것이다. 신과 비를 치료하면 간이 낫는다. 즉 수와 토를 치유하면 목도 저절로 치유되기 마련이다. 이와 같이 태극부터 치료해가는 경우에는 가다가 막히는 일이 없고 수월하다. 시종 소국요법만 쓰는 사람들은 가끔 가다가 막혀 어떻게 해야 좋을지 모르지만, 우리는 그런 일이 없다. 근본적인 병부터 치료해나가므로 근원이 나으면 다른 잡병은 치료하지 않아도 낫게 된다."

같은 증상으로 치료를 받으러 온 다른 환자에게는 다음과 같이 뜸을 떴다. **신주**(身柱), **간수**(肝兪), **근축**(筋縮), **비수**(脾兪), **신수**(腎兪), **지실**(志室), **차료**(次髎), **황수**(肓兪), **중완**(中脘), **좌양지**(左陽池), **중극**(中極), **곡지**(曲池), **족삼리**(足三里), **태계**(太谿).

"비장은 당분을 주관하는 곳이라, 비장이 약해지면 당분이 오줌으로 배설된다. 그것이 당뇨병이다. 그리고 단백질은 신에 속한다. 더욱이 신은 두려움을 주관하여, 괜히 사물을 무서워하고, 비장의 이상과 합쳐지면 생각만 하게 된다. 이로써 그토록 심한 신경쇠약도 해결이 되었다. 이와 같이 태극치료를 알게 되면, 치료가 편해진다. 그렇지만 이것을 깨닫기가 쉽지 않았다. 왜 여기에 신경을 쓰지 않았는지 의아할 정도다. 내가 하는 것이 모두 고인의 방법과 같아서 매우 통쾌하다. 이러한 것을 고인은 잘 알고 있었지만, 이것을 잘 활용하는 사람이 없었다. 실로 고인이 한 것은 정확하고, 조금도 흐트러진 게 없다. 게다가 경혈의 이름도 실로 묘하다. 그런 것들은 지금 사람들과 같이 적당주의로 넘어간 방법이 하나도 없다. 용의주도하다. 경혈의 이름을 보기만 해도 진단과 치료가 가능하게 되어있다. 모(募)라는 글자는 모인다는 뜻인데, 담모(膽募, 일월의 다른 이름)라고 하면 담의 병이 모이는 곳이라는 의미다. 담경에 병이 생기면 반드시 담모(膽募)인 일월(日月)에 정확하게 나타난다."

마침 한 환자가 왔는데 관자놀이(태양혈) 부근이 아프다고 했다. 관자놀이는 담경에 속하므로 담수(膽兪)를 촉진했다. 담수가 긴장되어 있었다. 다음은 담모인 일월을 만졌다. 여기에도 분명히 반응이 나왔다. 다음에는 담경의 양릉천(陽陵泉)을 촉진했다. 여기에서도 반응이 나타났다.

"경락은 불가사의하다. 담수, 담모, 양릉천 이렇게 담경의 세 군데에 병이 나타나서 틀림없이 담경의 병이라는 것을 알게 되었다. 경락이라는 것은 실로 이처럼 불가사의한 것이다. 내가 이 경락의 응용을 발견한 것만으로도 일찍이 없었던 대

발견이다."

【간경(肝經)과 생식기】

"생식기병과 히스테리는 모두 간경에 속한다. 간경의 울혈을 없애주면 낫는다."

이 사실은 필자도 환자를 다루다가 실제로 경험했고, 불가사의라고 생각하고 있었다. 자궁내막염이나 임병에 효과가 있는 곡천(曲泉), 여구(蠡溝), 태충(太衝), 대돈(大敦)도 모두 간경에 있다. 그리고《화한삼재도회》를 보면 족궐음간경의 급맥(急脈) 조문에 이렇게 되어 있다.

"足厥陰循股陰入毛中過陰器. 又其別者循脛上睾結於莖. 然此實厥陰正脉而會於陽明者也."

즉 생식기는 간경에 속한다는 것을 제시한 것이다. 나의 실제 경험에 의하면 생식기병이 있는 사람은 필히 간경의 울혈이 심한데, 특히 경골의 내측 여구(蠡溝)부터 중봉(中封)에 이르는 사이에 있고, 그것이 현저하게 나타나는 것을 볼 수 있다. 물론 음포(陰包)부터 오리(五里)에 이르는 대퇴 내측에 울혈을 초래함은 말할 나위도 없다.

40세 전후의 남자로, 취혈로 보아 생식기에 질환이 있는 것 같았다.
신주(身柱), **심수**(心兪), **노수**(臑兪), **간수**(肝兪), **비수**(脾兪), **신수**(腎兪), **삼초수**(三焦兪), **차료**(次髎), **중완**(中脘), **기해**(氣海), **중극**(中極), **곡골**(曲骨), **곡지**(曲池), **전곡**(前谷), **족삼리**(足三里), **태계**(太谿), **양릉천**(陽陵泉), **곡천**(曲泉), **삼음교**(三陰交), **대돈**(大敦).

이 중에서 간수와 곡천은 이미 나아서 필요 없게 되었다. 아마도 이 환자는 임병인 것 같았다. 선생은 병명을 말하지 않고 계속해서 치료할 뿐이었다. 간수·곡천·삼음교·대돈은 모두 간경에 속하고, 양릉천은 간경의 리(裏)에 해당하는 담경이다. 그리고 중극과 곡골은 간경이 얽혀있는 곳으로, 비뇨생식기의 병에 효과가 있는 중요한 혈이다. 신수와 차료가 생식기병에 효과가 있는 것은 말할 필요도 없다.

【대돈(大敦) 취혈법】

엄지발톱 외각 뿌리에서 약간 떨어진 곳에서 취한다. 보통 취하는 엄지발톱 뿌리 뒤쪽 중앙 삼모(三毛)의 혈은 간경과 비경이 교차하는 곳이라고 했다.

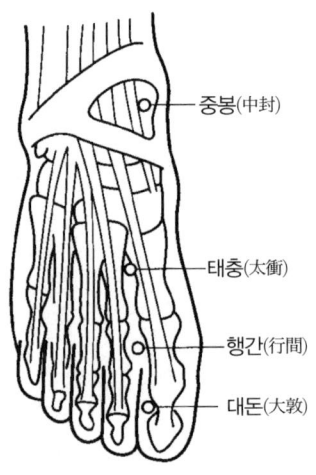

【족오리(足五里) 취혈법과 주치】

족오리는 허벅지 안쪽의 간경 중앙부에서 조금 위로 올라가 취한다. 사와다 선생의 독자적인 취혈법이다. 주치는 녹내장, 백내장, 근시 등의 눈병이다. 간에 속한다고 하였다. 눈병을 고치는 경혈은 역시 간경에 있다.

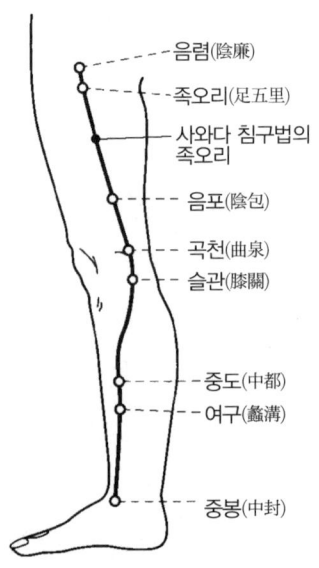

【트라코마 치료】

30세의 여성으로 눈이 부셔 선글라스를 썼다. 눈꺼풀이 붓고 결막이 충혈되었으며 눈매가 고약했다. 환자가 선생 앞에 앉았다.

"트라코마는 비장과 위의 병입니다. 윗눈꺼풀은 위에 속하고 아랫눈꺼풀은 비에 속하는데, 비장과 위가 약해지면 트라코마가 됩니다. 한의학에서는 예전에 이미 트라코마를 치료했습니다."

다음 혈에 뜸을 놓았다.

신주(身柱), 천료(天髎), 천종(天宗), 비수(脾兪), 신수(腎兪), 차료(次髎), 중완(中脘), 좌양지(左陽池), 족삼리(足三里), 태계(太谿).

그리고 천종은 소장경에 속하고, 삼초에도 효과가 있다고 했다. 또 간경의 오리를 찾아보았으나 반응이 나타나지 않으므로 뜸을 뜨지 않았다.

【혈병(血病)과 격수(膈兪)】

30대 초반의 여성으로, 피부가 검푸른 색이었으며, 몸 한 쪽에 반점이 생기고, 피부가 매우 거칠었다. 선생은 진찰한 후 다음과 같이 뜸을 떴다.

신주(身柱), 격수(膈兪), 간수(肝兪), 근축(筋縮), 비수(脾兪), 신수(腎兪), 차료(次髎), 중완(中脘), 좌양지(左陽池), 곡지(曲池), 족삼리(足三里), 태계(太谿).

지금까지 격수에 뜸을 뜬 적은 거의 없었기에 선생께 여쭤봤다.

"격수는《화한삼재도회》에 씌어 있는 것과 같은 병에 뜨는 것입니까?"

"그렇다."

《화한삼재도회》에는 이렇게 되어있다.

"모든 혈병에는 혈회(血會, 격수의 다른 이름)에 뜸을 뜨면 좋다."

이 부인은 혈병까지 있다는 사실을 알게 되었다. 자궁후굴이라고 의사한테서 들었지만 주증은 신과 간, 거기에 혈병도 있었다. 한의학적으로 보면 이 여성에게는 어혈의 외증(外證)이 있었다. 어혈은 혈병을 일으키기 쉽다.[9]

---

9) 이때까지 선생은 격수를 그다지 쓰지 않았으나, 만년에는 매우 많이 상용하였다.

【척수염】

어느 청년이 가족이 척수염으로 움직이지 못하므로 왕진을 부탁했는데, 그날은 환자가 많아서 왕진은 못 간다고 거절했다.

"척수염이니 뭐니 하면 꽤나 어려운 병처럼 생각하겠지만, 문제없다. 신장의 고장이다. 수(髓)는 신(腎)이 주관하는 곳이므로, 신장을 치료하면 낫는다."

오장의 배속을 믿고 이에 따라 치료하면 어떠한 병도 치료할 방도를 찾을 수 있다고 했다.

【간경과 수면】

어느 환자가 평소에는 잘 자지만 여행 등으로 잠자리가 바뀌면 잠을 못 잔다고 했다.

"그럴 때는 여기를 쓰다듬으면 잘 자게 됩니다."

선생은 대퇴 안쪽의 간경을 쓰다듬으라고 가르쳐주었다. 대퇴 안쪽 간경이 응결된 곳을 쓰다듬어주면 잘 자게 된다는 것이다.

【신장(腎臟)과 발모】

불임증인 여성이었는데, 자궁좌굴로 외과수술을 받고서 피부가 검어지고 머리카락이 붉게 변색되었다. 이에 선생이 말했다.

"수술 중에 신장이 상했습니다. 흑은 신장의 색입니다. 신장을 치료하면 검은 피부색이 밝아지고 붉은 머리카락이 검어집니다. 그렇게 되면 몸이 따뜻해져서 아이가 생깁니다. 서두르지 말고 몸을 건강하게 한 다음에 아기를 갖도록 하는 게 좋을 겁니다."

진찰을 하고 다음 혈에 뜸을 떴다.

신주(身柱), 노수(臑兪), 심수(心兪), 비수(脾兪), 신수(腎兪), 차료(次髎), 중완(中脘), 좌양지(左陽池), 곡지(曲池), 족삼리(足三里), 곡천(曲泉), 태계(太谿).

【삼초(三焦)와 심포(心包)】

"삼초가 나쁜 것은 소장 유미관의 흡수가 나빠졌기 때문에 영양이 섭취되지 않아

결국 심장판막에 장애가 온 것이다. 즉 삼초에서 심포에 영향을 미친 것이다. 삼초경과 심포경은 표리의 관계다."

20세 정도의 얼굴이 붉은 여자가 왔다.

"심장이 나빠서 문제입니다."

선생은 복진(腹診)을 하면서 설명했다.

"당신은 심장판막(심포)이 나빠요. 자궁의 위치가 나쁘니까 심장에 자극이 된 겁니다. 심장만 치료해봐야 낫지 않습니다. 어디가 나쁘더라도 심장에 영향을 줍니다."

등을 보고 비수에 뜸을 뜨면서 말했다.

"비장이 부어있습니다. 낮에 졸리지요? 여기다 뜸을 뜨면 졸음이 나을 겁니다."

구혈(灸穴)은 다음과 같다.

신주(身柱), 천료(天髎), 심수(心兪), 비수(脾兪), 신수(腎兪), 차료(次髎), 중완(中脘), 좌양지(左陽池), 곡지(曲池), 족삼리(足三里), 태계(太谿).

【심장과 단전(丹田)】

선생이 어느 심장병 환자를 치료하면서 한 말이다.

"단전(丹田)을 조절하지 않고 심장만 고치려 해서는 낫지 않는다. 다스려야 할 곳을 다스리지 않고, 단지 절대안정 같은 것을 시켜봤자 낫지 않는다. 절대안정은 아무것도 하지 않고 심장이 자연히 치유되기를 기다리는 것이다. 한의학에서는 정신이 단전에 귀납된다고 한다. 정신이란 신장과 심장을 말한다. 정신을 단전에 귀납시키면 심장병 따위는 문제없이 낫는다. 귀납되는 곳을 알면 편하다. 정신이 귀납되는 곳을 모르면 심장은 치료하지 못한다."

단전이란 '생명의 밭'이라는 뜻이다. 단전은 두 가지가 있는데, 관원(關元)이 하단전이고, 뇌가 상단전이다.

【척주전굴(脊柱前屈) 교정】

척주가 앞으로 굽은 노인 환자였다. 이전에는 상태가 더 심했으나 사와다 선생이 뜸을 떠주는 동안 점점 몸이 부드러워져서 거의 꼿꼿하게 펴졌다. 선생은 노인의 등에 손을 대고, 한 손으로 가슴을 받치면서 정골요법에서 하는 것 같이 척주를 늘여서 펴고 자세를 교정했다. 그리하여 이 노인의 경혈에 심한 변동이 있었다.

"비장과 간장이 약해졌기 때문에 몸이 앞으로 당겨져 굽었습니다."

이 노인에게 쓴 구혈은 다음과 같다.

신주(身柱), 노수(臑兪), 심수(心兪), 기죽마(騎竹馬), 간수(肝兪), 근축(筋縮), 비수(脾兪), 삼초수(三焦兪), 신수(腎兪), 기해수(氣海兪), 지실(志室, 사와다), 차료(次髎), 거궐(巨闕), 중완(中脘), 양문(梁門), 좌양지(左陽池), 곡지(曲池), 족삼리(足三里), 태계(太谿).

이들 혈 가운데 특히 거궐(巨闕)을 사용했다는 데에 주의해야 한다. 거궐은 척주가 앞으로 굽은 것을 펴는 데에 효과가 좋다. 즉 배의 임맥이 잡아당기면 앞으로 굽기 마련인데, 거궐에 뜸을 떠서 배의 임맥이 뻗으면 척주도 따라서 뻗게 된다.

【지실(志室) 취혈법】

일반 침구서에서 지실(志室)은 제14추 아래 양 옆으로 3촌이라고 되어있으나, 사와다 침구법에서는 그 지실을 경문(京門)이라 하고, 그 아래 1촌쯤인 곳에서 지실을 취한다. 이것은 사와다 선생의 독창혈이다. 요통에도 효과가 있지만, 특히 고환염이나 임병 등에 효과가 있다.

척주가 앞으로 굽은 부인 환자였다. 자각증상으로는 항상 두통이 있어 문제라고 했다.

"자궁후굴 때문입니다. 그래서 몸이 앞으로 굽었습니다. 자궁의 위치를 고치면 두통도 낫습니다. 한의학에서는 따로 머리의 병이라고 하는 없고, 내장이 나쁘다고 봅니다. 모든 병은 오장육부의 부조화에서 일어납니다. 우리는 그 부조화를 치료합니다. 보통의 방법으로는 어디가 나쁜지 모르고 지엽만을 들추기 때문에 전혀 낫지 않습니다."

구혈은 다음과 같다.

신주(身柱), **천료**(天髎), **심수**(心兪), **신수**(腎兪), **차료**(次髎), **중완**(中脘), **곡지**(曲池), **족삼리**(足三里), **태계**(太谿).

이 환자에게는 좌양지를 뜨지 못하였다. 그것은 자궁후굴이기 때문일 것이다. 이 환자를 진찰하고 선생은 이렇게 말했다.

"곡지, 삼리, 태계 등은 움직일 수 없는 요혈이다. 이 혈들을 빠뜨리면 몸에 이상이 올 수 있다. 아니, 곡지와 삼리, 태계뿐만 아니라 내가 처방한 혈들은 하나라도 움직일 수 없다."

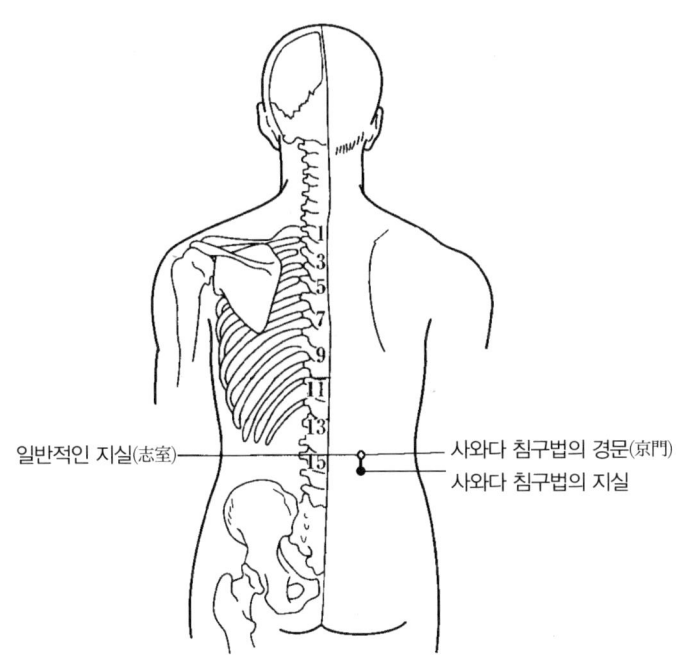

【**경혈의 변동**】

뜸이 자세교정에 놀라운 효과가 있다는 사실은 선생의 치료를 견학하며 가끔 볼 수 있었지만, 다음에 기록한 예는 경혈의 변동이 심한 예로 신체교정에 뜸이 효과적이란 사실을 잘 증명한다.

반신불수에 귀가 멀고 얼굴이 붉은 노인 환자였다. 선생은 배부의 경혈에 먹으로 표시를 해놓고 신주와 천료, 노수에 뜸을 떴다. 그러자 부자유스럽던 좌측 어깨가 갑자기 이완되며 경혈이 놀랄 만큼 변동했고, 다른 경혈도 피부이동 때문에 모두 위치가 달라졌다. 혈을 새로 정하지 않으면 안 되게 되어, 앞서 먹으로 표시한 것을 지우고 새로 혈을 고치게 되었다. 이에 선생은 천료에 대해 설명했다.

"이 아래에는 커다란 힘줄이 통하고 있으므로 여기에 뜸을 한 장만 떠도 놀랄 만큼 변동이 일어나는 것은 잘 알 것이다. 그리고 이 환자는 한 번에 이렇게 변할 정도이므로 속히 나을 것이다."

구혈은 다음과 같다.

신주(身柱), 천료(天髎), 노수(臑兪), 심수(心兪), 비수(脾兪), 신수(腎兪), 차료(次髎), 중완(中脘), 좌양지(左陽池), 곡지(曲池), 족삼리(足三里), 태계(太谿).

【중풍】

50대 중반의 부인으로 중풍 환자였다. 아들이 껴안듯 모시고 왔다. 보행은 물론 앉고 일어서는 것도 자유롭지 못했고, 좌반신은 특히 부자유스러웠다. 우선 똑바로 앉히고 신주, 천료, 노수, 천종, 심수, 비수 등에 뜸을 뜬 다음, 눕혀서 보니 발의 근육이 오그라들어 펴지 못했다. 이에 선생은 중완과 좌양지에 뜸을 떴다.

"다리가 땅기는 것이 편해지셨지요?"

"예."

환자는 편한 자세로 발을 뻗었다. 이번에는 엎드리라고 했는데, 이것은 매우 곤란하였으나 억지로 엎드렸다. 그러나 팔이 저려서 견딜 수 없다고 했다. 이에 재빨리 신수, 소장수, 차료에 뜸을 뜨고 물었다.

"어떠세요, 팔이 저린 게 나았지요?"

"예."

정말 묘했다. 소장수로 팔이 땅기는 것을 치료한 것이다. 이어서 곡지, 합곡, 양릉천, 족삼리, 태계에 뜸을 뜨니 매우 기분이 좋아졌다고 기뻐했다. 올 때와는

달리 활동이 대단히 편해진 것 같았다.

　이상의 구혈을 모아서 적으면 다음과 같다.

신주(身柱), **천료**(天髎), **노수**(臑俞), **천종**(天宗), **심수**(心俞), **비수**(脾俞), **중완**(中脘), **좌양지**(左陽池), **신수**(腎俞), **소장수**(小腸俞), **차료**(次髎), **곡지**(曲池), **합곡**(合谷), **족삼리**(足三里), **양릉천**(陽陵泉), **태계**(太谿).

【소장수(小腸俞) 취혈법】

보통 제18추 아래 양 옆으로 1촌 5분이라고 되어있으나, 사와다 선생의 취혈법으로는 장골(腸骨) 후상연(後上緣)의 각진 곳이다. 차료(次髎)가 장골 후상극 아래 안쪽으로 3분쯤인 곳에서 제2천골공에 닿고, 상료(上髎)가 후상극에서 5분쯤 올라가 뼈의 가장자리 오목한 곳에서 제1천골공에 닿는 것에 비해, 소장수는 상료 위로 5분쯤인 곳에 해당한다. 즉 앞서 말한 바와 같이 후상연의 각진 곳이다.

　이 소장수와 수태양소장경은 밀접한 연관이 있으므로 수태양소장경이 땅기는 환자(급성 류머티즘이나 수명통 등)의 소장수에 뜸을 뜨면 곧바로 통증이 없어진다. 기묘하다.

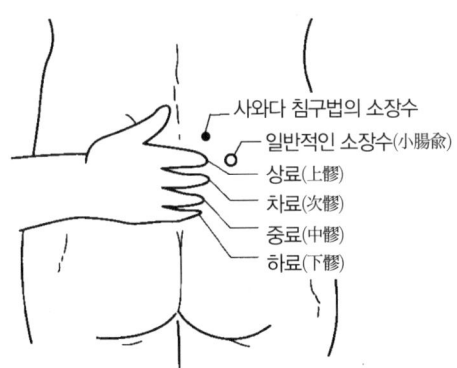

【류머티즘】

"류머티즘이란 병은 없다. 소장에 열이 있는 것이다. 그렇기에 소장수에 뜸을 뜨거나 침을 놓으면 좋다. 그런 것은 쉬운 병이다. 류머티즘을 옛날에는 통풍(痛風)

이라고 했다. 류머티즘이라고 하면 자못 그럴싸하게 들리지만, 일본어로 번역하면 '모른다'는 뜻이라고 한다. '모른다'는 병명을 붙일 수 없어서 독일어 그대로 류머티즘이라고 한다는구나."

선생에게 소장수의 취혈에 대하여 상세히 물어보니 이렇게 답했다.

"어느 혈이든 그렇지만, 책에 나와 있는 것은 건강하고 정상적인 몸을 기준으로 했기 때문에 병든 몸과는 맞지 않는 일이 많다. 병이라는 것은 잘못되었다는 뜻이기 때문에 잘못된 몸은 잘못된 상태에 맞춰 혈을 잡을 필요가 있다."

병체(病體)에 합당한 취혈의 묘를 딱 잘라 말한 명언이다.

【합곡(合谷) 취혈법】

보통 합곡(合谷)은 엄지손가락과 집게손가락의 사이 양기골(兩岐骨)의 오목한 곳에서 취하는 것이 보통이지만, 사와다 선생은 양계(陽谿) 아래 오목한 곳의 동맥 위에서 취했다. 이 동맥 위에 바로 뜸을 뜨는 것이 중요하다. 선생의 독창혈이다. 백내장과 결막염의 특효혈이다. 혈압항진에도 듣는다. 중풍 환자에게도 사용한다.

선생이 합곡(원혈)에 뜸을 뜨면서 말했다.

"몸에서 불필요한 것이 밖으로 나간다."

난소가 나쁜 사람에게도 여기에 뜸을 떴다.

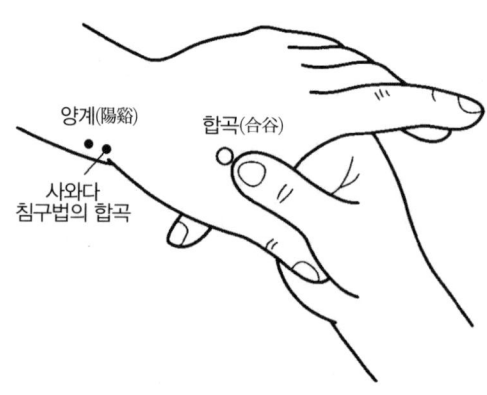

【관절염】

선생이 관절염 환자를 보면서 말했다.

"여자의 자궁내막염은 남자의 임질과 마찬가지로 관절염을 일으키는 원인이 된다. 여자의 열도 자궁에서 나오는 경우가 많다. 그러므로 관절염이나 류머티즘 등은 신장이나 소장, 자궁에 이상이 있다는 증거다. 임질에서 오는 일도 있으나, 소장수와 차료가 그 치료에서 매우 중요한 혈이다. 물론 전체요법을 할 필요가 있다."

【자궁에서 시작된 발열】

피부에 솜털이 빽빽한 여성 환자로, 삼초에 울체가 있다는 것을 알 수 있었다. 이미 치료를 시작하여 어느 정도 시일이 경과했는데, 그 사이에 다리의 관절염이 나았고 굴신이 자유로워졌다. 뿐만 아니라 빽빽했던 솜털이 점점 없어지기 시작했다. 그 중에서도 하초의 기가 통하는 삼초경에는 현저하게 털이 빠져서 피부에 광택이 났다. 폐경(肺經)에는 아직 털이 많이 남아있었다.

이것은 삼초의 기가 통하지 않아 피부의 영양이 나빠져서 피부가 약해졌으므로 폐가 피부를 보호하기 위해서 솜털을 나게 한 것인데, 삼초의 기가 통하자 피부의 영양이 좋아지고 피부가 튼튼해져서 털이 보호할 필요가 없어졌으므로 벗겨지기 시작한 것이다. 피부나 털은 폐에 속하고 또 대장에 속한다는《내경》의 설은 정말로 묘하다.

이 환자는 매일 37도 2,3분의 발열이 있어 고통을 받는다며 그 원인을 선생에게 물었다.

"열은 몸을 조절하기 위하여 나는 것이니까 조금도 놀랄 일은 아닙니다. 세균이 있으면 그것을 죽이기 위하여 열이 나지요. 1분이나 2분의 열에 신경 쓰는 것은 쓸 데 없는 일입니다. 체온계 같은 것으로 열을 재봐야 무엇에 쓰겠습니까. 어디서 나는 열인지도 모르면서 미열에 놀라는 현대의학은 실로 무능합니다. 나는 요독증으로 24시간이나 혼수상태로 있는 것을 뜸으로 고칠 정도니까, 열쯤은 아무엇도 아닙니다. 요독증은 신장이 약해져서 생긴 것입니다."

이렇게 말해도 환자가 열에 신경을 쓰자 선생은 조금 큰 목소리로 말했다.

"댁은 자궁내막이 나쁩니다. 젊은 분이라서 말을 삼갔는데, 너무나 열에 신경을 쓰니까 솔직하게 말하지요. 열은 자궁에서 나는 겁니다."

환자는 약간 당황한 것 같았으나, 열에 대한 집착은 그로써 없어진 것 같았다.

이 환자에게 쓴 뜸자리는 다음과 같다.

신주(身柱), 천료(天髎), 격수(膈兪), 간수(肝兪), 근축(筋縮), 차료(次髎), 신수(腎兪), 중완(中脘), 기해(氣海), 좌양지(左陽池), 곡지(曲池), 족삼리(足三里), 태계(太谿), 곡천(曲泉), 삼음교(三陰交), 곤륜(崑崙).

【선병독(腺病毒, 아데노바이러스)의 뜸】

사례 1 40대 남자 환자였는데, 선생이 견갑골의 내측을 촉진하고서 말했다.

"이것은 유전성 매독입니다. 그래서 건강체에 비해서 색이 나쁩니다."

"어디가 나쁜 겁니까?"

"어디가 나빠졌는지는 모르지만, 확실히 매독입니다. 어떤 전문가가 와서 진찰해도 매독이라고 진단할 겁니다. 맥을 보아서도 압니다. 부(浮)하면서 무력한 맥으로, 밖에서 침범 당할 때만 나타나는 맥입니다."

맥을 짚어보고 나에게 말했다.

"맥을 짚어봐라."

맥을 짚어보니 부하면서 무력한 맥이었다.

"신장의 맥이 나오긴 했으나, 너무도 색이 나쁘다."

환자가 말했다.

"탕에 들어가도 몸 한쪽은 덥혀지지 않습니다."

이에 이렇게 말했다.

"그것은 한쪽이 더 침범 당했기 때문입니다. 예전에는 매독을 냉(冷)이라고 했습니다. 몸이 냉해지는 병으로, 냉한 면에서는 어느 것 못지않습니다."

이 환자에게는 배부의 혈을 취할 때 무릎을 세우도록 했다.

"선병독 환자에게 뜸을 뜰 때는 언제나 이 같은 자세를 취하도록 하는데, 그 이유는 견갑골이 벌어지게 하여 뜸이 견갑 사이의 경락에 잘 닿도록 하기 위해서다."

다음 혈에 뜸을 떴다.

신주(身柱), **부분**(附分), **고황**(膏肓), **의희**(譩譆), **기죽마**(騎竹馬), **비수**(脾兪), **신수**(腎兪), **차료**(次髎), **상완**(上脘), **중완**(中脘), **좌양지**(左陽池), **곡지**(曲池), **태계**(太谿), **축빈**(築賓), **좌경골**(左京骨).

선생이 복진(腹診)을 하며 상완을 보고 말했다.

"다리가 한쪽으로 땅겨져 있군요."

"예, 게다가 몸이 떨립니다."

"떨리는 것은 땅기기 때문입니다. 그냥 놓아두면 몸이 흔들거리게 됩니다."

매독 환자는 다리가 땅기는 경우가 많은 모양이다. 지금까지도 그러한 사람이 여럿 있었다. 내가 실제 본 바로는 매독 때문에 좌반신이 말을 듣지 않게 된 예가 있다. 참고로 적어놓지만 한의학에서는 매독 치료에 갈근탕(葛根湯)을 쓰는데, 그것은 매독의 맥상이 갈근탕으로 치료하는 병증의 맥상과 닮아서, 부하면서 무력하고 체표에 독이 있는 맥상 때문이라고 생각한다.

배부 8혈

매독에 뜸을 뜨는 혈이다. 선생은 부분, 고황, 의희, 기죽마 여덟 혈이라고 했지만, 일반적인 경혈서와 맞춰보면 백호, 신당, 격관, 격수 제1행에 해당하는 것 같다. 다만 배부 제3행의 혈은 견갑골을 펴고 취하는 것으로, 신당과 같이 보이는 것은 고황이 될 수 있을지도 모른다. 어쨌든 실제 취혈은 손끝의 촉감을 위주로 하기 때문에 너무 촌법(寸法)에 구애받으면 안 된다.

축빈 취혈법

종아리 안쪽의 중앙부로, 비장근과 비목어근 사이의 오목한 곳에 있고, 대체로 비경의 누곡(漏谷) 높이며, 누곡에서 관절 하나 건너에 있다. 비경의 후방으로, 내과(內踝)로부터 신경을 따라 위로 만지며 올라가다 손가락이 멈추는 곳에 혈이 있다. 선병독이 있는 사람은 꼭 여기에 독이 모여 있어 반응이 나타나기 때문에 잘 알 수 있다.

[主治] 해독의 명혈이다. 매독 환자에게는 꼭 뜬다. 기타 독을 없애는 데 쓰인다. 약독을 없애는 데에도 좋다. '음유맥(陰維脈)의 극(郄)'이다. "郄, 孔郄也."라 하여 기혈이 모이는 곳이다. 선병독이 있을 때 여기에 반응이 잘 나타나는 이유를 알 수 있다.

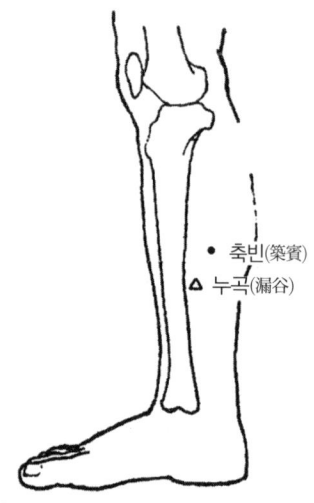

※선병독이 있는 사람에게는 족삼리에 뜸을 뜨지 않는 것이 통례다. 양릉천에는 뜬다. 수삼리를 쓰는 사람이 가끔 있다. 수삼리는 정옹(疔癰) 등 외과적인 종기의 명혈이면서, 내과적인 종양을 치료하는 중요한 혈이기도 하다.

(사례2) 이 환자는 이가 아프다고 하므로 궐음수(厥陰俞)와 온류(溫溜)에 뜸을 떴다.

신주(身柱), 천료(天髎), 노수(臑兪), 부분(附分), 고황(膏肓), 의희(譩譆), 기죽마(騎竹馬), 비수(脾兪), 신수(腎兪), 차료(次髎), 중완(中脘), 좌양지(左陽池), 수삼리(手三里), 온류(溫溜), 태계(太谿), 축빈(築賓), 궐음수(厥陰兪).

궐음수(厥陰兪)와 상치통

궐음수는 상치통을 낫게 하는 명혈이다. 심포락(心包絡)에 속한다. 상치와 심포락과는 밀접한 관계가 있다.

온류(溫溜)

손등을 위로 하여 엄지를 걸고 양손을 위아래로 교차했을 때 대장경 위에서 중지 끝이 닿는 곳에 있으며, 하치통을 치료하는 명혈이다. 사와다 침구법의 특수혈로, 일반적인 온류의 위치와는 다르다.

사례 3) 50대 중반의 환자로, 약 1년 전부터 눈이 나빠져서 이리저리 갈피를 못 잡고, 여러 의사에게 진찰받았으나 아무리 해도 좋아지지 않는다고 했다. 선생이 손가락으로 눈을 벌려보니 빨갛게 충혈되어 있었다.

"매독성입니다. 안과에 가서 어떻게 낫겠습니까? 이 뜸을 뜨면 눈은 쉽게 낫습니다. 눈은 그대로 두는 것이 더 나을 겁니다. 건드려서는 안 됩니다."

구혈은 다음과 같다.

신주(身柱), 부분(附分), 고황(膏肓), 의희(譩譆), 기죽마(騎竹馬), 비수(脾兪), 삼초수(三焦兪), 신수(腎兪), 차료(次髎), 중완(中脘), 곡지(曲池), 축빈(築賓), 태계(太谿).

손끝으로 족오리를 더듬어 보았으나 경락이 부풀지 않아서 뜸을 뜨지 않았다.

사례 4) 피부가 창백한 청년 환자로, 인상이 좋지 않은 편이었다.

"태독(胎毒)이 남아있어요. 선병독입니다."

구혈은 다음과 같다.

신주(身柱), 부분(附分), 고황(膏肓), 의희(譩譆), 기죽마(騎竹馬), 비수(脾兪), 신수(腎兪), 중완(中脘), 곡지(曲池), 족삼리(足三里), 태계(太谿), 축빈(築賓).

이 환자에게는 또 늑막염 증상이 있었다.

"산(酸)은 고황에 속한다고 하며, 고황은 산을 주관하는 곳입니다. 그래서 여기에 뜸을 뜨면 위산과다가 간단하게 낫습니다. 또 폐나 늑막은 여기서부터 들어옵니다. 예부터 중병을 일컬어 병이 고황에 들었다고 했으나, 모든 병이 그런 것은 아니고 고황으로 나가는 것은 폐나 늑막에 한해서입니다."

태독에 관한 선생의 말이다.

"어린이의 태독은 기죽마만으로도 낫는다."

이 기죽마는 어린이의 치료뿐만 아니라 어른에게도 매우 많이 쓰이는 것으로 볼 때, 태독이 있는 환자가 적지 않을 것이다.

【선병독과 설사】

선병독이 있는 환자에게 배부 8혈 또는 기죽마(騎竹馬) 1혈을 뜨고, 또 다리의 축빈(築賓)을 쓰면 곧잘 설사가 일어난다. 선병독인 사람은 병독을 모두 내려서 치료하는 것이다.

이 환자는 등의 여덟 혈을 뜨고 나서 설사를 하기 시작했는데, 설사를 할 만큼 하고 나서는 더 이상 하지 않게 되었다. 배부 8혈을 뜨고서 설사할 때에는 절대로 그 설사를 멈추게 해서는 안 된다. 멈추게 되면 병독이 뇌로 가기 쉽기 때문이다. 뇌로 가면 뇌매독이 된다.

【양지(陽池)와 중완(中脘)】

50세 가량의 부인으로, 피부는 황백색이고 몸이 우측으로 기울었다.

"좌측 호흡기가 나쁩니다. 자궁에서 온 겁니다."

뜸을 뜨고 바로 눕혀놓고 다시 좌양지(左陽池)와 중완(中脘)에 뜸을 뜨면서 말했다.

"이 삼초를 뜨면 인간의 몸에 쓸 데 없는 게 없어집니다. 누구나 월경을 할 때는 몸에 약간 이상이 생기는데, 필요 없는 것이 몸에 남아있으면 좋지 않습니다. 그런데 이 중완과 양지, 곧 삼초에 뜸을 뜨면 그런 것이 없어집니다. 예전에는 삼초를 몰라서 금혈(禁穴)로 취급했기 때문에 양지는 뜸을 떠서는 안 되는 혈로 분류되었습니다. 그것을 내가 발견하여 금혈은커녕 더욱 필요한 혈이라는 것을 명백히 했습니다. 이것만으로도 일찍이 없었던 대발견입니다. 이것으로 지금까지 잘 몰랐던 십사경의 사용법을 잘 알 수 있게 되었습니다.

양지와 중완에 뜸을 뜨면 자궁의 위치가 바르게 됩니다. 자궁의 위치가 나쁘면 신장에 해로울 뿐만 아니라 아랫배에 이상이 생깁니다. 자궁은 신장과 관련이 있고, 신장은 난소, 방광, 소장, 대장과도 연결되어 있기 때문에 자궁의 위치가 나쁘면 아랫배에 이상이 생길 게 뻔합니다. 이 양지에 뜸를 뜨면 자궁의 위치가 바르게 되어 아랫배가 조화로워집니다. 그리고 중완은 자궁을 아래로 내려줍니다. 그래서 중완에 뜸을 뜨면 정신이 아랫배에 안정되게 됩니다. 이 중완은 췌액이 십이지장으로 들어가는 곳입니다. 예전에는 췌장을 중초부(中焦府)라고도 했습니다. 중완에서 췌장이 조절됩니다. 또 중완은 유미관의 유통을 좋게 합니다. 유미관의 유통이 나빠지면 쉽게 가스가 차고, 그것이 아래로 배설되지 않은 채 몸 안을 돌면 혈행이 나빠지고 수족이 냉해집니다."

이 환자에게 적용한 구혈은 다음과 같았다.

신주(身柱), **천료**(天髎), **폐수**(肺兪), **비수**(脾兪), **신수**(腎兪), **차료**(次髎), **중완**(中脘), **좌양지**(左陽池), **곡지**(曲池), **족삼리**(足三里), **양릉천**(陽陵泉), **태계**(太谿).

【산적(疝癪)과 간적(肝癪)】

다음의 기록은 몇 사람에 대한 진찰을 종합한 것이다.

"예전에는 신경통도 류머티즘도 모두 산기(疝氣)에 포함시켰다. 옛날 사람은 훌륭했다. 신경통 따위의 병은 잡병에 속하는데, 오장육부가 조절되면 자연히 낫는다. 병은 근본병과 잡병 둘로 나눌 수 있다. 근본병을 고치면 잡병 따위는 치료하지 않아도 자연히 낫는다."

"지금의 의사는 만성이기 때문에 낫지 않는다고 말한다. 그렇지만 만성이라도 낫는다. 근본을 치료하면 만성이 급성으로 변하여 낫는다. 만성이 급성으로 변하면 일시적으로는 악화된 것 같지만, 도리어 좋은 징후로 문제없이 낫는다."

"사람들은 산적(疝癪)이나 간적(肝癪)이라고 말하지만 산적과 간적은 다르다. 보통 산기나 산적이라 하는 것은 삼초에서 오는 것으로, 하초의 정체에서 일어난다. 자궁경련도 거기에 포함된다. 이것은 중완과 양지로 고칠 수 있다. 또 하초가 울체되면 장내에 가스가 발생하여 나쁘다. 하초는 가스가 발생하는 곳이다. 그 가스가 몸 안을 돌면 자가중독이 되어 몸 곳곳이 아프다. 이러한 사람들은 쿠로야끼(黑燒)[10]를 먹으면 좋다. 무엇이든 좋다. 그것을 먹으면 뱃속의 가스를 흡수하여 자가중독을 제거한다."

"간적이라는 것은 간장의 장애로 인해 발생하는데, 위경련도 간적의 일종이다. 통증을 없애는 데는 위경의 양구(梁丘)가 좋고, 근본적으로 치료하려면 중완과 비수, 족삼리가 좋다. 이 산적이나 간적을 현대의학에서는 모른다고 하지만, 동양에서는 이미 옛날에 해결했다."

산적의 구혈은 다음과 같다.

신주(身柱), 천료(天髎), 비수(脾兪), 삼초수(三焦兪), 신수(腎兪), 차료(次髎), 중완(中脘), 좌양지(左陽池), 곡지(曲池), 족삼리(足三里), 태계(太谿).

【면정(面疔)의 뜸】

"수삼리에 뜨면 낫는다. 오른쪽에 났을 때는 오른쪽 수삼리에, 왼쪽에 났으면 왼쪽 수삼리에, 한가운데에 났을 때는 양쪽 수삼리에 뜬다. 삼리를 취하는 자리는 곡지에서 3횡지 아래로, 중지동신촌법(中指同身寸法)으로 대략 2촌에 해당한다. 뜸은 30~50장 많을수록 좋지만, 옛날부터 전하는 말에 따르면, 처음에 떠서 뜨

---

10) 동식물을 태운 가루를 물에 타 마시는 것.

겁지 않으면 뜨거울 때까지, 뜨거우면 뜨겁지 않게 될 때까지 떠야 된다고 한다."

어느 환자가 정옹(疔癰)에 전문으로 뜸을 뜨는 곳이 있는데, 합곡에 주야로 쉬지 않고 뜬다고 하자 선생이 이렇게 말했다.

"그것도 효과가 좋습니다. 정옹은 대장의 울체이기 때문에 대장경의 원혈에 뜸을 뜨면 대장의 기를 통하게 해서 잘 낫습니다. 원혈은 십이원표에도 나와 있고, 하초를 조절하는 중요한 혈입니다. 그리고 정옹에는 양로(養老)가 효과가 있습니다. 양로는 손의 외과 위에 홈이 파인 곳으로 소장경의 극혈(郄穴)입니다. 극은 급성인 병을 치료하는 데 중요한 곳입니다."

【치질의 뜸】

"치질을 고치는 데에는 폐경의 공최(孔最)가 효과가 좋다. 공최는 일반 경혈서에 기재된 것(손목에서 위로 7촌)보다 척택(尺澤)에 더 가깝게 취해야 한다. 보통 척택에서 3횡지 아래로 오목한 곳이 있다. 거기가 효과가 좋다. 일반 경혈서에 기재된 곳은 효과가 없다. 이 공최는 폐경이지만 폐는 대장과 연결되어 있으므로 치질에 효과가 있다."

치질 환자를 보면서 선생은 이 공최혈을 손끝으로 눌러보고 이렇게 말했다.

"당신은 치질이 있지요?"

대개는 그것이 맞았다. 그러면 환자는 대개 놀라서 물었다.

"그런 곳을 눌러보고서 어떻게 치질이 있는지를 아십니까?"

선생의 불문진단은 정말 우수하였다.

그리고 이 공최의 취혈법은 사와다 선생의 독창적인 것으로, 일반 경혈서의 취혈법과는 많이 달랐다. 그 가운데서도 선생의 방법과 가장 가까운 것은 《침구공혈유취(鍼灸孔穴類聚)》의 설이다. 그 설에 따르면 '공최는 척택 아래 3촌'이라고 되어 있다. 그러나 이것은 척택부터 태연(太淵)까지를 1척으로 보는 촌법에서의 3촌이다. 일반 경혈서에서는 척택부터 태연까지를 1척 2촌으로 한 《영추》의 골도법(骨度法)으로 산출하였으므로, 그것에 의하면 손목에서 7촌 떨어진 곳은 척택 아래로 5촌이 된다. 더욱이 《공혈유취(孔穴類聚)》에서 '수태음의 극(郄)'이라고 하면서 '극은 기혈이 모이는 곳을 말함.'이라고 주가 붙어 있다.

【적취(癪聚)】

뱃속에 단단한 덩어리가 있으며, 심하(心下)가 솟아오르는 증상의 환자였다. 선생이 눕히고 복진한 다음 중완과 양지에 뜸을 뜨고 물었다.

"많이 내려갔지요?"

"예."

환자는 직접 배를 눌러보고서 자못 이상하다는 기색이었다.

"산적의 일종으로 적취(癪聚)라고 하는 병증인데, 위경련 뒤에 자주 일어납니다. 가스의 덩어리입니다."

【자궁근종 1】

여성 환자였는데, 선생에게서 뜸을 뜬 뒤로 하혈이 심했다. 불안하여 다른 의사에게 진찰을 받았더니 절개수술을 하지 않으면 안 된다는 말을 듣고 다시 상담하러 왔다.

"피가 나온다고 놀랄 것은 없습니다. 오히려 나오는 편이 좋습니다. 쓸데없는 것이 있으니 근종 같은 게 생기는 겁니다. 나오고 그치면 낫습니다. 수술할 필요 없습니다."

거기서 환자는 구혈을 점검받았다. 구혈은 다음과 같다.

신주(身柱), 비수(脾兪), 신수(腎兪), 차료(次髎), 중완(中脘), 좌양지(左陽池), 곡지(曲池), 족삼리(足三里), 태계(太谿)

이렇게 원칙적인 혈에 다음의 혈을 더했다.

중극(中極), 곡골(曲骨), 관원(關元), 귀래(歸來, 중극의 양 옆 동신촌으로 약 1촌 5분), 삼음교(三陰交).

그 당시 자궁근종 환자가 매우 많이 와있었다. 그 중에는 뢴트겐선에 탄 탓에 아랫배의 피부가 짓물러 진홍색으로 변하거나, 화상을 입은 것처럼 피부가 오그라든 이도 있었다. 선생은 뢴트겐선으로 태우는 요법을 극히 싫어해서 서슴없이 욕을 했다. 어혈이나 징괴(癥塊)는 필요 없는 물질이 정체된 것이기 때문에 내보내서 없앨 것이지, 태우는 짓 따위는 할 게 아니라는 것이 선생의 주장이었다.

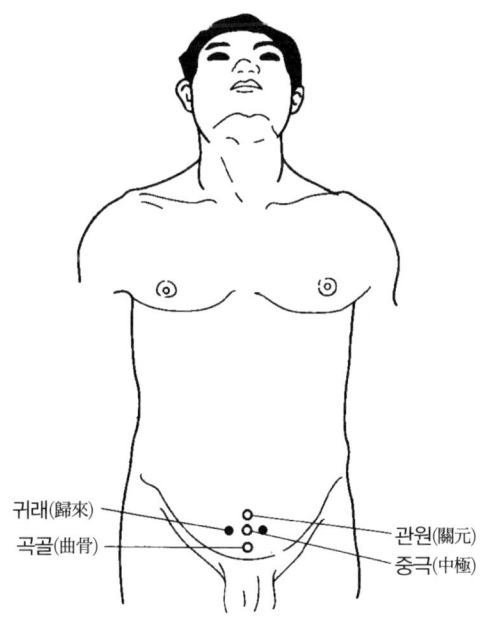

귀래(歸來)
곡골(曲骨)
관원(關元)
중극(中極)

【상료(上髎)의 뜸】

상료(上髎)가 소장수와 함께 류머티즘, 신경통, 관절염 등의 명혈이라는 것은 앞에서도 이야기했으나, 이 혈은 응용 범위가 매우 넓으며 절대 빠뜨려서는 안 될 중요한 혈이란 사실을 점차 알게 되었다. 아랫배의 병은 모두 여기에 나타난다고 해도 과언이 아니다. 선생의 말을 그대로 옮겨본다.

"상료가 부풀어있으면 수족이 냉해져서 안 된다. 여기에 뜸을 뜨면 수족이 따뜻해진다. 소변도 잘 나오게 된다. 또 오줌싸개 아이는 오줌을 싸지 않게 된다. 전립선염 등은 상료에 뜸을 뜨면 쉽게 낫는다. 요전에 왔던 환자는 병원에서 수술을 받았는데, 엄청난 돈을 지불했지만 낫지 않았다. 정말 어리석은 짓이었다. 그리고 임신부인 경우에 상료와 신수에 같이 뜸을 뜨면 출산이 쉽다."

오노데라 나오스케(小野寺直助) 박사의 압진법에 따르면, 상료와 소장수는 여자에게는 임신월경점에 해당하고, 남자에게는 전립선점에 해당한다. 선생은 오노데라 박사의 연구를 읽지는 않았으나 실제로 병을 치료하는 사이에 자연히 터득했다.

오노데라 박사의 설에 따르면, 이러한 점(전립선점, 임신월경점)에 압통이 있는 것은 여자의 경우 자궁경부질환(자궁구미란, 자궁경부암), 부속기질환(난소 및 나팔관염증, 농종 등), 월경 및 임신이고, 남자의 경우 전립선질환이라는 증거다. 질환이 생긴 쪽에 압통이 있다고 한다. 오노데라 박사의 경험으로는 자궁체 질환, 예를 들어 자궁내막염이나 자궁근종에서는 압통이 음성이라고 한다. 또 부인병이 없는 젊은 여성이 여기에 압통이 있을 때는 월경을 할 때인데, 월경 2~3일 전부터 약한 압통이 있다가, 월경 시작과 동시에 뚜렷한 압통이 있고, 월경이 끝나고 2~3일은 다시 약한 압통이 있다고 한다. 더욱이 임신 초기(1~2개월째)에 압통이 생기는 일이 많으며, 시일이 경과할수록 강한 압통을 느낀다고 한다. 상기 오노데라 박사의 설은 사와다 선생의 설과 거의 일치하기 때문에 대강의 요점을 적어보았다.

【명문(命門)의 뜸】

사와다 선생이 취하는 명문(命門)은 일반적인 명문과 다르다. 일반적인 명문은 독맥(督脈)에 속하고 제14추 아래다. 그렇지만 선생은 제14추의 극상돌기 양쪽으로 5분쯤인 자리에 혈을 잡아 이것을 명문으로 정했다. 신수(腎兪) 제1행의 혈이다. 이 명문에 관하여 선생은 이렇게 말했다.

"명문은 '생명의 문'이라고 하여 중요한 곳이지만, 이것은 부신(副腎)을 말하는 것이다. 옛날에는 부신을 소신(小腎)이라고도 했으며, 정(精)을 주관하는 곳으로 이게 나빠지면 난소낭종이나 자궁근종이 생길 우려가 있다. 그래서 나쁠 때에는 틀림없이 명문에 이상이 나타나고, 거기에 뜸을 뜨면 좋다. 음(陰)에 있는 것은 모두 양(陽)에 나타난다. 만약 부어있지 않으면 뜸을 떠도 전혀 듣지 않는다. 옛날부터 이 혈은 젊은 여자에게는 금구혈이었는데, 그 밖의 사람에게는 지장이 없다. 어린아이가 푸른똥을 싸는 데는 정말로 명혈이다. 그것 역시 나타나지 않았을 때는 뜸을 떠도 효과가 없다."

이 무렵 선생의 진료소에는 어린이 환자가 많이 왔다. 어린이들에게는 흔히 신주(身柱) 1혈에 뜨는 경우가 많았는데, 명문에 같이 뜨는 일도 많았다. 하지만 그 대부분은 왼쪽 또는 오른쪽 1혈만 사용하고 양쪽을 다 쓰는 일은 거의 없었다.

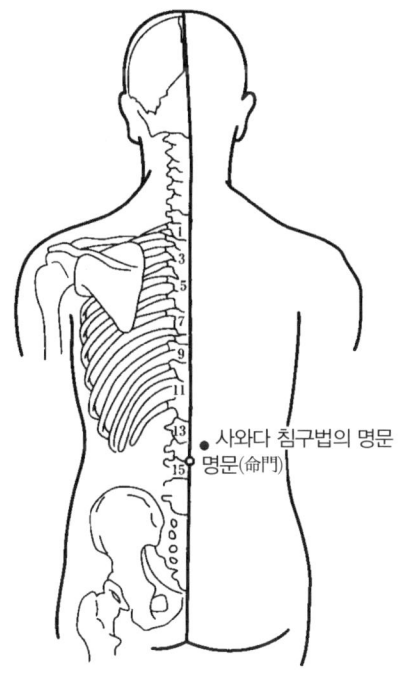
사와다 침구법의 명문
명문(命門)

【각기(脚氣)】

각기 환자도 상당히 많이 왔다. 선생은 대부분의 환자에게 일반적인 태극치료를 할 뿐 국부적인 뜸은 그다지 많이 쓰지 않았다. 때로는 음릉천(陰陵泉)이나 삼음교(三陰交)나 절골(絶骨)을 썼지만 그런 경우도 드물었다. 선생은 치료를 하며 이렇게 말했다.

"각기 같은 병은 없다. 신장이 나쁜 것이다. 신장을 치료하면 각기 따위는 나으니까 문제없다. 단지 삼리와 태계를 뜨기만 해도 낫는다. 그렇다고 해서 국소적 치료를 하는 소국치료와는 뜻이 다르다. 태계는 신장의 원혈이고, 삼리는 위경의 합혈이기 때문에 낫는 것이다. 신장과 비장이 낫기 때문에 각기도 낫는 것이다."

【근시와 난시】

근시나 난시 환자도 상당히 많이 왔다. 눈병에는 간수(肝兪)를 쓰는 것이 원칙이지만, 근시에는 시력감퇴, 즉 약시도 있다. 이것은 신장의 고장에서 오는 것이라고 했다. 따라서 신수(腎兪)도 불가결의 혈로 써왔다. 근시의 특수혈은 상박의 뒤 바깥쪽의 소락(消濼)으로, 응결을 보고 여기에 뜸을 뜬다. 난시에는 독맥의 풍부(風府) 양 옆으로 1촌쯤에 혈을 잡았는데, 이것을 풍지(風池)라 했다.

선생이 잡은 풍지혈은 경혈학에서 말하는 곳과는 크게 차이가 있어, 앞서 적었듯이 풍부의 양 옆이다[11]. 선생은 십사경락을 자세히 공부했는데, 《내경》의 설에 의하면 눈은 간에 속한다. 그래서 눈에 병이 생기면 일체의 간경이나 간의 소속인 담경으로 다잡지 않으면 안 된다. 그런데 난시 환자를 보면 그 점이 부어있고, 거기에 뜸을 뜨면 난시가 나으므로, 선생은 그 점은 틀림없이 담경에 속한다고 단정하여 풍지로 정했을 것이다. 또 하나의 이유는, 풍지는 풍기(風氣)가 모이는 곳이다. 그런데 감기(풍사)에 걸리면 그 반응이 상기의 점에 제일 강하게 나타나므로 풍지라고 한 것이다. 이름은 별개 문제로 하고 풍지는 난시를 치료하는 데 중

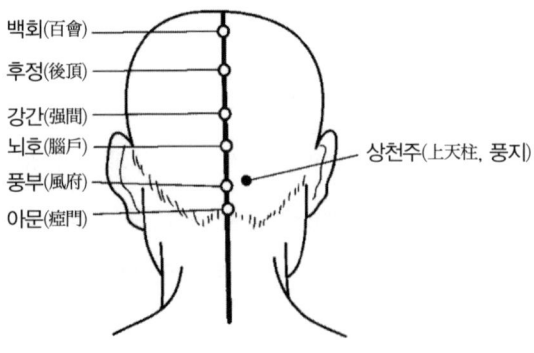

---

11) 선생은 나중에 이것을 중접(中接)의 뜸이라 했다. 《침구치료기초학》에 기재되어 있는 상천주(上天柱)가 그것이다.

요한 혈이다.

더욱이 근시나 난시 치료에는 팔의 곡지와 사와다 침구법의 합곡(양계 약간 아래 오목한 곳, 동맥 위)을 필수적인 혈로 사용했다.

【난시 치료사례】

2~3년 전까지는 돋보기를 쓰고 거의 볼일을 보았으나, 어쩐지 점점 먼 곳이 잘 안 보이는 것 같아 이번에는 근시안경을 써보았으나 역시 잘 안 보였다. 가까운 곳을 볼 때는 안경을 벗어야만 보인다고 했다. 선생이 몸을 촉진하면서 말씀하셨다.

"근시가 아닙니다. 댁의 나이쯤 되면 돋보기를 써도 좋습니다. 아마도 시력감퇴일 겁니다."

후두부의 풍지(사와다)를 누르고 말했다.

"댁은 왼쪽에 난시가 있습니다."

"그렇습니다. 왼쪽이 늘 좋지 않습니다."

구혈은 다음과 같다.

신주(身柱), **풍지**(風池, 곧 상천주), **천료**(天髎), **간수**(肝兪), **근축**(筋縮), **비수**(脾兪), **신수**(腎兪), **차료**(次髎), **중완**(中脘), **좌양지**(左陽池), **곡지**(曲池), **합곡**(合谷), **족삼리**(足三里), **태계**(太谿).

합곡을 취하며 "옛날 경락서에는 '합곡의 맥'이라는 게 쓰여 있는데, 그것은 이와 같다."고 하면서 나에게도 눌러보라고 했다.

"백내장이나 녹내장은 이 합곡의 맥이 높다."

선생이 취한 합곡은 앞에 쓴 것 같이 양계 아래 동맥 위에 있다.

【눈과 맥(脈)】

눈병 환자를 보면서 선생이 설명했다.

"눈병은 단순히 눈만 나쁜 것이 아니다. 모든 맥이 눈에 모인다고 씌어 있는데, 사실 그대로다. 눈의 병을 치료하는 데도 전신을 조절할 필요가 있다. 전신을 조절하면 낫지 않을 리가 없다. 상기안(上氣眼) 등은 질변(秩邊)과 삼음교(三陰交) 만으로도 낫는다. 그리고 눈의 충혈을 없애는 데는 곡지(曲池)가 효과가 좋다."

【당뇨병의 뜸】

60대의 영양상태가 좋은 남자 환자였다. 이 환자는 이전에 심한 당뇨병으로 치료를 받았으나 아무리 해도 낫지 않다가 선생의 뜸으로 나았다. 안색도 좋고 광택이 나서 꽤 건강해 보였다. 선생이 진찰하며 말했다.

"당뇨병은 비장과 관계가 있습니다. 비장은 당분을 조절하는 곳으로, 여기에 이상이 생기면 당분이 오줌에 섞여서 나옵니다. 이것은 중완, 양지, 비수, 삼초수에 뜸을 뜨면 낫습니다. 중완에 뜨는 것은 중초를 조절하기 위함입니다. 당뇨는 비장의 병이라고는 하지만 췌장, 삼초와 관계가 있기 때문입니다. 삼초를 좋게 하면 당뇨는 물론 단백뇨도 문제없이 낫습니다."

이 환자에 대한 구혈은 다음과 같다.

신주(身柱), **심수**(心兪), **간수**(肝兪), **근축**(筋縮), **비수**(脾兪), **신수**(腎兪), **차료**(次髎), **중완**(中脘), **좌양지**(左陽池), **곡지**(曲池), **족삼리**(足三里), **삼음교**(三陰交), **태계**(太谿), **풍지**(風池, 곧 상천주 : 난시가 있어 첨가함).

【중풍과 오장】

중풍으로 반신불수인 사람을 치료하며 선생이 설명했다.

"오장육부 모두 중풍의 근원이 되기 때문에 중풍을 치료하려면 오장을 근원으로 하지 않으면 안 된다. 세간에서 말하는 중풍에 뜨는 뜸은 경락에 잘 닿으면 듣지만, 닿지 않으면 조금도 듣지 않는다. 경락에 맞지 않는 뜸은 확실히 효과가 없다.

간중풍(肝中風)에는 화를 내면 안 된다. 이것을 치료하려면 비장과 신장을 고치면 된다. 간은 목(木), 비는 토(土), 신은 수(水)이므로, 목을 기르는 데에는 수와 토를 조절할 필요가 있다. 수와 토를 조절하는 것을 잊고 목만을 기르려 해서는 길러지지 않는다."

중풍이 뇌출혈이라는 것은 현재로서는 명확한 사실이다. 그러나 중풍을 일으키는 원인은 꼭 내장의 부조화에서 알아봐야만 한다. 그리고 중풍의 치료에서도 내장의 부조화를 치료하는 것이 근본치료다. 치료의 원리를 근본에서 구하는 것이 태극요법의 주안점이다. 어려워 보이지만 어렵지 않다.

【비장(脾臟)의 역할】

"인간의 혼백(魂魄)은 간장과 폐장의 정기(精氣)다. 혼은 낮을 주관하는 정기고, 백은 밤을 주관하는 정기다. 그리고 정신(精神)이라는 것은 신장과 심장의 정기다. 그래서 혼백과 정신을 활동시키는 의(意)와 지(智)를 주관하는 것이 비장의 정기다. 비장은 영양소를 운반하고 분배하는 장소로, 몸을 기르는 중추다. 그래서 비장이 나쁘면 의와 지가 작용하지 못한다. 의와 지가 작용하지 못하면 아무리 정기가 있어도 그것이 움직이지 않으므로 지혜가 나오지 않는다. 말하자면 비장은 '지혜의 주머니'다. 그리하여 이 기가 나빠지면 기억력이 나빠져서 문제가 된다. 이같이 중대한 역할을 하는 것인데 현대의학에서는 비장의 작용을 확실히 모르고 있다. 비장은 불필요한 것이라고 하며 이러쿵저러쿵한다. 현대의학은 실로 무능하다."

우리들은 현대의학을 공부하고 있다. 그리고 현대의학에서 설명하는 내장의 생리도 잘 알고 있다. 그렇지만 선생의 설명과 같은 순수 한의학적인 생리도 결코 허망한 것이라고는 생각하지 않는다. 극히 유치하게 보이는 설명 가운데에 깊은 진리가 담겨있다. 이러한 한의학적 생리는 치료를 할 때 여실히 진실로 다가온다.

【동양의학과 서양의학】

"서양에서 신장의 병을 발견하고 겨우 100년쯤 지났다. 동양에서는 이미 옛날에 해결했다. 현대의학의 진보라는 것이 무엇이란 말인가? 서양의학은 기초의학이 튼튼하고, 임상은 동양의학이 앞서있다는 말들을 하지만 그럴 리가 있겠는가? 동양의학은 기초가 확고하기 때문에 병을 고치고, 서양의학은 기초가 확고하지 못하기 때문에 병을 고치지 못하는 것이다.

동양의학은 실제의 경험에서 출발한 것이기 때문에 기초가 불확실하다는 식으로 말하지만, 서양의학도 개개인의 경험을 주워 모은 것 아닌가? 주워 모은 것이라서 조금도 계통이 서지 않았으며, 기초가 불확실하다. 한두 번 실험해보고 그것으로 확실하다고 생각하는 것은 틀린 것이다. 그런 식으로 보자면 동양의학은 기초가 확실하다. 동양에서는 의학을 성인의 길로 생각했다. 동양의학은 인간의 몸에 관하여 잘 아는 성인이 만든 경(經)이 기초가 되어 이루어진 것이다. 경은 과거, 현재, 미래에 걸쳐서 불변의 진리며, 영원히 변하지 않는 진리다. 옛 성인이 중생을 가엾게 여기는 마음에서 천체를 보고, 그 음양에서 십사경을 쪼개내어 인간의 몸을 고치는 길을 발견했다. 그러므로 십사경은 대우주와 소우주의 문제다. 그렇기에 어려워서 아무나 쉽게 손을 대지 못했다. 나도 그것을 알아보려고 시작했지만, 어렵고 어려워서 몇 번이고 그만두려고 했다. 하지만 사람의 병을 치료해야 할 필요가 있어 할 수 없이 한 것이다.

처음 《십사경발휘(十四經發揮)》를 사서 읽기 시작했을 때 서문에서 이런 구절을 보았다.

'후세의 의도는 옛 성왕(聖王)의 구세(救世)하는 기술을 밝히지 않고, 흔히는 없애고 침구탕액(鍼灸湯液)의 법을 연구하지 않는다. 의사는 이것을 분명히 하여 침을 놓고 뜸을 뜰 수 있도록 하고, 탕액은 이에 맞게 할 것이며, 닥치는 경험을 모두 취해야 한다.'

이 《십사경발휘》 한 권을 이해하면 어떠한 병도 고칠 수 있다고 되어있는 것을 보고, 어떻게든 이것을 독해해서 지쳐있는 의도를 부흥하고 만민을 구하리라 생각했다. 자나 깨나 이 책을 조사했다. 다행히 머리가 아픈 일은 없어서 일주일간 자지 않고 생각한 적도 있었다. 좀처럼 쉽지 않았다. 모르는 것이 있으면 다시 나의 연구가 부족한 탓이라 생각하여 열심히 연구하여 알게 되었다. 조금 연구해본다는 식의 태도로 한다면 알 수 없다. 지금 사람들은 인간의 자그마한 머리로 선철의 가르침을 연구한다고 하지만, 그렇게 해서는 진리를 알 수 없다. 이미 완성

된 선철의 가르침이 있으니 그저 믿고 받아들이면 된다.

《법화경》에도 '유화질직(柔和質直)한 자는 모두 여기서 설법하는 것을 보게 된다.'고 씌어있으나 '일심으로 부처를 받들어야 하며 반드시 신명을 아끼지 않는' 태도로 하지 않으면 본래의 뜻을 알 수 없다. 연구나 해보자는 식으로 마음이 순진하지 않은 사람은 본질을 알 수 없다. '부처를 게을리 섬기는 사람에게는 부처의 은혜가 내리지 않을 것이다.'라는 말과 마찬가지다. 《십사경발휘》는 이미 완성된 성인의 경전이므로 그저 믿고 활용하면 된다. 연구니 뭐니 하는 것은 불필요하다. 인간의 자그마한 머리로 연구 따위를 해봤자 얼마나 알게 되겠는가? 인간 가운데 해석할 수 있는 것은 단지 성인뿐이다. 우리들도 연구한다고는 하지만 십사경의 진정한 사용법을 알 수 있는 것은 아니다. 인간의 작은 지혜를 버리고 선철 앞으로 나아가면 틀림없이 편하다.

실로 《십사경발휘》는 태극치료를 설명한 훌륭한 경전으로, 제일의 의학을 제시하고 있다. 아마도 이집트 태고 문명의 유물이 인도를 거쳐 중국에 전해진 것으로 생각한다. 중국에서는 신농과 황제 시대에 기백으로 하여금 다시 이것을 명확하게 한 것이라고 되어있는데, 틀림없이 그 이전부터 있었을 것이다. 그렇지만 그 후에 이 십사경을 활용하는 자는 하나도 없었으므로 점점 흩어져버린 것이다. 어떻게 되어 모르게 되었는지 우스울 지경이다.

그러나 태극치료라는 것을 생각해낸 것은 나다. 나 이전에도 시도한 사람이 있을지는 모르겠지만, 책에서도 보지 못하였고 들은 적도 없다. 이 태극의 관점에서 말하자면 어떠한 병도 모두 오장육부에 수습되기 때문에 편하다. 오장육부의 태극을 치료하면 나머지 잡병 따위는 치료하지 않아도 모두 낫는다.

《십사경발휘》의 진단법은 실로 불가사의하다. 이것이 풀리면 청진기나 타진 같은 것은 쓸모없게 된다. 양의가 한 달 걸려도 확실히 진단할 수 없는 병을 십사경으로 진단하면 1~2분 사이에 완전히, 틀림없이 진단할 수 있다. 그리고 병의 근본을 알게 되니 치료도 완전하다. 다른 곳에 가면 맥증(脈證)이니 복증(腹證)이니

하면서 병의 증상에 따라 약을 주는, 장중경의 의법도 삼류를 면치 못한다. 물론 서양의학과 비교하면 천지차로 우수하지만, 아직도 불완전하고《십사경발휘》의 진단에는 도저히 못 미친다.《십사경발휘》의 진단법을 쓰면 근본을 알게 되니, 그 근본을 치료하면 지엽의 잡병은 문제없이 낫는다."

선생이 조금 지나치게 기염을 토한다고 생각했으나 그대로 적었다. 장중경을 삼류 의사라 하고 맥증이나 복증을 쓸데없는 것 같이 말했으나, 실은《십사경발휘》의 진단법에 대한 믿음이 강했던 탓이다. 선생도 맥증이나 복증을 치료에 응용했다. 하지만 진정한 의미의 약물치료는 거의 안중에 두지 않았다. 따라서《상한론》에 대해서도 그다지 깊은 이해는 없었다. 그러므로 장중경에 대한 선생의 말은 정확하다고 할 수 없다. 선생은《십사경발휘》와《화한삼재도회》를 깊이 믿었기 때문에 약도《십사경발휘》에 맞추어 조제하려고 생각했다.

"약으로 치료하는 사람이라도 제일의 의학을 구성하는 데는《십사경발휘》의 진단법에 따라서 약의 배제(配劑)를 정하지 않으면 안 된다. 나는 오곡으로 병을 치료하는 법을 발견하려고 하는데, 오곡은 모두 약이 된다. 콩 가운데서도 비상한 약이 있으므로, 일원의 태극을 알면 오곡으로 병을 고치는 일도 따라서 알 것이다."

《내경》에 의하면 보리는 간, 기장은 심, 조는 비, 벼는 폐, 콩은 신 같이 오곡이 오장에 배속되어 있다. 다시 말해 쌀 한 가지만 먹는다면 오장의 영양이 충분하지 못하게 된다. 식물은 인간의 건강 유지에 중요한 것이다. 식물의 배속을 잘 생각해 그 좋은 바를 깨달아 여러 사람의 건강을 증진하는 일은 질병을 치료하는 것과 같거나, 그 이상으로 중요한 것이다. 사와다 선생은 단지《십사경발휘》를 침구치료에 응용하는 데 그치지 않고, 이로써 모든 사람들의 건강문제를 해결코자 했다.

"태극에서 본 병의 본질은 조금도 변하지 않는다. 단지 나타나는 때에 따라서 다르다. 예를 들어 신장이 약한 사람은 귀나 목, 뼈에 이상이 생기거나 정신쇠약에 걸리는 등 신장과 관련된 곳에 병이 나타나게 된다. 다른 것도 마찬가지로 병의 본질은 변하지 않는다. 이렇게 착실한 기초에 서있는 태극을 모르기 때문에 현대의학으로는 병이 낫지 않는다. 현대의학으로 잡병을 고칠 수 있을지는 모르지만, 근본은 낫지 않는다. 태극치료를 사용하면 근본이 나을 뿐만 아니라 체질을 개선하는 일도 가능하다."

 선생은 종종 이와 같이 현대의학의 폐해와 미숙함을 설명했다. 선생의 투철한 진단법에 따르면 현대의학은 겉보기에는 화려하고 인심을 끌어당기면서도, 그 내용이 충실치 못하고 지엽의 문제만 다루기 때문에 병을 잘 치유하지 못한다. 가련하기 그지없는 노릇이다. 선생은 늘 의도(醫道)가 흐트러지면 나라가 흐트러진다고 했다. 어떻게든 진정한 의도를 부흥시켜 세상의 어지러움을 구하고 싶다고 염원했고, 그 불만이 쌓여서 이런 말을 하게 된 것이다.

 또한 선생은 '대승의 의법과 소승의 의법'을 설명했다. 대승은 근본 중심의 문제요, 소승은 지엽말단의 문제다. 선생이 행한 태극치료가 대승의 의법임은 말할 나위가 없다. 더욱이 선생의 치료정신의 중추는 신앙에서 출발하여 대오로 이루어진 것이라 더욱 귀하다. 그저 단순한 치료행위에 그치지 않고, 몸을 고쳐 마음도 고치고자 했다. '一念三千, 十二因緣'의 법에 의하여 정신은 육체와 나누어 생각할 수 없다. 때문에 몸을 치료하는 동시에 마음을 치료하는 것이기도 하다. 또 선생의 인격은 신앙에 의해서 이루어졌고, 치료도 신앙에 의해서 깨달았다. 때문에 선생의 치료는 어디까지나 정신적인 치료였다. 환자의 몸에서 병을 없애는 동시에 마음의 병 또한 없애 번민을 없애고 광명을 주었다. 정말로 선생과 같아야 '인생을 고치는 의사'라 할 수 있다. 모든 의도는 모름지기 사람들을 치료할 수 있는 데까지 계속하지 않으면 안 된다. 나는 매일 아침 9시부터 저녁 8시까지도 쉴 새 없이 치료하여 무척 피로했을 텐데도, 환자를 다룰 때 조금도 권태로운 기색 없이 언제나 지성을 다하는 모습을 보고 감탄했다.

【폐병 치료】

20대 중반의 남자 환자로, 피부가 누렇고 거무튀튀했다.

"오른쪽 심장 부위가 부어있다."

심수를 누르니까 통증이 온 것이다. 뜸을 뜨면서 설명했다.

"폐가 나쁘니까 폐를 고치려고 하는 것은 소극적인 치료다. 이 사람은 심장과 신장, 비장이 나쁘다."

환자를 엎드리게 하고는 구혈의 변동을 알려주었다.

"몸이 굽어있으므로 뜸자리가 변했다."

그리고는 똑바로 눕혀서 아랫배를 누르며 중극을 보(補)하면서 물었다.

"방광에 열이 있고 아침에 소변이 빨갛지요?"

또 태계에 뜸을 뜨며 말했다.

"가슴의 통증은 여기서 없어집니다."

구혈은 다음과 같다.

신주(身柱), 천료(天髎), 심수(心兪), 비수(脾兪), 신수(腎兪), 차료(次髎), 중완(中脘), 중극(中極), 좌양지(左陽池), 곡지(曲池), 족삼리(足三里), 태계(太谿).

【이명(耳鳴)】

50대 중반의 이명 환자였다. 선생은 오장배속표를 가리키며 말했다.

"신장이 나쁩니다. 귀는 신(腎)에 속한다고《내경》에서도 말했습니다. 저 표를 보십시오. 신을 따라가면 귀가 나오지요."

구혈은 다음과 같다.

신주(身柱), 천료(天髎), 심수(心兪), 비수(脾兪), 신수(腎兪), 차료(次髎), 중완(中脘), 좌양지(左陽池), 곡지(曲池), 족삼리(足三里), 태계(太谿).

【고환염】

고환염 환자의 구혈은 다음과 같다.

신주(身柱), 격수(膈兪), 간수(肝兪), 근축(筋縮), 비수(脾兪), 신수(腎兪), 소장수(小腸兪), 차료(次髎), 중완(中脘), 중극(中極), 좌양지(左陽池), 곡지(曲池), 족삼리(足三里), 곡천(曲泉), 태계(太谿).

중극은 '방광의 모혈(募穴)'이라, 비뇨생식기병에 효과가 있는 곳이다. 따라서 고환염뿐 아니라 임질에도 효과가 있다. 곡천은 간경에 속하는 혈로, 간경은 생식기와 관련이 있다. 특히 이 혈은 요도카타르에 효과가 있다. 신수, 소장수, 차료, 태계는 방광경과 신경의 요혈로, 소변을 잘 나오게 한다.

【좌반신불수】

좌반신을 제대로 쓰지 못하는 66세 노인 환자로, 치료혈은 다음과 같다.

신주(身柱), **심수**(心兪), **비수**(脾兪), **신수**(腎兪), **차료**(次髎), **좌환도**(左環跳), **거궐**(巨闕), **중완**(中脘), **좌양지**(左陽池), **곡지**(曲池), **족삼리**(足三里), **좌양릉천**(左陽陵泉), **좌양교**(左陽交), **태계**(太谿).

이 환자를 다루는 순서는 배부, 복부, 허리, 수족이었다. 거궐은 '심의 모혈'이다. 거궐과 중완에 뜸을 뜨면 상지가 땅기는 것이 풀어진다. 《화한삼재도회》에는 "상지를 들 수 없는 것을 치료한다."고 되어 있으나, 몸이 굽은 것을 펴는 데에도 든다. 환자가 엎드린 상태에서 요천부(腰薦部)의 뜸이 끝날 무렵 선생이 물었다.

"왼발이 편해지셨지요?"

들어보게 했더니 엎드린 자세에서 꽤 올라가게 되었다. 팔의 곡지를 거의 다 떴을 무렵에 왼손가락이 펴지지 않던 것을 잡아당겨 교정하자 움직이지 않던 팔꿈치가 움직이게 되었다. 그 기술은 실로 놀라웠다. 선생은 원래 접골(接骨)의 명의로, 조선에서는 접골로 생계를 유지하면서 십사경을 공부했다. 선생의 교정술은 실로 놀라웠다. 특히 척주가 굽은 것을 교정하는 기술이 훌륭했다. 아무리 골격 교정의 명인이라도 근육이 누그러지지 않는 것을 교정할 수는 없다. 그렇지만 계속 뜸을 뜨다 보면 근육이 누그러져서 수월하게 교정되었다. 뜸에는 오그라든 근육이나 인대를 곧잘 유연케 하는 효능이 있다는 것을 치료를 견학하면서 알게 되었다. 선생은 근육을 유연하게 하지 않고 척추를 교정하면 내장에 무리가 와서 오히려 몸이 나빠진다고 했다.

뜸을 뜰 때 뜸자리가 변하는데, 그것은 오그라들었던 근육과 인대, 혈관, 신경

등이 뜸에 의해 늘어져서 몸의 자세가 바뀌고, 피부도 이를 따라 이동하기 때문이라고 한다. 구혈이 변하는 것에 대해서 선생이 설명했다.

"원래의 구혈을 모르면 변하는 것을 모른다. 구혈이 변하는 것은 옛 책에도 씌어 있지 않고, 나 혼자 하기 시작했다. 나는 환자의 몸을 시종일관 보고 있으므로 그 같은 것을 알게 되었다. 돈벌이하려는 생각으로 이리저리 뛰어봐야 알 수 없다."

구혈이 이동한다는 이론을 꺼낸 것은 실로 선생이 효시였다. 고문헌에도 그런 말은 없다. 나는 선생을 사사하여 이것을 배움으로써 제대로 치료할 수 있게 되었다.

【위암 치료】

(사례 1) 50대 환자로 후두부에 돌출물이 있었다.

"독이 있어서 나온 것입니다. 뽑아내는 것이 좋습니다. 뜸을 뜨면 나올 수 있는 것이 다 나오고 낫습니다."

환자가 말했다.

"혀가 나쁩니다."

"혀는 심장과 통합니다. 혀를 치료하자면 심장을 치료하면 되지요."

또한 선생은 환자의 피부색과 살갗을 보고 암이 있다는 것을 알아차린 모양이었다. 똑바로 눕혔을 때 배를 만져보고 암이 있는 것을 발견하여 거기에 침을 놓아보고 말했다.

"확실하군요. 음에 있는 것은 꼭 양에 나타나거든요. 당신은 암이 있습니다. 암이 있어도 놀랄 것은 없어요. 뜸으로 낫습니다."

중완의 왼쪽 1촌 5분인 곳을 만지며 양문에 뜸을 떴다. 양문은 암에 효과가 있다. 구혈은 모두 다음과 같다.

신주(身柱), **노수**(臑兪), **심수**(心兪), **비수**(脾兪), **신수**(腎兪), **차료**(次髎), **중완**(中脘), **거궐**(巨闕), **좌양문**(左梁門), **좌양지**(左陽池), **곡지**(曲池), **족삼리**(足三里), **태계**(太谿).

"노수는 소장경에 속하며 심경과 표리의 관계다. 그리고 노수와 심수는 대개 같은 높이의 수평선상에 있다."

사례 2 다음과 같이 취혈했다.

신주(身柱), **노수**(臑兪), **심수**(心兪), **간수**(肝兪), **근축**(筋縮), **비수**(脾兪), **신수**(腎兪), **차료**(次髎), **중완**(中脘), **우양문**(右梁門), **곡지**(曲池), **족삼리**(足三里), **태계**(太谿).

이 환자는 암이 오른쪽에 있었다. 선생은 암이 있는 기색을 알아채고 그곳에 침을 놓아보았다. 침이 어느 정도 들어가고는 단단한 것에 닿아 더 들어가지 않는 것을 보고 암이라고 진단했다. 그때 침병을 손끝으로 두드려 보이며 설명했다.

"이 정도 깊이에서는 보통 힘을 들이지 않아도 더 들어가는데, 이렇게 두드려도 들어가지 않는 것은 암이 있다는 표시다."

다음과 같은 이야기도 덧붙였다.

"어떤 사람을 화장했을 때 아무리 해도 타지 않는 돌 같은 덩어리가 남았다. 그 위에 뜸을 반복하여 떠보았더니 가운데부터 녹기 시작하여 뜨는 동안에 겉만 남고 끝내 녹아버렸다. 쑥이라는 것은 실로 불가사의한 것으로, 덩어리를 깨는 힘이 있는 것 같다. 이것을 보면 단단한 암종 덩어리도 뜸의 힘으로 부서지고 녹아버리는 것 같다."

【난소낭종】

체격이 비대하고 영양 상태가 좋은 40대 중반의 부인으로, 난소낭종이 있었다.

신주(身柱), **비수**(脾兪), **신수**(腎兪), **명문**(命門), **차료**(次髎), **중완**(中脘), **좌양지**(左陽池), **곡지**(曲池), **합곡**(合谷), **족삼리**(足三里), **삼음교**(三陰交), **태계**(太谿).

선생은 합곡과 삼음교는 몸의 잉여물을 사(瀉)하는 명혈이라고 했다. 또 명문은 난소낭종 등 생식기 계통의 질병을 치료하는 명혈이라고도 했다. 이 명문은 제14추 아래의 혈이다.

【자궁근종 2】

40대의 부인 환자였다.

신주(身柱), 천료(天髎), 비수(脾兪), 신수(腎兪), 지실(志室, 사와다), 기해수(氣海兪), 소장수(小腸兪), 상료(上髎), 차료(次髎), 중완(中脘), 중극(中極), 곡골(曲骨), 관원(關元), 귀래(歸來), 좌양지(左陽池), 곡지(曲池), 족삼리(足三里), 삼음교(三陰交), 태계(太谿).

이 환자는 전부터 선생의 치료를 받았는데, 요즘 들어 못 견디게 몸이 가렵다고 했다.

"나쁜 것이 밖으로 나가려고 몸이 가려운 겁니다. 아래로 내려가면 좋으련만 내려가지 않고 몸에서 돌고 있는 경우가 있는데, 그렇게 되면 가려워집니다."

엎드렸을 때 허리를 보니 완전히 먹같이 검은 색이었다. 선생은 이것을 보고 색이 먹처럼 검어도 광택이 있는 것은 치료가 된다고 하며 뜸을 떴다.

어디가 나쁘냐고 물으니 색을 보면 안다고 했다. 흑은 신이므로 신이 나쁘다는 것을 알 수 있었다.

"이것은 자궁근종이다. 근원을 치료하는 게 근본이지만, 완전히 고치려면 보(補)하지 않으면 안 된다. 이 사람의 신수와 상료는 근본이라 해도, 지실과 소장수, 차료는 보하고, 하복의 관원, 중극, 곡골, 귀래 등도 신을 보한다. 삼음교는 찌꺼기를 내려 보내는 혈이다."

그리고 경혈 이외의 기혈(奇穴)이 필요하냐고 물으니 이렇게 답했다.

"경외기혈(經外奇穴)을 쓸 필요는 없다. 혈은 넘칠 정도로 많다. 오히려 수를 줄이고 싶을 정도다. 나는 너무 많이 쓸 필요가 없다고 생각한다. 그런데도 보통 경외기혈을 쓰고, 간신 등 오장육부의 수혈(兪穴)은 쓰지 않으니 기가 막힌다."

● **신수(腎兪), 지실(志室), 팔료(八髎) 취혈법**

사와다 침구법에서 말하는 지실은 일반적인 지실(신수 바깥)에서 약 1촌 아래다. 팔료는 천골공의 모양을 따라, 하부는 좁고 상부는 벌어져 있다. 차료는 장골

(腸骨)의 후상극(後上棘) 안쪽에서 3분쯤 아래로, 압박하면 하지 뒤쪽에서 반응이 느껴진다. 차료가 정해지면 상·중·하료가 잡힌다.

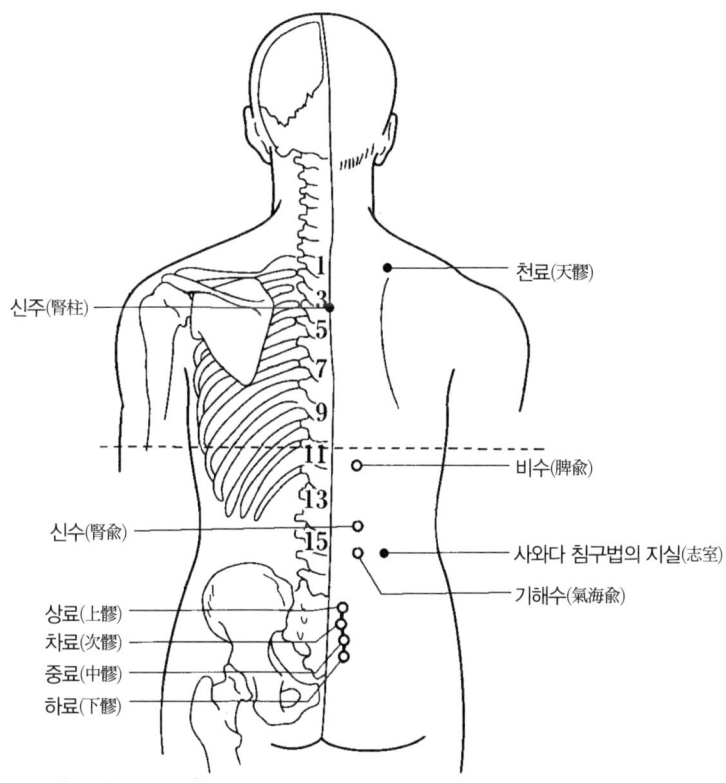

● 자궁근종 특수혈

자궁근종 환자에게는 대개 중완(中脘), 관원(關元), 중극(中極), 귀래(歸來), 곡골(曲骨)에 뜸을 뜬다. 중극과 관원, 곡골 등은 간경이 연결되는 곳이다. 뜸을 뜨면서 선생이 말했다.

"삼초가 좋지 않기 때문에 피부의 광택이 나쁘다."

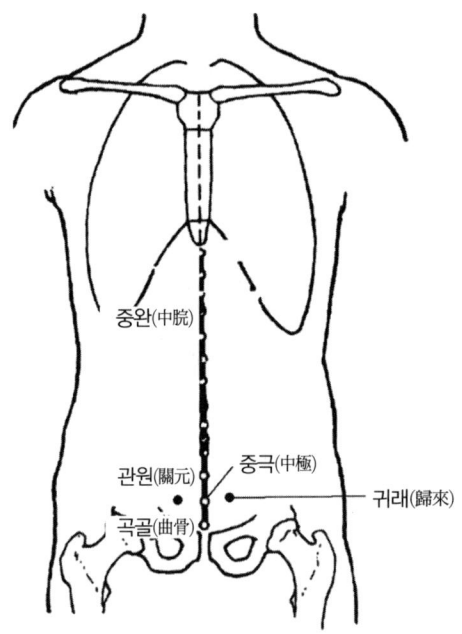

【신장병】

체격이 건장하고 영양상태가 양호한 남자 환자였는데, 선생이 노수(臑兪)를 보고 말했다.

"혈압이 높습니다. 심장도 약하고."

눕혀서 수분(水分)을 취할 때 촉진하면서 이르기를,

"수분이 이렇게 차있다."

다음과 같이 취혈했다.

신주(身柱), 노수(臑兪), 심수(心兪), 비수(脾兪), 신수(腎兪), 소장수(小腸兪), 차료(次髎), 중완(中脘), 수분(水分), 좌양지(左陽池), 대릉(大陵), 곡지(曲池), 족삼리(足三里), 곡천(曲泉), 태계(太谿).

대릉을 취한 것은 심장판막이 나쁘기 때문이고, 수분을 취한 것은 신장이 나쁘기 때문이며, 노수는 혈압을 내리기 위한 것이라고 설명했다. 현대의학으로 말하자면 이것은 신장병인데, 실제에 따라서 혈을 취해야 한다고 하며 사와다 특수혈을 만든 이유를 설명했다.

"선인의 설을 깨는 것은 괴로운 일이지만 몸에 맞춰보아 틀렸을 경우에는 깰 수밖에 없다."

【뜸과 술】

어느 환자가 좌골신경통이라고 했다.

"그런 것은 잡병이에요. 지금의 의사는 잡병을 문제 삼아 마구 이름을 붙이려고 합니다. 그러한 것은 신장과 비장에 이상이 있다는 표시입니다. 근본을 치료하면 낫습니다."

환자가 말했다.

"저는 술을 많이 마시는데, 치료를 하는 동안 술을 마셔도 되겠습니까?"

"뜸을 뜨는 동안에는 주량이 줄어듭니다. 조금만 마셔도 취하게 됩니다. 그렇지만 술을 마신 뒤에 뜸을 뜨면 열 때문에 금방 술이 깨니 더 마시게 될 겁니다. 그러니 뜸을 뜨고 나서 마시는 편이 좋겠지요."

구혈은 다음과 같다.

신주(身柱), **심수**(心兪), **비수**(脾兪), **신수**(腎兪), **차료**(次髎), **중완**(中脘), **좌양지**(左陽池), **곡지**(曲池), **족삼리**(足三里), **태계**(太谿).

선생은 술을 마셔도 괜찮으냐는 환자의 물음에 이렇게 답했다.

"옛날부터 술은 백약(百藥)의 으뜸이라고 했습니다. 마셔도 지장이 없습니다. 그렇지만 과음은 하지 않는 것이 좋습니다. 일연성인도 술을 마시되, 약주를 마시라고 했습니다."

어느 환자는 이렇게 투덜거렸다.

"너무하십니다. 얼마든지 마셔도 좋다고 하면서 뜸을 떠서 술을 못 마시지게 해놓으십니다."

선생이 웃으며 말했다.

"경제적이라 좋지 않습니까? 빨리 취하는 것은 몸이 좋아졌다는 표시입니다."

【방광과 요수(腰俞)】

어떤 환자의 구혈이 다음과 같았다.

신주(身柱), 심수(心兪), 비수(脾兪), 차료(次髎), 요수(腰兪), 중완(中脘), 곡지(曲池), 족삼리(足三里), 곡천(曲泉), 태계(太谿).

요수에 뜸을 뜬 까닭을 물으니, 방광에 영향을 주기 위해서라고 했다. 그리 생각하고 혈을 조사한 다음 곡천에 뜸을 떴다. 이 두 곳은 요도염에 효과가 있는 곳이지만 방광에도 효과가 있다.

【피부와 신장(腎臟)】

5~6년간 피부병으로 고생하며 여러 병원에서 치료를 받았지만 고치지 못한 환자였다.

"신장이 나쁩니다. 신장과 피부는 표리의 관계입니다. 신장의 배설작용이 떨어지면 피부로 독소가 뿜어져 나옵니다. 뜸을 뜨는 동안에 독소가 심하게 뿜어져 나올 때도 있을 겁니다."

"괜찮겠습니까?"

"문제없이 낫습니다."

사용한 혈은 극히 당연한 것뿐이었다.

신주(身柱), 심수(心兪), 간수(肝兪), 근축(筋縮), 비수(脾兪), 신수(腎兪), 차료(次髎), 중완(中脘), 좌양지(左陽池), 곡지(曲池), 족삼리(足三里), 태계(太谿).[12]

【한기(寒氣)와 신(腎)】

비대한 신장병 환자가 찾아왔다.

"선생의 지병이 악화될 때가 올 것이라 생각했습니다. 신경(腎經)은 발 안쪽에서 시작되므로 추워지면 발병하기 쉽습니다. 신(腎)은 수(水)에 속하고, 원래 성질이 차기 때문에 차게 되면 좋지 않습니다."

---

12) 그 당시에는 이상의 혈뿐이었으나, 나중에는 피부병에 견우(肩髃)를 쓰는 것이 정석이 되었다.

【척주 교정】

몸이 앞으로 심하게 굽은 부인 환자였다. 구혈은 다음과 같다.

신주(身柱), **천료**(天髎), **심수**(心兪), **격수**(膈兪), **간수**(肝兪), **근축**(筋縮), **비수**(脾兪), **신수**(腎兪), **차료**(次髎), **중완**(中脘), **좌양지**(左陽池), **곡지**(曲池), **족삼리**(足三里), **태계**(太谿).

선생이 천료에 뜸을 뜨면서 설명했다.

"어깨와 소장은 연결되어 있다. 자궁의 위치가 나빠서 소장을 압박하면 여기에 나타나기 때문에, 천료는 자궁과 관계가 깊다."

이 환자는 이전부터 선생에게 치료를 받았는데, 무척 심하게 굽었던 몸이 뜸을 뜨면서 점점 곧아지고 있었다. 오늘도 선생이 정성스레 척주를 교정하자 척골이 놀랄 만큼 곧아졌다. 척골이 곧아지니 심수와 격수도 함께 펴졌다. 이어서 새롭게 심수와 격수 두 혈에도 뜸을 떴다. 간수와 근축은 불필요해졌으므로 뜸뜨기를 중지했다. 이렇게 치료를 마치고 말했다.

"정형외과는 우습다. 굽은 것을 펴주면 그것으로 다 된 것으로 생각한다. 내장 쪽이 나쁜 것은 조금도 생각하지 않는다. 내가 하고 있는 교정법은 뜸을 뜨는 동안에 내장 쪽도 나아서 뼈근함이 누그러지므로 수월하게 교정된다."

이어서 몸이 앞으로 굽은 부인 환자가 한 명 더 왔는데, 이 환자에게 뜸을 뜬 순서는 다음과 같다.

신주(身柱), **천료**(天髎), **심수**(心兪), **비수**(脾兪), **구미**(鳩尾), **중완**(中脘), **좌양지**(左陽池), **신수**(腎兪), **차료**(次髎), **곡지**(曲池), **족삼리**(足三里), **태계**(太谿).

구미와 거궐도 마찬가지로 앞으로 굽은 것을 펴주는 혈이다. 때로는 구미, 거궐, 상완에 뜰 때도 있다.

【노수(臑兪)와 소장수(小腸兪)】

어느 환자가 아랫배가 땅긴다고 했다.

"소장과 관계가 있습니다."

노수에 뜸을 뜨고 또 소장수에도 뜸을 떴다. 이어 아랫배가 땅기게 된 이유를 설명했다.

"몸이 늘어났으니 부족한 근이 생겨서 아랫배가 옥조이게 된 것이다."

이 환자의 구혈은 다음과 같다.

신주(身柱), **노수**(臑兪), **심수**(心兪), **간수**(肝兪), **근축**(筋縮), **비수**(脾兪), **신수**(腎兪), **경문**(京門), **소장수**(小腸兪), **차료**(次髎), **중완**(中脘), **기해**(氣海), **곡골**(曲骨), **좌양지**(左陽池), **곡지**(曲池), **수삼리**(手三里), **곡천**(曲泉), **족삼리**(足三里), **태계**(太谿).

이 환자는 종기가 있어서 수삼리를 떴다. 종기 중에서도 악성일 때에는 수삼리와 양로에 뜸을 뜨면 좋다.

"양로를 뜨면 피가 위로 빠져나간다."

【뢴트겐선 실패 사례】

피부에 누렇게 색 침착이 심하고, 뒤룩뒤룩 살이 쪘으며, 기력이 없는 50대 부인 환자였다.

"비장이 나쁩니다. 부인은 기가 막혀서 좋지 않습니다. 비장을 고치면 기색(氣塞)을 피할 수 있습니다. 비장이 나쁜 경우에는 대엽자(大葉子)를 달여 마시면 좋습니다. 비장에는 그것만큼 효과가 있는 약도 드물지요."

이같이 말하며 등 쪽에 뜸을 뜨고 나서 환자를 바로 눕히고는 배를 진찰했다. 그런데 놀랍게도 이 부인의 배꼽 부위가 눈 뜨고 볼 수 없을 정도로 벌겋게 벗겨져 있었다. 이것을 본 선생은 뢴트겐선을 잘못 조사(照射)했기 때문에 이 모양으로 짓물렀다고 분개했다.

"뢴트겐선 따위로 병이 어떻게 낫겠습니까? 너무 터무니없는 짓을 해서 조직을 망가뜨렸습니다. 무슨 목적으로 뢴트겐선을 조사했는지 알 수가 없군요. 이것 저것 모두 뢴트겐만 쪼이면 좋은 줄 아는 모양인데, 정말 어처구니가 없습니다. 여기서는 뢴트겐선 조사 같은 국소적인 치료는 하지 않습니다. 나쁜 곳은 모두 근본부터 치료하지 않으면 안 됩니다."

우리도 이 환자의 복부를 보고 현대의학의 무분별함을 한탄하지 않을 수 없었다. 뢴트겐선이 전부 나쁘다는 것은 아니고 매우 필요한 경우도 있지만, 아무 병에나 뢴트겐선을 쓰는 것은 아무리 생각해도 잘못됐다. 어혈이 있는 것은 어혈을 없애서 고치는 것이 진실한 요법이다. 이 환자의 구혈은 다음과 같다.

신주(身柱), **천료**(天髎), **비수**(脾俞), **신수**(腎俞), **경문**(京門), **소장수**(小腸俞), **차료**(次髎), **중완**(中脘), **좌양지**(左陽池), **곡지**(曲池), **족삼리**(足三里), **태계**(太谿).

【자궁근종 3】

부인 환자로, 왼쪽 아랫배 피부가 뢴트겐선 조사로 인해 변색되었고, 전신의 피부가 황흑색을 띠고 있었다. 뜸을 뜨는 동안 하혈을 하여 환자가 걱정하니, 선생이 이렇게 말했다.

"자궁근종이라고 하지만 결국은 혈괴(血塊)입니다. 출혈은 그 덩어리가 뭉개져 나오는 것이므로 도리어 좋은 일입니다. 출혈만 보고 놀랄 이유는 없습니다."

그러면서 아랫배에 뜸을 더하며 말했다.

"이 뜸을 뜨면 단번에 내려갑니다."

그 뜸은 중극, 곡골, 관원, 귀래의 다섯 혈로, 중극을 중심으로 한 오주(五柱)다. 이 혈들은 자궁근종의 명혈이다. 이 환자의 구혈은 다음과 같다.

신주(身柱), **천료**(天髎), **비수**(脾俞), **신수**(腎俞), **차료**(次髎), **중완**(中脘), **관원**(關元), **중극**(中極), **곡골**(曲骨), **귀래**(歸來), **좌양지**(左陽池), **곡지**(曲池), **족삼리**(足三里), **삼음교**(三陰交), **태계**(太谿).

이야기가 나온 김에 하혈에는 두 종류가 있다고 했다.

하혈의 두 종류

1. 맑은 혈이 나오는 것은 소장과 관계가 있다.
2. 탁한 혈이 나오는 것은 신장·방광과 관계가 있다.

【어혈과 피부갑착】

어혈(瘀血)의 외증(外證)이 있는 환자로, 영양상태 좋지 않았으며, 피부갑착(皮膚甲錯)이 있었다. 갑착은 피부에 거북의 등 모양 또는 비늘 같은 반문(斑紋)이 있는 것으로, 이 환자는 피부가 거칠게 일어나 있었다. 어혈의 외증이었다.

신주(身柱), 심수(心兪), 노수(臑兪), 기죽마(騎竹馬), 간수(肝兪), 근축(筋縮), 비수(脾兪), 삼초수(三焦兪), 명문(命門), 기해수(氣海兪), 차료(次髎), 하요(下腰), 기혈(氣穴), 중완(中脘), 좌양지(左陽池), 곡지(曲池), 족삼리(足三里).

이 환자는 전부터 선생에게 치료를 받아왔는데, 제4흉추가 뒤로 돌출되어 있었다. 선생은 이것을 교정하기 위해 진지하게 치료에 임했다. 심수와 노수에는 더 이상 뜸을 뜰 필요가 없어서 중지하고, 기죽마가 부어오기 때문에 더하게 되었다. 이 기죽마의 위치는 간수 위 5분쯤으로, 척주의 정중선에서 5분쯤 떨어진 곳을 잡았다.[13) 선생이 환자의 등을 쓰다듬으며 말했다.

"색이 좋아지고, 거북 등 같던 피부가 벗겨지기 시작했습니다. 뜸을 뜨다 보면 이와 같이 신진대사가 왕성해져서 몸 안의 나쁜 것들이 제거됩니다."

【신경쇠약】

40세의 남자로, 피부가 황흑색이고 스스로 신경쇠약이라고 했다. 선생이 물었다.

"잘 주무시지요?"

"예."

"비장과 신장이 나쁩니다. 그렇기 때문에 잘 자는 겁니다. 의사는 진찰해서 잘 모르면 신경쇠약이라고 하지만, 신경쇠약이라는 병은 없습니다. 신경쇠약이라고 하는 것에도 여러 가지가 있어서 간장이 나쁘면 밤에 잠이 안 오고, 비장이 나쁘면 낮에 졸리며, 신장이 나쁘면 끈기가 없어집니다.《내경》과《십사경발휘》의 진단법을 따르면 그런 것을 정확하게 알 수 있습니다. 내게 신통력이 있어서가 아닙니다. 경전에 있는 것을 그대로 말할 뿐입니다. 속에 있는 것은 반드시 밖에 나

---

13) 나중에 방광경의 제1행이라고 주장하게 된 다음부터 이 기죽마는 간수의 제1행이 되었다.

타나고, 음에 있는 것은 반드시 양에 나타납니다. 그것을 모르는 것은 연구가 부족하기 때문입니다. 연구하면 모두 알 수 있습니다."

이같이 말하고 다음과 같이 뜸을 떴다.

신주(身柱), 천료(天髎), 비수(脾兪), 삼초수(三焦兪), 신수(腎兪), 차료(次髎), 중완(中脘), 좌양지(左陽池), 족삼리(足三里), 곡천(曲泉), 태계(太谿).

극히 간단한 취혈이다. 불면이 따르는 경우에는 간수를 더하는 것이 일반적인 원칙으로, 극도의 불면을 호소하는 경우에는 간수를 더하고 비수는 취하지 않는다. 잠이 오게 하기 위해서다.

이상의 설명으로 신경쇠약이라 하는 것에도 여러 종류가 있다는 것을 알 수 있다. 간으로 인한 것은 밤에 잠을 못 자고 기가 안달복달하여 쉽게 화를 내며, 비로 인한 것은 낮에 졸리며 기가 막히기 쉽고, 신과 심으로 인한 것은 정신과 기력이 떨어져 피로하기 쉬우며 끈기가 없어져 모든 일에 게을러지게 된다. 더구나 이것들은 대개 복합적으로 오며, 한 가지 장기만 나빠서 오는 경우는 거의 없다. 오장이 상호 연관되어 있는 것이다. 오장육부는 별개의 존재가 아니라 십계호구(十界互具)의 도리에 따라서 서로 영향을 미친다. 하나의 장기는 전체 중의 한 개체이므로, 그 개체는 언제나 전체와 연관되어 있고, 전체로부터 떼어내어 따로 생각할 수 없다. 불교에서는 '일념삼천(一念三千), 십계호구(十界互具), 십이인연(十二因緣)'의 이치를 극히 정미하게 말하여 개체와 전체 사이의 불가분의 관계를 친절하게 설명하였다. 사와다 선생은 불교철학을 연구하여 이것을 믿고, 치료에도 항상 이 이치를 응용했다.

어느 때 선생은 이렇게 말했다.

"전부가 일관해서 하나의 개체로 작용한다. 뜸에서도 동맥에서 해결되지 않는다면 정맥에서 해결되는 것도 임파계통에서 해결되는 것도 아니다. 신경도 현대 의학에서는 말초신경과 중추신경으로 나누어 생각하나, 아무리 말초라도 한번 중추까지 왕복하지 않으면 느낌이 일어나지 않는다. 말초여서 중요하지 않거나 중추여서 중요한 것이 아니다. 혈관에서도 임파계통에서도 내장에서도 신경의 사소한 변동을 느껴 작용의 변화를 일으키는 것이다."

현대의 의학자들이 처치 곤란으로 여기는 신경쇠약도 실은 실체가 불명확하기 때문에 이론만 복잡해지고 치료가 잘 되지 않았던 것이다. 그러나 사와다 선생은 이상과 같이 한의학이론으로 명쾌하게 해결했다. 그리고 그 치료도 백발백중이었다.

신경쇠약은 저절로 낫기를 기다릴 게 아니라 오장을 조절하는 치료를 해야 한다. 쓸데없이 복잡한 말초적 이론만 가지고 사소한 연구에 얽매여, 겉모습은 번지르르하지만 내용은 공허한 현대의가는 크게 반성해야 한다. 무엇보다도 몸소 행하는 치료가 사도(邪道)라는 것을 깨달았으면, 곧 중지하거나 길을 돌이켜 정도(正道)를 밟는 양심적 구도심이 필요하다. 당연히 자신의 견해를 버리고 성현의 의학을 연구하며 거기에 감추어진 진리를 탐구해야 한다.

【대승적인 의도(醫道)】

"태극치료는 대승적인 의도다. 대승의 도는 일체를 평등하게 본 다음 그로부터 다시 분별하여 설명하는 것이며, 근본적인 원리에서 출발하여 지엽의 문제로 들어가는 것이다. 그런데 현대의학은 이에 기초가 되는 근본 원칙(의학의 철학)이 없으며, 그저 각자가 경험한 바를 긁어모은 것이라서 복잡하고 좋지 않다.

하지만 보통 사람들은 소승적인 지엽말단만 알고 대승의 근본은 잘 모른다. 그래서 부처님도 처음에 대승을 펼치는 데 실패하고 소승을 펼치셨다. 그러나 그 본래 목적은 대승에 있기 때문에 최후에는 40여 년간 소승의 법을 부정하고 대승을 펼치셨다. 대승을 알게 되면, 소승은 모두 쓸모 있게 된다. 침구 분야에서도 지금까지 세간에서 행해오던 것들은 모두 소승의 법이어서, 무슨 병에는 어느 뜸이 든다는 식으로 병에 따라 뜸이 따로 있었다.

그러나 내가 처음으로 사용하기 시작한 대승의 법은 병의 증상에 일일이 따르지 않고 근본부터 고치는 법이다. 이것은 근본에서 시작하여 말초까지 치료하는 것으로, 지금까지 행해온 방법과는 전혀 다르다. 비슷하지만 정신이 전혀 다르기 때문이다. 나의 방법만 배우고 가서 뜸을 떠봐야 그것은 소승의 방법에 지나지 않는다. 그래서 내가 책을 쓴다면 무슨 병에는 무슨 뜸이 효과가 있다는 식으로는 쓰지 않을 것이다. 후대 사람이 혼동할 것이기 때문이다. 그러므로 그러한 것은 일절 쓰지 않고, 십사경의 근본 원칙에 대한 해석만을 쓸 생각이다."

선생의 말씀을 듣다보면 실로 침구가 생기고 나서 처음으로 식견을 가지고 세상에 나온 분 같다는 생각이 들었다. 작금의 의도에는 침구의 근본 원칙을 펼치는 십사경락의 연구와 응용은 사라지고, 쓸 데 없이 지엽말단적이고 소국적인 것으로 변해버렸다. 선생의 뜻은 의도를 개혁하여 근본이자 대도인 고의도(古醫道)를 부활시키는 것이었는데, 선생은 확실히 그것을 성취한 듯이 보였다.

【대조화(大調和)】

"같은 뜸을 떠도 살이 찌는 사람과 여위는 사람이 있다. 이것을 이론으로 해결하려 해도 결국 알 수 없다. 죽을 때까지 연구해도 알 수 없고, 현대의 의사들이 아무리 지혜를 짜내도 왜 그런 일이 나타나는지 알 수 없다. 그렇지만 선철의 가르침을 따라 해석하면 수월하다. 그것은 조화를 잡기 위함인데, 쓸 데 없는 것은 밖으로 내보내고 부족한 것은 보충하는 대조화의 원칙에 의한 것이다. 조화를 잃었던 것이 조화로워지면 치료된다. 원래 병 따위는 없다. 혈액순환이 고르지 못하고 조화를 잃어 나빠진 것은, 혈액순환을 고르게 하고 조화롭게 하면 치유된다.

열이 나는 것도 병을 낫게 하기 위해서다. 이상을 조절하기 위하여 나는 열이므로 조금도 겁낼 것이 아니다. 그것을 모르고서 1분이나 2분의 열에 놀라서 우물쭈물하는 현대의 의학은 실로 우습다. 폐렴이나 장티푸스를 앓으면 임질이 낫는다지만, 그것은 사실 열로 인하여 임균이 죽어버리기 때문이다."

병을 치료하는 것도 따지고 보면 부조화를 조화로 돌이키는 데 불과하다는 것이 선생의 지론이며 탁론이었다. 이 간단한 이론이 곧잘 병을 치료하는 힘이 됐다. 이러한 것을 알 듯도 하지만, 생각이 지나치게 복잡한 우리는 모르고 있었다.

가급적 사고를 단순화하는 데에 노력해야 한다.

【손과 소장경(小腸經)】

오른팔이 아픈 환자를 치료하며 선생이 말했다.

"소장이 나쁩니다. 당신이 신경통이 있는 것 같다고 하는 그 힘줄은 소장경에 속하기 때문에 이 천종(天宗)과 소장수, 양릉천에 뜸을 뜨면 낫습니다. 양릉천은 양유맥(陽維脈)의 가운데에 있고, 양유맥은 상지가 붙어있는 부분에 모여 있습니다."

이 치료에 쓰인 구혈은 다음과 같다.

신주(身柱), 천료(天髎), 심수(心兪), 우천종(右天宗), 비수(脾兪), 신수(腎兪), 차료(次髎), 소장수(小腸兪), 중완(中脘), 좌양지(左陽池), 곡지(曲池), 족삼리(足三里), 태계(太谿), 우양릉천(右陽陵泉).

【대머리의 뜸】

50대 중반의 남자로, 머리카락이 하얗게 센 데다 정수리 부분이 반들반들 벗겨졌고, 먼 곳의 물체가 잘 안 보인다고 했다.

"먼 곳이 잘 보이지 않는다고 해서 근시는 아닙니다. 시력감퇴지요. 당신은 신장과 비장이 나쁩니다. 그래서 머리가 벗겨지는 것입니다. 정수리 부위의 머리칼은 비장과 신장에 속합니다. 그래서 뜸을 뜨는 동안에 단전에 힘이 나기 시작하면 털이 나게 됩니다."

취한 혈은 다음과 같다.

신주(身柱), 심수(心兪), 비수(脾兪), 신수(腎兪), 차료(次髎), 중완(中脘), 황수(肓兪), 좌양지(左陽池), 곡지(曲池), 족삼리(足三里), 태계(太谿).

황수는 신경에 속하며 신을 좋게 하는 곳으로, 배꼽 양 옆으로 5분 위치에서 취한다. 선생이 혈을 취하면서 말했다.

"당신은 신장이 나쁩니다. 소변에서 단백질이 섞여서 나올 겁니다."

선생은 소변검사를 하지 않고도 요단백의 유무를 잘 맞추었다. 그 손끝에서 나오는 진단은 지극히 묘했다.

그리고는 대머리인 사람에 뜸을 떠서 점점 머리털이 나오는 실례를 견학 중에 종종 보았다. 모든 대머리 환자들에게서 머리카락이 난 것은 아니지만 체력이 충실해지면 머리카락이 나는 경우가 있는 것은 사실이다.

【위산과다증】

50대 남자 환자로, 키는 컸으나 영양상태가 좋지 않았고, 위산과다로 늘 속이 쓰리다고 했다. 선생이 뜸을 뜬 혈은 다음과 같다.

신주(身柱), **심수**(心兪), **고황**(膏肓), **격수**(膈兪), **신수**(腎兪), **경문**(京門, 사와다), **차료**(次髎), **중완**(中脘), **거궐**(巨闕), **하완**(下脘), **좌양지**(左陽池), **곡지**(曲池), **공최**(孔最), **족삼리**(足三里), **양릉천**(陽陵泉), **태계**(太谿).

환자를 바로 눕히고 복진을 하며 거궐을 눌러보고 이르기를,

"오른팔이 땅기고 저리지요?"

정말 그대로 환자는 오른팔이 저리다고 했다. 거궐에 뜸을 뜨면서 말했다

"여기에 뜨면 저린 것이 낫습니다."

환자가 늘 가슴이 쓰리고 명치가 무척 아프다고 하자, 선생은 거궐, 상완, 하완 이렇게 세 혈에 뜸을 떴다. 또 엄지손가락이 좋지 않다고 하니 이에 곡지와 공최에 뜸을 뜨며 말했다.

"대장이 나쁩니다. 공최는 폐경에 속하지만 대장과 얽혀있습니다."

또 양릉천에 뜸을 뜨며, 거기에 뜸을 뜨면 손의 통증이 없어진다고 했다.

선생이 이 환자를 치료하는 동안 나는 가슴을 쳤다. 내가 이 뜸을 잘 알았더라면 우리 어머니를 고칠 수 있었을지도 모른다는 생각이 들었기 때문이다. 어머니는 작년 여름 오른쪽 엄지손가락이 몹시 아프다고 하셨는데, 아마 대장의 이상으로 인한 것이었으리라.

엄지손가락은 대장경이 얽혀있는 곳이다. 실제로 그해 봄부터 어머니는 여느 때에 비해 변을 보기가 힘들다고 호소했다. 더구나 고황, 심수, 격수 부위가 심하

게 결리고 속이 쓰려 고통스럽다고 했는데, 위산과다증이 틀림없었다. 그것이 원인일 것이다. 여름에 식중독이 원인이 되어 위장카타르가 심해져서 고열이 따르더니 종내 돌아가셨다. 내가 좀 더 빨리 선생을 사사했더라면 어쩌면 어머니는 안 돌아가셨을지도 모른다.

【소년의 치료】

소년 환자였는데, 코가 안 좋고, 트라코마[14]라고 했다.

신주(身柱), 비수(脾兪), 신수(腎兪), 곡지(曲池), 태계(太谿), 내정(內庭).

이상 여섯 혈에 뜸을 떴다. 매우 간단했다.

"이것으로 코도 트라코마도 낫는다."

코의 병, 트라코마 모두 비장과 관련이 있다. 그리고 내정은 위경의 혈이다. 위는 비의 소속이다.

【감기의 뜸】

20대 초반의 여성으로, 전두부에 두통이 있었다. 코가 막히고 콧물이 나오며 가슴이 답답하여 스스로는 폐병이 아닌지 걱정하고 있었다. 치료하는 데에 2, 3일 계속해서 침을 놓았다.

[첫날]

독수(督兪, 제6추 아래 양 옆)부터 하방으로 비스듬히 자침했다. 격수(膈兪)와 신수(腎兪)에도 마찬가지로 하방으로 비스듬히 자침했다. 천료(天髎)에는 측방으로 비스듬히 자침했다(이상은 앉은 자세). 신수(腎兪)와 차료(次髎)에는 누운 자세로 1촌 5분의 깊이로 곧바로 자침했다. 차료(次髎)에 침을 놓을 때 귀 뒤의 근육과 천주(天柱) 언저리를 누르며 말했다.

"여기가 편해졌지요?"

"예, 신기하네요."

---

14) 전염성 세균에 의해서 일어나는 눈병의 하나로, 초기에는 눈곱이 끼고 충혈되며 눈꺼풀의 안쪽에 좁쌀만 한 것이 생긴다. 만성기에는 각막이 흐려지다가 나중에는 실명하게 된다.

환자가 대답하며 머리를 좌우로 움직여보았다.

환자를 앉히고 수삼리(手三里)와 족삼리(足三里)에 자침했다. 족삼리에 자침하며 이르기를,

"여기에 침을 놓으면 코가 확 뚫립니다. 막혔던 쪽이 뚫렸지요?"

"예, 정말 그렇군요."

우삼리에 놓으면 오른쪽 콧구멍이 뚫리고, 좌삼리에 놓으면 왼쪽 콧구멍이 뚫린다. 또한 두통이 있다고 하므로 전두부의 상성(上星)에 뜸을 뜨고 말했다.

"감기에는 갈근탕(葛根湯)이 잘 듣습니다. 갈근탕은 비의 열을 없애는 명약입니다."

[둘째 날]

아직 측부부의 두통이 없어지지 않았다고 했다. 선생은 담경을 더듬어 담수(膽兪)과 일월(日月, 담경의 모혈), 양릉천(陽陵泉) 세 혈에 반응이 나타나는 것을 확인하고 담수와 양릉천에는 뜸을 뜨고, 일월에는 침을 놓았다. 이것으로 완전히 병이 나았다.

이 환자는 본래 뜸 같은 것을 믿지 않았는데, 입가와 코 밑에 정(疔)이 나서 중증으로 악화됐을 때 사와다 선생이 뜸으로 치료하여 생명을 구해준 후부터 뜸과 침의 치료효과를 믿게 되었다고 한다. 자궁의 위치도 나빴던 것으로 아는데, 천료(天髎)와 심수(心兪), 양지(陽池), 중완(中脘)에 뜸을 떴다. 침을 놓을 때 선생이 이르기를,

"열이 있는 곳에 침을 놓으면 침이 죄어서 묵직하다."

열이 꽉 차있는 혈에 침을 놓으면 침에 살이 감기는 것 같아서 조작이 자유롭지 못하다.

【심장병】

선생이 어느 심장병 환자를 진찰할 때다.

"심장병이라고 하면 모두들 무서워하지만, 심장 자체의 병이라는 것은 없다.

그만큼 신진대사가 좋은 곳은 없다. 또 심장매독이나 심장결핵이란 말을 들어본 적이 없다. 하지만 오장육부 모두 심장에 연결되어 있으므로, 어느 한 장부라도 나쁘면 심장에 영향을 준다. 이것을 모르고 심장만 치료하려고 해봐야 낫지 않는다. 심장 비대가 자가중독을 일으킨다고 주장하는 이도 있지만, 그런 일은 없다. 자가중독 때문에 심장이 나빠지는 것이다. 삼초의 기가 응체하면 심장판막에 고장을 일으킨다. 삼초경과 심포경은 표리의 관계다. 그래서 자궁의 위치가 나쁜 사람은 대개 심장의 판막에 이상이 생긴다.

키시모토 유지(岸本雄二)가 주장하는 심장퇴축설(心臟退縮說)은 전혀 반대다. 그래서 자기네 집 사람들의 자가중독이 낫지 않는 것이다. 자가중독을 없애려면 가끔 흑소분(黑燒粉)을 물에 타 마시는 것으로 충분하다. 흑소분 속의 탄소가 가스를 흡수하여 자가중독을 없애준다."

선생은 심장 홀로 병들지 않는다는《내경》의 설을 무조건 믿었으며, 심장을 치료할 때는 다른 장부를 조절하는 데 주안점을 두었다.

【단편적인 이야기】

선생의 설명 중 단편적으로 기억나는 것들을 기록한다.

- 동맥경화증 : 이것도 산기(疝氣)의 일종이다. 그래서 삼초를 조절하면 낫는다.
- 전중(膻中) : 오장의 기가 모이는 곳이다. "기병(氣病)을 치료한다."고 고전에도 씌어 있다. 기가 막히는 것은 여기에 뜸을 뜨면 낫는다.
- 복막염 같은 것은 비장의 고장에서 오는 경우가 많다. 그래서 비의 모혈인 장문(章門)에 뜸을 뜨면 잘 낫는다.
- 잦은 소변 : 효과가 있는 곳이라며 중극(中極)과 귀래(歸來)에 뜸을 떴다.
- 척수염 : 신장을 치료하면 척수가 낫는다. 수(髓)는 신에 속한다.
- 임신부와 중완(中脘) : 고서에는 임신한 사람의 배에 뜸을 뜨면 안 된다고 씌어 있지만, 중완은 도리어 필요하다. 중완에 시구하면 오조(惡阻)가 경감되

고 출산이 쉬워진다.
- 기가 막히는 것 : 현대의학에서는 기가 막히는 것을 해결하지 못한다. 기가 막히는 것은 비장이 약해졌기 때문이다.
- 디프테리아와 천돌(天突) : 디프테리아에는 천돌에 뜸을 뜨면 효과가 좋다. 사와다 침구법의 천돌은 갑상연골 위 오목하게 패인 곳이다. 마늘을 거기에 붙여도 좋다.

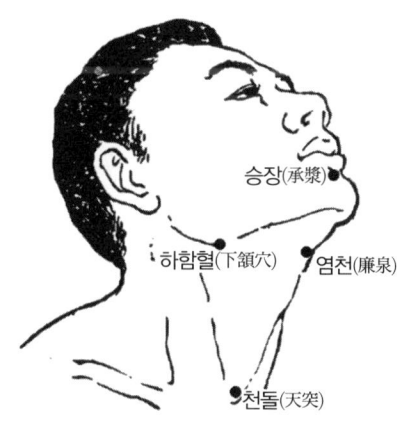

- 단독(丹毒)에는 탈명(奪命)에 뜸을 뜨면 잘 듣는다. 또 무 잎을 짜서 즙을 바르면 좋다.
- 히스테리에는 마늘을 갈아서 마시면 좋다.
- 외상과 내상 : 외상에서 온 것인지 내상에서 온 것인지는 맥만 봐도 안다. 외상의 맥은 부(浮)하고 내상의 맥은 침(沈)하다.

【병과 시간의 관계】

"신장이 나쁘면 밤잠을 잘 자지 못한다. 간장이 나쁘면 꿈을 많이 꾸어서 잘 자지 못한다. 같은 열이라도 신장에서 나오는 것은 한밤에 나타나지만, 간장에서 나오는 것은 새벽에 나타난다."

선생의 설명을 듣고 《화한삼재도회》를 찾아보니 오장과 시간의 관계가 나와 있었다.

   신(腎)은 자시(子時) : 오후 11시~오전 1시

   간(肝)은 묘시(卯時) : 오전 5시~7시

   심(心)은 오시(午時) : 오전 11시~오후 1시

   비(脾)는 진시(辰時)와 술시(戌時) : 진시는 오전 7시~9시, 술시는 오후 7시~9시

   폐(肺)는 신시(申時) : 오후 3시~5시

【자연에 따르는 생활】

어느 날 문화생활이 화제에 올랐을 때 선생이 한 말이다.

"문화생활이라는 놈이 자연의 저항력을 약하게 해서는 안 된다. 여름에는 더운 것이 좋고 겨울은 추운 것이 좋다. 여름에는 덥다고 서늘한 곳으로 가고 겨울에는 춥다고 따뜻한 곳으로 돌아다니는 것은 잘못이다. 자연은 선천적으로 타고나는 것이기 때문에 인간의 작은 지혜로 생각해낸 이치로는 해결되지 않는다. 자연에 따르는 생활이 건강에 가장 좋다."

【순수한 한의학】

선생은 '술(術)은 한방으로, 이론(理論)은 양방으로'라는 진료방법을 극단적으로 싫어했다. 우리도 이 문제로 종종 꾸중을 들었다.

"해부학적으로 신경은 뇌 속에서 좌우로 교차하기 때문에 우측이 나쁘면 좌측에, 좌측이 나쁘면 우측에 뜸을 뜨라고 말하는 사람이 있으나, 그것은 어리석은 말이다. 나쁜 쪽에 뜨는 것이 좋다."

또 어느 때는 이렇게도 말했다.

"현대의 의사들도 한방의 위력에 놀라서 연구하기 시작했지만, 이론은 양방이 낫고 약은 한방이 낫다는 식이어서는 본질적인 사실을 알 수 없다. 그러한 튀기는 못쓴다. 한의학을 연구하려면 순수한 한의학으로 해야 한다."

한의학은 한의학으로 이해해야 한다. 한의학의 고전에 쓰인 그대로를 믿고 병체에 응용하고, 살아있는 인체를 교과서로 삼고, 살아있는 인체를 읽으라는 것이

선생의 지론이었다.

【부인병】

수척한 부인 환자로, 털실로 뜬 두꺼운 복대를 하고 있는 것을 보니 허리가 냉한 것 같았다.

"부인병은 혈이 통하는 곳이 모두 나쁜 것으로, 신경쇠약이 심합니다. 또 부인병은 소장의 유미관에 이상이 생긴 것으로, 남자의 산기(疝氣)와 같은 것입니다."

이 부인에게는 다음과 같이 뜸을 떴다.

신주(身柱), **천료**(天髎), **심수**(心兪), **비수**(脾兪), **신수**(腎兪), **차료**(次髎), **중완**(中脘), **기해**(氣海), **곡골**(曲骨), **좌양지**(左陽池), **곡지**(曲池), **족삼리**(足三里), **태계**(太谿).

【황달】

40대 여성 환자로, 피부가 심하게 황색인 것으로 보아 황달이었다.

"황달은 비장을 치료하면 좋아집니다."

선생은 이 환자의 심장과 신장도 나쁘다고 했다. 차료에 뜸을 뜨고 물었다.

"발이 편해지셨죠?"

이 환자는 발에 땅기는 증상이 있었던 것이다. 더군다나 이 환자는 심장이 나빠서 자세가 앞으로 굽어 있었다. 심장이 나쁘면 거궐(심의 모혈) 부위가 땅기면서 몸이 앞으로 굽는다. 시구한 혈은 다음과 같다.

신주(身柱), **천료**(天髎), **심수**(心兪), **비수**(脾兪), **신수**(腎兪), **경문**(京門), **차료**(次髎), **중완**(中脘), **거궐**(巨闕), **전중**(膻中), **좌양지**(左陽池), **곡지**(曲池), **족삼리**(足三里), **태계**(太谿).

전중은 양쪽 유두를 연결한 선의 중앙에 있으며, 심을 치료하는 요혈이다. 고전에서는 전중을 '신사지관(臣使之官)'이라고 했다.

【다섯 가지 임병(淋病)】

"옛날에는 임병을 다섯 가지로 나누어 각각 그 치료법을 명확하게 했다. 첫째, 당뇨병은 비장과 신장의 고장으로 일어나는데, 입이 턱없이 마르고 소변이 많이 나온다. 그래서 옛날에는 '소갈(消渴)'이라고 했다. 지금 말하는 소갈은 임질이란 뜻이다. 둘째, 단백뇨는 췌장, 삼초와 관계가 있다. 뿌연 소변이 나오므로 백림(白淋)이라 한다. 셋째, 맑은 피를 하혈하는 것은 소장의 습열 때문으로, 이것을 혈림(血淋)이라 한다. 넷째, 탁한 피를 하혈하는 것은 신장과 방광에 열이 있는 것인데, 이것이 임병(淋病)이다. 고름이 나오는 것을 황림(黃淋)이라고도 한다. 다섯째, 방광에 결석이 생기면 소변이 잦아지는데, 이것을 석림(石淋)이라 한다."

이런 식으로 선생 나름대로 독특한 해석을 내렸다. 임질, 당뇨병, 방광결석, 혈뇨를 모두 '오림(五淋)'이라는 이름으로 통합했다. 한의학적인 병명이 반드시 좋다는 것은 아니지만, 옛 사람이 임병(淋病)이라 부른 것에는 현대의학의 여러 가지 병이 포함되어 있다. 이것을 알면 고전을 이해하기 쉽다.

【치료세설 1】

- **탈항(脫肛)의 뜸** : 백회(百會). 공최(孔最)도 겸해서 뜬다. 백회는 두정의 중앙, 독맥의 위. 손끝으로 눌러보면 들어가 있고 아픈 곳을 잡는다.
- **하초(下焦)와 중초(中焦)** : 하초는 소장의 유미관과 관계가 있다. 중초는 췌장이 십이지장으로 들어가는 곳으로, 췌장·십이지장과 관계가 있다.
- **늑막염** : 심포경의 극문(郄門)이 뜸을 뜨는 명혈이다. 선생은 어떤 환자의 좌극문을 눌러보고 왼쪽에 늑막염이 있는 것을 맞혔다.
- **장출혈** : 위경의 양구(梁丘)가 장출혈을 멎게 하는 명혈이다. 단 이 혈은 연속해서 뜨면 변비가 오는 경향이 있으므로, 2일쯤 뜨고 지혈이 되면 멈추는 것이 좋다.
- **양구 취혈법** : 대퇴의 앞 바깥쪽으로, 슬개골 외상각에서 위로 약 2촌이다. 대

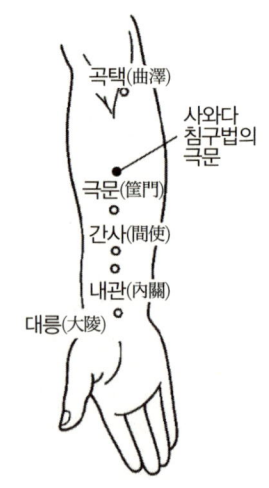

퇴직근과 외측광근 사이의 오목한 곳이다. 비측대퇴피신경이 지난다.
- **양구와 신문** : 양구를 취할 때는 꼭 신문(神門)도 취해야 한다. 양구는 변통을 멈추는 경향이 있으므로 변비를 예방하기 위하여 신문을 뜬다. 신문은 변통을 좋게 한다.
- **신문(神門) 취혈법** : 하박(下膊) 안 새끼손가락 쪽으로(손목 횡문에 가까움), 척골 경상돌기(태골) 바로 아래의 오목한 곳이다. 깊이 누르면 새끼손가락에 영향을 주어 아프다. 소장경과 심경의 중간에 해당한다(사와다 독창혈).
- **격수(膈俞)** : 이 혈은 감병(疳病)에 영향을 미친다. 식도협착과 횡격막을 치료한다.
- **눈꺼풀의 색** : 눈가가 검은 것은 자궁내막염이나 신장의 고장이다.
- **신(腎)의 증상** : 신장이 극도로 나빠지면 눈을 뽑고 목을 자르는 것과 같은 지경에 이른다.
- **간중풍(肝中風)** : 60대 환자로 무척 몸을 떨었는데, 선생은 "간장의 이상으로 중풍이 생기면 떨린다."고 했다. 취한 혈은 신주(身柱), 심수(心俞), 간수(肝俞), 근축(筋縮), 비수(脾俞), 신수(腎俞), 차료(次髎), 중완(中脘), 좌양지(左陽池), 곡지(曲池), 족삼리(足三里), 양릉천(陽陵泉), 태계(太谿)다.
- **보사(補瀉)에 관하여** : "침은 사(瀉)고 뜸은 보(補)다. 그러나 침에도 보가 있고 뜸에도 사가 있다. 급성이고 실증일 때는 침으로 사하는 게 좋고, 만성이고 허증일 때는 뜸으로 보하는 것이 좋다."
- **내리는 뜸** : 내리는 뜸은 신문(神門)이 효과가 좋다. 그러나 효과가 없는 사람도 있다. 내리는 뜸은 아직 7~8할만 성공한다. 침이라면 손쉽게 된다.
- **맥(脈)** : 맥은 늘 변화하므로 맥으로는 태극을 모른다.

【치료세설 2】

- 삼초와 신장은 표리관계에 있다. 신장은 노폐물을 다루는 곳이므로, 여기가 나빠지면 모든 장부가 나빠진다.

- 혈액을 세탁하는 장기는 두 개다. 하나는 폐고, 또 하나는 신장이다. 폐에서 세탁하는 것은 가스뿐이다. 가스 이외의 모든 노폐물을 세탁하는 것은 신장이다(피부에서도 한다). 그래서 신장이 조금만 쇠약해져도 바로 혈액이 더러워진다. 혈액이 더러워지면 몸의 어느 부분에 고장이 생기는 것을 쉽게 볼 수 있다. 그런 이유로 신장의 치료에 중점을 두는 것이다.
- **영양과 배설** : 건강 유지에 가장 필요한 것은 영양과 배설 두 작용이다. 영양을 주관하는 것은 위, 십이지장, 소장이다. 배설을 주관하는 것은 폐, 피부, 대장, 신장이다. 그리고 이 작용 중에서 하나라도 이상이 발생하면 꼭 몸에 병이 생긴다. 영양이 아무리 좋아도 배설이 불완전하다면 건강을 유지할 수 없다. 배설이 완전하더라도 영양이 부족하면 안 된다. 그렇지만 현대의 많은 병은 영양의 부족에서 오지 않고 배설의 불완전에서 오는 것 같다(외부에서 들어오는 영양이 충분하더라도 삼초의 고장 때문에 흡수가 불완전하여 영양상태가 불량해진 사람이 상당히 있는 것으로 생각된다).
- **인체와 천지** : 선생이 이르기를, "인간의 생리는 천지의 운행과 그 궤를 같이 한다. 경혈을 보더라도 1년 365일에 준하여 365개 경혈이 있고, 경락도 1년 12개월을 본떠 십이경이 있다. 이 십이경에 임맥과 독맥을 더한 것이 십사경이다. 이렇게 십사경은 태양력과 일치한다. 이 태양력이나 천문학은 고대 이집트 문명의 유물인 것 같다."
- **전문(專門)** : 전문이라는 놈은 몹쓸 것이다. 인간은 전문적으로 살아가는 것은 아니니까……
- **소아의 짓무른 눈** : 대장경에 속한다. 이간(二間)을 뜨면 좋다.
- 신장의 영양소는 짠맛이다. 신장이 나쁜 경우에도 염분은 필요하다. 단지 많아서는 안 된다. 심장에는 쓴 것, 간장에는 신 것, 폐장에는 매운 것, 비장에는 단 것이 중요한 영양소다. 그렇지만 어느 것이든 지나치면 안 된다.

【영혼】

선생의 치료실에는 오장배속표, 십이원표, 정형수경합표(井滎兪經合表) 옆에 다음과 같은 문구가 붙어있었다.

　一靈有萬靈　일령에는 만령이 있고,
　一靈顯萬靈　일령은 만령을 나타내며,
　萬靈歸一靈　만령은 일령으로 돌아간다.
　一魂有萬魂　일혼에는 만혼이 있고,
　一魂顯萬魂　일혼은 만혼을 나타내며,
　萬魂歸一魂　만혼은 일혼으로 돌아간다.
　靈魂是神　　영혼은 신이다.

언젠가 선생이 이 표를 가리키며 이것은 신도(神道)에서 말하는 진리라고 했다. 이러한 생각은 역시 일념삼천(一念三千)과 닮은 것으로 치료에 종사하는 사람이 응당 알아야 하는 중요한 것이다. 실로 일령에 만령이 있고, 일령은 만령을 나타낸다. 하나의 세포를 보면 그 속에는 무수한 요소가 있어 무수한 작용을 일으키는 힘이 있다. 또 세포 한 개를 보더라도 그 사람의 사유와 행위 등 모든 것의 영향을 받아, 일개 세포 가운데에도 그 사람 전체가 있는 것이다.

【내 생각】

이 견학노트에는 견학 중에 느낀 내 생각도 첨가해서 써놓았다.

- 이어지는 것[15]

　△소장→간→심→폐

　△신장→비장→간장→심장→폐장

　△소장 유미관→삼초→심포

　△소장→심장→류머티즘

---

[15] 이것은 견학 중에 느낀 일이지만 다음에 보면 의미를 모르는 곳도 있다. 단지 여러 장기가 모두 관련되어 있는 것을 사와다 선생께 배워서 이러한 표를 만든 것일 게다. 단 노트에 있는 그대로 적었다.

△소장→자궁→신장→방광→난소

- **상초, 중초, 하초의 경계** : 위에서 격수(膈兪)까지가 상초, 신수(腎兪)까지가 중초, 신수 이하가 하초. 상초와 중초를 구분하는 경혈은 지양(至陽)과 격수(膈兪). 앞은 구미(鳩尾). 중초와 하초의 경계가 되는 경혈은 명문(命門)과 신수(腎兪). 앞은 신궐(神闕)과 황수(肓兪).

  횡격막 이상이 상초, 횡격막에서 배꼽까지가 중초, 배꼽 이하가 하초.

- **표리** : 전중(膻中)과 신도(神道)는 표리이고, 심수(心兪) 또한 마찬가지다. 신봉(神封), 유중(乳中) 모두 동일선상에 있다. 이 혈들은 반드시 밀접한 관계가 있을 것이다. 심수(心兪)는 5늑간에 있고, 유중과 신봉 또한 5늑간에 있다.

- 수혈(兪穴)와 모혈(募穴)의 연결을 알게 되었다.

  폐수(肺兪) ⇌ 중부(中府, 肺募)

  심수(心兪) ⇌ 거궐(巨闕, 心募)

  간수(肝兪) ⇌ 기문(期門, 肝募)

  비수(脾兪) ⇌ 장문(章門, 脾募)

  신수(腎兪) ⇌ 경문(京門, 腎募)

  궐음수(厥陰兪) ⇌ 전중(膻中, 心包募)?[16]

  담수(膽兪) ⇌ 일월(日月, 膽募)

  위수(胃兪) ⇌ 중완(中脘, 胃募)

  삼초수(三焦兪) ⇌ 석문(石門, 三焦募)

  대장수(大腸兪) ⇌ 천추(天樞, 大腸募)

  소장수(小腸兪) ⇌ 관원(關元, 小腸募)

  방광수(膀胱兪) ⇌ 중극(中極, 膀胱募)

---

16) 궐음수에 대해 전중을 심포의 모혈로 한 것은 고전에 없지만, 아무래도 그렇다고 생각되어 적어놓았다.

기해수(氣海兪) ⇄ 배의 기해(氣海)

관원수(關元兪) ⇄ 배의 관원(關元)

이상의 관계를 알게 되니 수혈과 모혈의 관계가 진단과 치료에 큰 의의가 있음을 알게 되었다. 진단치료의 큰 진보였다.

- **수혈과 모혈의 관계를 알게 되자 경락과 경혈의 연결에 대해서도 한층 분명히 알게 되었다.**

-폐경 : 폐수(肺兪)는 제3흉추 아래 양 옆, 제3늑간에 있다. 백호(魄戶)도 그렇고, 중부(中府)도 그렇다. 중부(中府)와 운문(雲門)부터 천부(天府)와 상지(上肢)에 연결되어 협백(俠白), 척택(尺澤), 공최(孔最), 열결(列缺), 경거(經渠), 태연(太淵), 어제(魚際), 소상(少商)에 연결된다. 정(井)·형(滎)·수(兪)·경(經)·합(合)·원(原)·락(絡)·모(募) 등의 연결과 작용을 알게 되었다.

-심포경 : 궐음수(厥陰兪)는 제4늑간에 있고, 천지(天池) 또한 제4늑간에 있을 터이다. 천천(天泉), 곡택(曲澤), 극문(郄門), 간사(間使), 내관(內關), 대릉(大陵), 노궁(勞宮), 중충(中衝)이 여기에 연결된다.

-심경 : 심수(心兪)는 제5늑간에 있으며 신당(神堂)도 마찬가지다. 극천(極泉), 청령(靑靈), 소해(少海), 영도(靈道), 통리(通里), 음극(陰郄), 신문(神門), 소부(少府), 소충(少衝)이 여기에 연결된다. 거궐(巨闕)은 심의 모혈이므로 이들 모두에 관여하고, 심수의 중앙은 신도(神道)이기 때문에 이것도 심경에 관여한다.

이렇게 하여 수(兪)·모(募)·경(經)의 연결을 알게 되었다.

- **경락의 표리** : 해석의 실마리가 하나 풀리면 나머지도 차례로 풀리게 된다. 경락의 표리관계도 그렇다.

-대장경과 폐경 : 대장은 폐에 속하는 부(腑)다. 그래서 대장경과 폐경은 표리관계다. 실제 경락도 이웃처럼 만나 있다. 신주(身柱), 폐수(肺兪), 백호(魄戶) 등은 폐경에 속하는 혈이지만, 동시에 대장경에도 연결되어 있다. 이 혈

들로 대장의 병을 치료하는 일도 있을 터. 공최(孔最)는 폐경의 혈이지만 치질에 효과가 있는데, 폐경이 대장과 연결되기 때문이다. 이같이 알고 보니 경락이라는 것이 실로 재미있다.

─소장경과 심경 : 소장은 심의 부(腑)다. 그리고 실제로 소장경과 심경은 이웃처럼 가깝다. 신도(神道), 심수(心兪), 신당(神堂)은 심경에 속하는 혈이지만,[17] 소장과도 관계가 있다. 신문(神門)은 심경의 혈이지만 변통을 좋게 하는 효과가 있는데, 그것은 심이 소장과 연결되어 있기 때문이다. 소택(少澤)은 소장경의 혈이지만 이것은 십정(十井)의 혈(穴)로서 기사회생의 효과를 나타낸다. 소장이 심으로 통하기 때문이다. 심장이 나쁜 사람은 얼굴이 붉어지는 증상이 나타난다. 얼굴이 붉어지는 부위는 소장경의 권료(顴髎)다. 류머티즘은 소장의 열 때문으로, 소장수에 침구하면 효과가 좋은데, 현대의학에서도 류머티즘인 경우에 심장이 나빠진다고 말한다. 심과 소장의 관계, 터무니없는 것 같지만 그렇지 않다.

─심포경과 삼초경 : 심포와 삼초는 표리관계를 이룬다. 경락의 흐름을 봐도 손 안쪽 정중선과 바깥쪽 정중선으로 표리를 이룬다. 궐음수(厥陰兪)와 심포경은 연결되어 있으나 삼초경과도 관계가 있다. 삼초를 조절하면 심포의 상태가 좋아진다. 삼초, 특히 하초가 막히면 심장판막에 장애가 일어나거나 심계항진이 일어나기 쉽다.

이런 식으로 풍(風)에 관해서도 경락의 표리를 이해할 실마리가 풀리기 시작했다. 다른 경락에 대해서는 기록을 생략하지만, 경락은 실로 불가사의하다.

• **음양의 관계** : 경락의 음양 연결도 이것 다음으로 알게 되었다.

태양과 소음, 양명과 태음, 소양과 궐음 사이의 표리관계, 그리고 태양과 양명과 소양의 관계, 소음과 태음과 궐음의 관계에 대해서도 조금씩 알게 되었다.

---

17) 신도는 독맥, 심수와 신당은 방광경으로, 이 세 혈은 심경에 속하지 않는다. 하지만 동일선상에 이웃해 있고, 심(心)은 곧 신(神)을 간직하는 곳이므로, 심기(心氣)가 통하는 곳이라 하여 심경에 속한다고 표현한 것 같다. ─편집자 주

- **태양병(太陽病)의 두 종류** : 하나는 소장에서 오고, 하나는 방광에서 온다. 소장에서 오는 것은 흔히 류머티즘 같이 소장경에 나타나며, 방광에서 오는 것은 흔히 감기 같이 방광경에 나타난다.
- **병과 체내의 독(毒)** : 기능을 저해하는 것이 없다면 생체는 언제나 완전히 그 작용을 영위할 것이다. 그러면 생체의 기능을 막는 것은 무엇인가? 독물이다. 독물은 수독, 식독, 혈독, 가스독 네 가지로 나눌 수 있다. 그리고 이것을 완전히 배제하는 것이 치료의 주요한 목적이다. 수독을 없애려면 신장을 잘 조절해야 한다. 식독을 없애려면 대장을 좋게 해야 한다. 혈독과 가스독을 없애려면 소장과 삼초를 좋게 해야 한다. 뜸을 뜰 때도 그러한 마음으로 혈을 배합해야 한다. 그렇지 않으면 근본치료가 되지 않는다.
- **직관력** : 역사상 직관력이 가장 발달한 시대는 지금부터 약 2천~2천5백 년 전이라고 생각한다. 그때 동서의 성현철인이 일제히 나타났다. 경락경혈이 조직된 것도 그 무렵일 것이다. 기백이나 편작이 세상에 나온 것도 거의 같은 시기다. 경락경혈은 직관력이 우수한 사람들이 조직한 것이다. 우리도 이것을 얻기 위해서는 욕심을 버리고 마음을 비우며 심신을 정갈히 하여 연마하지 않으면 안 된다.

사와다 선생의 직관력은 정말로 놀랄 만큼 예민했다. 단지 손끝의 촉감에 의한 것만은 아니었다. 전심전력으로 치료에 몰두했다. 그 진심 위에 선천적인 직관력이 더해진 것 같았다.

【고도(古道)를 연구하는 태도】

어느 때인가 선생이 묻기를,

"자네는 《화한삼재도회》를 읽은 적이 있는가?"

"읽었습니다."

아무 생각 없이 대답했다가 호되게 꾸중을 들었는데, 선생은 나의 경솔한 태도를 보고 이렇게 꾸짖었다.

"지금 사람들은 읽은 책의 수만 많으면 그것으로 좋다고 생각하는데, 그것으로는 진실을 모른다.《화한삼재도회》같이 좋은 책이라면 한두 번 읽는 것만으로는 안 된다. 백 번 이백 번이라도 읽고 살아있는 인간에 적용해보고, 모르는 것이 없어질 때까지 읽지 않으면 안 된다. 자네가 읽었다고 하는 것은 정말로 읽은 것이 아니다. 단지 눈으로 보기만 한 것에 불과하다."

나는 너무 부끄러워 얼굴이 화끈거렸다. 거기서 지금껏 배운 의학상식을 모두 버리고 고전을 그대로 읽고 또 믿어, 이것을 인체에 적용하는 일에 고심하기 시작했다. 고의학을 공부하고자 하는 자는 우선 기존의 의학적 지식을 버리고, 고집을 없애며, 사심이 없는 허심으로 돌아갈 필요가 있다.

고전에 기재된 것들이 처음에는 황당무계한 것 같아 믿기 어렵더라도, 우선은 믿고 덤빌 필요가 있다. 이리하여 고도가 대강 이해되면, 그것을 살아있는 인체와 결부해 실험한다. 실험하는 동안에 자연히 고전 속의 진실한 부분과 근거 없는 부분들이 구별되기 시작한다. 단지 시간을 투자하면 된다.

3장

제3회 견학기

〈1928년 7월 6일부터 동월 10일까지〉

【수(水)는 신(腎)에 속한다】

5세쯤 된 여자아이가 심한 구토로 음식물을 받아들이지 못했다. 필자와 의사인 필자의 친구, 그리고 또 다른 의사 한 사람 이렇게 의학박사 셋이 모여 진찰을 했지만 너무 심한 증세에 별달리 손을 쓰지 못하고 그저 수수방관하고 있었다. 이에 사와다 선생에게 왕진을 청했고, 선생은 아이를 진찰하더니 다음과 같이 말했다.

"수(水)는 신(腎)에 속합니다. 물을 토하는 것은 신장에 이상이 생겨 물을 제대로 처리하지 못하기 때문입니다."

선생이 명문(사와다)에 뜸을 5~6장 뜨니 즉시 구토가 가라앉았고, 20~30분이 지나자 음식을 먹고 싶다고 하여 가져다줬더니 잘 받아들였다. 모두 아연할 따름이었다. 의학박사 세 사람이 머리를 짜내도 어찌 할 수 없었던 것을 선생은 혈 하나에 뜸을 뜨고 그 자리에서 고친 것이다. 필자를 포함한 세 사람은 혀를 내둘렀고, 이론은 실제를 당할 수 없다며 두 손을 들었다. 선생의 놀라운 이야기를 들으면서 잠시 기록을 멈추었다.

그 자리에서도 '수는 신'이라며 오장의 배속을 활용하는 그 고집에는 정말이지 감탄할 수밖에 없었다. 그 뒤, 그 자리에 있었던 박사는 같은 증상이 있는 환자에게 언제나 선생에게 배운 대로 명문에 뜸을 떠서 치료에 성공했다고 한다.

【명문(命門) 취혈법】

사와다 선생이 취한 명문혈은 일반적으로 알려진 제14추 아래의 명문과는 위치가 다르다. 신수(腎兪) 위로 5분, 척주에서 5분 떨어진 곳에서 취한다. 사와다 선생의 독창혈이다.[18]

어린아이들에게는 흔히 이 명문에 뜸을 뜬다. 왼쪽이나 오른쪽의 한 혈을 취하는데, 딱딱한 쪽을 취한다. 드물게 좌우 양쪽을 취할 때도 있다. 명문은 생명의 문이고, 문은 입구다. 위급한 경우에 이 혈을 써서 잘 듣는 이유를 알게 되었다.

【삼십육문】

선생이 어느 감기 환자에게 풍문(風門)에 침을 놓으면서 물었다.

"감기는 풍문에 침을 놓거나 뜸을 뜨면 낫는다. 풍문은 바람의 입구라는 뜻이다. 실로 경락의 이름은 재미있다. 그런데 삼십육문을 알고 있는가?"

모른다고 답하니 가르쳐주었다.

"금문(金門), 혼문(魂門), 은문(殷門), 기문(箕門), 충문(衝門), 액문(液門), 아문(瘂門), 풍문(風門), 황문(肓門), 명문(命門), 유문(幽門), 양문(梁門), 관문(關門), 활육문(滑肉門), 장문(章門), 경문(京門), 신문(神門), 극문(郄門), 운문(雲門)으로, 이 중 명문과 아문은 혈이 하나고, 나머지는 좌우로 하나씩이다. 이리하여 합이 삼십육문이다."

【신허(腎虛)의 뜸】

신장이 허핍한 환자로, 단백뇨를 동반한 신장염으로 의심되었다. 태극요법의 기본혈을 다 뜨고, 특히 중점을 둔 곳은 다음과 같다.

배에서는 수분(水分), 기해(氣海), 황수(肓兪, 좌우) 이렇게 4혈.

허리에서는 신수(腎兪), 삼초수(三焦兪), 경문(京門)의 좌우 6혈.

모두 신장에 대한 요혈이다. 신허인 사람에게도 신장염인 사람에게도 사용한다.

---

18) 이후 선생의 방광경 제1행설에 따르면 신수의 제1행이다.

【경문(京門) 취혈법】

선생은 경문을 신수(腎兪)의 좌우에서 취했다. 일반적으로 지실(志室) 자리다. 그리고 지실은 일반적인 자리에서 아래로 1촌쯤 내려와 취했다. 이 경문 자리는 선생이 고심하여 결정한 것으로, 이렇게 결정하기까지 상당한 세월이 걸렸다. 일반적으로 경문은 제12늑골의 첨단으로 알려져 있는데, 선생이 신장염 환자를 대상으로 진단과 치료를 해보았더니, 신(腎)의 모(募)가 부늑골(浮肋骨) 첨단에 나타나지 않고 종래의 지실에 나타났다. 따라서 지실 자리를 신의 모혈인 경문으로 사용했다. 이리하여 경문은 방광경의 제3행 가운데에서 취하지만, 담경에 속하는 것임에는 변함이 없다.

한번은 의사 친구에게 진찰을 받았는데, 경문에 뜸을 뜨면서 옆머리가 조금 벗겨진 것과 눈썹 양끝이 엷어진 것을 가리키며 말했다.

"옆머리가 벗겨진 것과 눈썹이 엷어진 것도 이 경문에 뜸을 뜨면 낫네. 경문은 담경이니까. 경락은 실로 재미있지. 경락과 경혈의 이름을 알면 몸 전체를 뚫어 보는 것과 같아."

【경문(京門)과 삼초수(三焦兪)】

이번에 견학할 때 보니 선생이 경문에 뜸을 뜨는 경우가 잦아졌다. 또 삼초수도 전보다 많이 떴다. 선생이 고심하며 연구하여 진보한 경지가 보였다. 신과 삼초는 하초에 원기를 채우는 근본 요혈이기 때문에 삼초수와 신의 모혈인 경문에 치중했을 것이다. 하초의 신간동기(腎間動氣)는 사람의 생명이 걸린 곳으로, 십이경의 뿌리이며 하초에 원기를 채우는 일이 모든 치료의 요점 중에 요점이다.

【뜸을 뜨는 순서】

이것도 이번 견학하는 가운데 특히 주의를 끌었다. 전에는 환자를 진찰할 때 먼저 앉히고 등을 본 다음, 눕혀서 배를 보고, 엎드리게 해서 허리를 진찰한 뒤, 마지막으로 다시 앉혀서 손발을 보는 식으로 했다. 그러나 이번에는 우선 눕혀서 배를 진찰한 뒤, 엎드리게 해서 허리를 진찰하고, 다음에 앉혀서 등을 진찰한 다음,

마지막으로 손발을 진찰하는 것이었다. 많은 경험을 쌓는 동안 이것이 가장 좋은 진단방법이라는 것을 알아차리고 이와 같이 바꾼 것 같다.

【갈근탕(葛根湯)】

풍사(風邪) 환자를 치료하면서 갈근탕의 효능에 대해 설명했다.

"풍사는 바로 간으로 들어간 다음 비를 거쳐 신으로 들어가기 때문에 갈근탕으로 막는다. 갈근탕 속의 작약(芍藥)은 간에 효과가 있고, 대추와 감초는 비에 효과가 있으며, 마황(麻黃)은 신에 효과가 있다."

이것은 후세의 인경보사설(引經報使說)과 비슷하나, 선생은 이 무렵 오장의 배 속에 따라 약의 효과를 분석하려고 한 듯하다.

【다리를 못 펴는 환자】

중년의 부인 환자로, 다리가 펴지지 않아서 엎드릴 수 없었다. 선생은 우선 양릉천(陽陵泉)과 중완(中脘), 양지(陽池)에 뜸을 뜨고, 기문(期門), 간경(肝經), 대횡(大橫), 거료(居髎), 환도(環跳)에 침을 놓은 다음, 다시 옆으로 눕혀 위중(委中)과 위양(委陽)에 침을 놓았다. 그러자 다리가 약간 뻗어지면서 엎드릴 수 있게 되었다. 엎드린 자세로 신수(腎兪), 경문(京門), 지실(志室), 고황(膏肓) 등에 침을 놓자 다리가 상당히 뻗어졌다. 그 다음에는 보통 치료와 마찬가지로 혈을 취하여 뜸을 떴다. 이 환자는 몰라볼 정도로 원기를 되찾았고, 족통도 없어져서 돌아갔다.

- **경문과 병용하는 고황의 침** : 경문, 신수, 지실 등에 침을 놓은 다음, 아픈 쪽의 고황이나 천종(天宗) 등에 침을 놓는 일이 많다. 경문과 고황은 서로 잡아당긴다. 그래서 고황에 침을 놓으면 경문 주위가 느슨해진다.

【알코올중독과 뜸】

"알코올중독이 되면 비장과 신장이 매우 나빠진다. 그런데 뜸을 뜨면 비장과 신장이 나아지고 조금만 마셔도 곧 취하게 된다. 예전에 두주불사의 술꾼에게 뜸을 떴는데, 뜸을 뜨는 동안 빨리 취하게 되어 한 홉 이상 못 마셨다는 이야기가 있다."

【치료세설 3】

- **흉통(胸痛)** : 가슴이 아픈 사람은 천종(天宗)에 뜸을 뜨면 좋다.
- 고환염에는 지실(志室, 사와다)에 침을 놓으면 듣는다. 여기에 능숙하게 침을 놓으면 고환에 침향이 간다. 뜸도 잘 듣는다.
- **방광의 열** : 중극(中極) 부위에 울혈이 있는 경우에는 아침에 일어났을 때 소변이 빨갛다. 방광에 열이 있는 것이다.
- 동맥경화증 환자는 대부분 엎드렸을 때 척주의 양쪽 근육이 이상하게 높이 뭉쳐 오른 것이 보인다(모두 그렇지는 않지만). 이것은 근육의 경화에 의한 것이다. 그런 사람에게는 근축(筋縮)은 쓰지 않는 것이 좋다.
- **허리 요(腰)** : 요(腰)는 육달월(月)에 중요하다는 요(要)를 쓴다. 육달월은 몸을 나타내고, 요(要)는 몸의 중요한 곳이라는 의미다. 가래도 낫도 허리가 약하면 못쓴다.
- **활기(活氣)** : 다른 사람에게 이렇게 말한다. 활기가 없으니 수명이 길 리가 없다. 활기란 생기를 띠는 기운이다.
- **고황(膏肓)과 족삼리(足三里)** : 위산과다에 뜸을 뜰 때는 고황만 뜨는 것이 좋다. 삼리는 효과가 없다. 고황과 삼리를 같이 뜨면 오히려 위병을 일으킨다. 이것은 내가 발견한 것이다. 단, 침을 놓을 때에는 삼리에 같이 놓는 게 좋다.
- **피부병의 뜸** : 견우(肩髃), 곡지(曲池), 수삼리(手三里) 등.

－견우는 한진(汗疹), 심마진(蕁麻疹), 음부완선(陰部頑癬), 완선, 습진, 모낭염 등에 효과가 있다. 표층의 심한 피부병에 좋다.

－곡지는 화농되는 피부병에 좋다. 안검염 등에도 좋다.

－수삼리는 절(癤), 정(疔), 옹(癰) 등 내과적 종양에도 좋다. 20~30장부터 100장씩 매일 뜬다.

이상은 따로따로 나누었지만 세 가지를 동시에 써도 좋다.

- 위궤양에는 족삼리(足三里)와 비수(脾兪)에 뜸을 뜨면 듣는다.

- 임병(淋病)에는 주로 요수(腰兪)에 뜸을 뜬다. 양교(陽交)가 부어오른 경우에는 여기에 뜸을 뜬다.
- 월경을 멈추려면 양릉천(陽陵泉)이 좋다(출혈을 멈춘다). 월경을 촉진하려면 삼음교(三陰交)가 좋다(막힌 월경을 연다). 중극(中極)을 자주 병용한다.
- 탈장 : 대횡(大橫)에 뜸을 뜨면 좋다.

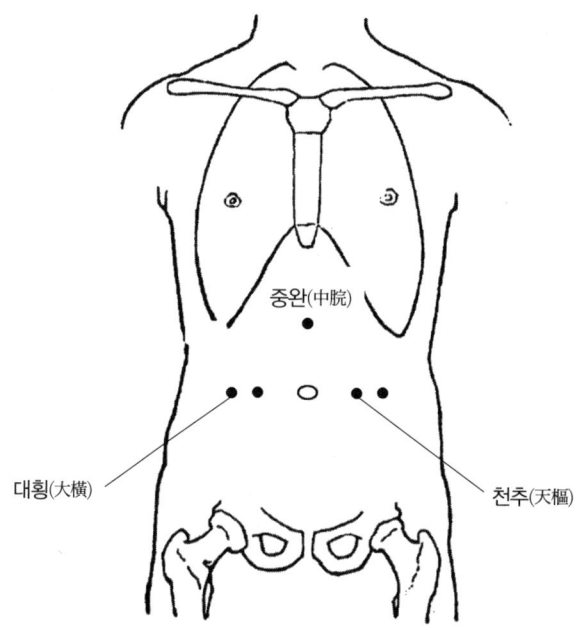

- 죽장혈(竹杖穴) : 허리 아래의 자세를 교정하는 데 사용한다. 명문(命門)의 다른 이름이다.
- 기죽마(騎竹馬) : 감기 걸렸을 때 쓴다.
- 장열(掌熱) : 고황(膏肓)과 지실(志室)로 고친다.
- 대횡(大橫) : 복통 등이 있을 때 침을 놓으면 잘 듣는다. 이때는 중극 아래 모중(毛中)에 침을 놓으면 좋다.
- 환도(環跳) : 다리에 쥐가 난 사람이나 발을 삔 사람에게 쓴다. 중풍에 필요한

혈이다.
- 어린이의 폐렴에는 신주(身柱)에 뜸을 뜨면 좋다. 혈을 잡으려면 아이의 두 팔을 뒤로 당기고 머리를 위로 향하게 하면 등마루에 파인 곳이 생긴다. 그곳이 혈이다.
- **각혈의 뜸** : 각혈하는 경우에는 극문(郄門)과 삼양락(三陽絡)을 쓴다. 이것은 폐의 이상으로 인한 각혈인 경우다.
- **수삼리(手三里)와 양로(養老)** : 수삼리는 종기의 자연적인 흡수를 촉진한다. 양로는 농핵(膿核, 종기의 뿌리)을 뺀다.
- **정옹(疔癰)과 뜸의 장수** : 정옹에 뜸을 떠서 치료하는 경우에는 많이 뜰수록 좋다. 수삼리(手三里), 양로(養老), 합곡(合谷) 등에 뜨는데, 처음에 뜨겁지 않으면 뜨거울 때까지 뜨고, 처음에 뜨거우면 뜨겁지 않을 때까지 뜬다.
- 관절결핵(關節結核)에는 어떻게 뜨면 좋겠느냐고 물으니, 결핵이나 세균이라는 말에 구애되어서는 안 되고, 오로지 경락을 보고 뜨면 된다고 했다.
- **후계(後谿)와 폐렴** : 두통과 발열, 맥부긴(脈浮緊), 몸이 쑤시고 허리가 아프며, 땀이 나지 않고 숨을 헐떡이는 등 마황탕(麻黃湯)을 쓰는 증상이 폐렴으로

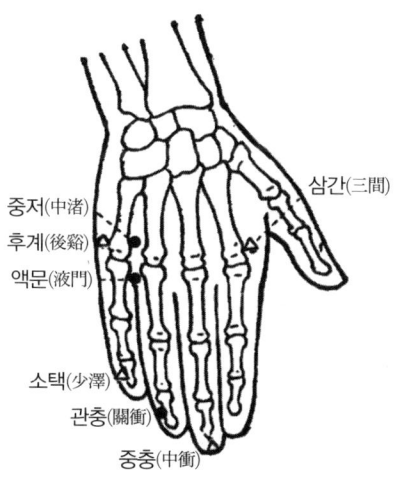

번지기 쉽다고 판단될 때 후계에 뜨면 열이 내려간다. 마황은 신장의 열을 제거한다. 따라서 방광경의 열도 잡힌다. 후계는 본래 소장경이므로 소장의 열을 잡지만, 소장과 신장은 깊은 관계가 있으므로 소장의 열을 내려주면 신장의 열도 내려간다.

【뜸과 보살행】

"《법화경》의 〈약왕품(藥王品)〉에는 '몸을 태워 부처에게 공양한다'고 쓰여 있는데, 뜸을 뜨는 것 역시 보살행의 하나다. 병은 과거 죄업의 결과이기 때문에 뜸을 떠서 그 죄업을 살라 없애는 것이다. 죄장(罪障)을 소멸시키는 것이므로 뜨거운 것이 당연하다. 뜸이 뜨겁다고 비난하는 사람이 있으나, 그런 어리석은 사람일수록 뜸을 뜰 때 아무 말이 없다."

【믿음이 있을 뿐】

"헤매서는 안 된다. 믿음이 중요하다. 어디까지나 믿고 하는 것이다. 방황하다가 병에 말려들면 무엇이 무엇인지 전혀 모르게 되고 만다. 병명에 속거나 환자에게 속아서는 안 된다. 후세의 어리석은 자는 이목을 놀라게 할 뿐, 지혜로운 자는 뛰어넘고 어리석은 자는 깨닫지 못한다."

쉽게 동요하던 내게는 그야말로 정문일침(頂門一鍼)이었다.

"아무래도 환자가 망설여서 힘듭니다."

"환자가 망설이는 것이 아닐세. 자네가 망설이고 있어. 자신을 믿지 않는 사람에게 어떻게 중요한 생명을 맡길 수 있겠는가?"

선생의 말씀이 진실로 옳았다. 그렇다면 자신을 믿고 방황하지 않으려면 어떻게 할 것인가? 그냥 옛 성현의 가르침을 믿어야 한다.

【모혈(募穴)과 극혈(郄穴)】

모혈은 경기(經氣)가 모이는 곳이고, 극혈은 급성병의 기세를 꺾는 데 사용한다.

오장지모 (五臟之募)	肝	心	脾	肺	腎	
	期門	巨闕	章門	中府	京門	
육부지모 (六腑之募)	膽	小腸	胃	大腸	膀胱	三焦
	日月	關元	中脘	天樞	中極	石門
오장지극 (五臟之郄)	肝	心	脾	肺	腎	心包
	中都	陰郄	地機, 府舍	孔最	水泉	郄門
육부지극 (六腑之郄)	膽	小腸	胃	大腸	膀胱	三焦
	外丘	養老	梁丘	溫溜	金門	會宗
기경지극 (奇經之郄)	陽蹻脈	陰蹻脈	陽維脈	陰維脈		
	跗陽	交信	陽交	築賓		

【원혈(原穴)의 응용】

陽池	三焦	所過爲原	三焦虛實皆拔之
丘墟	膽	所過爲原	膽虛實皆拔之
腕骨	小腸	所過爲原	小腸虛實皆拔之
衝陽	胃	所過爲原	胃虛實皆拔之
合谷	大腸	所過爲原	大腸虛實皆拔之
京骨	膀胱	所過爲原	膀胱虛實皆拔之

【당시의 일기에서】

6월 6일부터 10일까지 매일 사와다 선생 댁에 견학을 갔다. 선생은 점점 더 묘기를 발휘했다. 여자아이가 심한 구토로 손을 쓸 수 없을 때 선생이 명문만으로 고쳤다는 이야기를 들었다. 그것을 실마리로 경문과 풍문, 요수, 견우, 지실 등 중요한 혈에 대하여 배운 것이 적지 않았다. 크게 자신을 갖게 되었다.

이번 견학 중 기뻤던 것은 사와다 선생 비장의 《난경철감(難經鐵鑑)》을 베낄 수 있었던 것이다. 그것을 베끼면서 책의 아주 세밀한 부분까지 모두 연구했다는 점에 경탄했다. '아, 이런 책이 세상에 있었구나!' 그러나 이것을 믿는 자도 없고 이 책을 풀어 읽을 사람도 없고, 그 때문에 동양의학의 참정신을 발휘할 사람이 없었던 것이다. 그러나 사와다 선생은 이 책을 탐독해서 이 책에 틀린 점이 없음을 실증했다. 선생이 항상 진료실에 걸어놓았던 십이원표는 실로 이 책의 육십육난의 도해다. 이 책을 거듭 읽으면서 선생의 귀중함을 점점 높이 우러러보게 되었다. 또 선생의 첫 가르침을 받은 덕분에 《소문》과 《영추》를 읽기 시작할 용기를 얻었다. 환자의 몸을 진찰하면서 이것을 《소문》과 《영추》에 맞추어 가면 어디를 읽어도 수긍할 수 있게 되었다.

《난경철감》의 서문에 '일단의 원기'를 설명한 곳이 있다. 이 원기야말로 실로 동양의학의 정수다. 원기가 차지 못한 곳에 병이 생긴다. 그 치법은 차지 못한 원기를 차게 하는 데에 있다. 내 머릿속은 점점 정리되어 질서가 잡히고 자신감을 갖게 되었다. 고마운 일이다. 이것도 오로지 사와다 선생 덕이다.

사와다 선생의 치료실은 세간에서 말하는 병원은 아니다. 그것은 치료실인 동시에 신앙을 말하고 정신을 설명하며 동양문화의 진수를 전하는 귀한 길의 도장이었다. 선생은 치료하면서 집중하여 설명했다. 그 한 마디 한 마디는 확신에 차 있고 신앙이 담겨 있었다.

4장   제4회 견학기

⟨1929년 6월 15일부터 동월 19일까지⟩

【인체의 음양】

50세 전후의 부인이 좌반신불수를 치료받으러 왔다. 이 환자는 3개월 전 갑자기 반신불수가 되어 한때 움직이지도 못했는데, 선생의 치료를 받으며 점차 나아져 지금은 혼자 보행도 할 수 있게 되었다.

"똑같은 중풍이라도 좌측은 낫기 쉬우나 우측은 낫기 힘들다네."

"어째서입니까?"

"좌는 기(氣)에, 우는 혈(血)에 속하기 때문이지."

"어떤 의미입니까?"

그래도 아직 이해가 되지 않아 질문을 했다가 크게 꾸지람을 들었다.

"좌는 양이고 우는 음이니까, 우측이 낫기 힘들다는 말이야. 음양의 관계를 모르는 것 같군. 자네 지금껏 무엇을 했나? 그렇게 근본을 떠난 지엽말단적인 학문은 안 되네."

눈이 트이는 것 같아 진지하게 선생의 말에 귀를 기울였다. 사실 나는 아직까지 혈과 기의 구분을 모르고 있었다. 이 병이 혈에 속하는지 기에 속하는지 구분하지 못했던 것이다.

일원(一元)의 태극에서 두 갈래 음양이 나오고, 음양의 상대에 의하여 일체의 현상이 일어난다. 나는 이 미묘한 관계에 대하여 아직 손도 못 댄 분별없는 사람이었다. 이제부터 진심으로 동양의도의 근본을 이루는 음양철리의 연구에 몰두

해야겠다는 생각이 들었다.

【척추 카리에스의 치료】

척추 카리에스 환자 두 명이 왔다. 한 사람은 십대 후반의 여자로, 제8, 제9추의 위가 1촌 5분가량 뾰족하게 돌출된 심한 전굴이었다. 또 한 사람은 40세쯤 된 부인으로, 제2, 제3요추가 돌출되었다. 두 사람 모두 경과가 좋아 나아지는 중이었다.

"뼈를 치료하는 것쯤은 별로 어렵지 않습니다. 접골은 나의 본직이니까요. 그렇지만 속을 치료하지 않고 뼈를 치료하면, 내장이 옥죄거나 나빠져서 몸을 상하게 하므로 몸을 고치고 뼈를 고치는 겁니다."

두 환자에게 이렇게 말하고 뜸을 떴다. 그리고 두 환자 모두 완치까지는 약 1년에 걸친 뜸 치료가 필요하다고 했다.

이 두 환자의 경락을 풀어주기 위해 침을 놓은 양상을 적어본다. 우선 허리에 침을 놓고 계속해서 카리에스가 있는 뼈 주위에 침을 놓아 점차 뼈를 나긋하게 한 다음, 추골에서 삐걱삐걱 소리가 날 때까지 늘이고 움직여서 뒤틀어진 것을 바르게 잡았다. 그 기술은 정말 신과 같았다(이 두 환자는 카리에스 진행이 대체로 정지된 상태였으므로 나머지는 뼈를 교정하면 좋을 터였다).

【장염전(腸捻轉)의 치료】

40대 중반의 신사가 찾아와 감사인사를 하며, 자기 아들이 장염전으로 위독하던 것을 사와다 선생이 구해준 상황을 이야기했다.

"제 아이는 여섯 살인데, 최근 밤에 자고 있다가 갑자기 배가 아프다며 괴로워했습니다. 손을 대보려고 하니 아프다면서 뿌리치더군요. 어쨌든 아픈 곳은 배꼽 오른쪽이었고, 통증이 극심했습니다. 급히 약을 지어 와 먹었으나 모두 토해버렸습니다. 그리고 한밤중에 토하고 설사하거나 소변이 나와서 고통을 겪고, 눈 위가 검게 변했습니다. 곧 단골 병원 소아과 의사를 불렀습니다. 하지만 배를 보더니 손도 대지 않고 안색이 변하며 안 되겠다고 하더군요. 같이 온 의사를 불러서 보게 했더니 장염전이라며 수술을 해야 한다고 했습니다.

　의사들이 돌아가자 곧 선생께 사람을 보냈습니다. 선생은 아이의 눈 위가 검은 것을 보고서 고개를 끄덕이며 '응, 알았어! 신(腎)이야.'하고는 배를 조금 만져보더니 엎드리게 하고 명문에 뜸을 떴습니다. 그리고 허리에 손을 대고 기합을 넣더니 '이제 치료되었다.'고 하셨어요. 이에 아이는 '아빠, 이제 나았어.'라고 하더군요. 그래서 바로 눕히고 보니, 조금 전까지만 해도 손도 못 댈 만큼 심하던 통증이 사라져 전혀 아프지 않다고 하더군요. 참 신기했습니다. 선생이 돌아가자 아이가 대변을 볼 것 같다고 하기에 변기를 대줬더니 대변과 소변을 많이 보고 배가 부드러워졌습니다.

　그러는 동안 처음에 왔던 두 의사가 간호사를 대동하고 수술을 하러 왔습니다. '자, 수술합시다.'하면서 장을 눌러봤으나 아이는 조금도 아파하지 않았습니다. 장염전이 어디론가 사라져버린 것입니다. '이거 이상한 일이군, 그럴 리가 없는데.'하며 고개를 갸웃거리며 생각하다가 아프지도 않은데 무작정 수술을 할 수도 없어서 그대로 돌아갔습니다. 지금껏 수긍하지 못하는 것 같습니다. 그 의사들에게는 사와다 선생이 치료했다는 말은 한 마디도 하지 않았으니까 궁금해서 못 견디겠죠."

　이 이야기를 듣고 치료실에 있던 사람들은 모두 살아있는 편작이라고 하며 선생의 신묘한 기술에 감탄했다. 이에 선생은 별 뜻 없이 이렇게 말했다.

　"그런 경우에는 명문을 열 수 밖에 없습니다."

　말이 나온 김에 덧붙이자면, 선생은 명문은 부신(副腎)을 말하고, 《난경》 등에서 우를 명문, 좌를 신이라고 한 것은 틀린 것이라고 했다.

【망막염의 치료】

30세 환자로, 8개월 전부터 망막염을 앓아 안과에 가서 안구주사를 맞은 것이 44회, 기타 주사 약 8개월, 그 가운데 6개월간은 입원하여 치료를 받았는데 조금도 나아지지 않고 도리어 나빠지므로 마지막 기대를 걸고 뜸치료를 받으러 왔다는 것이다.

"몸이 나쁘니까 눈도 나빠진 겁니다. 몸을 고치지 않고 눈만 쑤신다고 낫겠습니까? 몸을 고치지 않고 병만 고치려고 하면 돌이킬 수 없게 됩니다. 병은 나았지만 목숨은 잃는 꼴이 되고 말지요."

다음 혈에 뜸을 떴다.

신주(身柱), 심수(心兪), 우간수(右肝兪), 좌비수(左脾兪), 신수(腎兪), 경문(京門), 차료(次髎), 중완(中脘), 좌양지(左陽池), 곡지(曲池), 태계(太谿).

선생이 환자의 몸을 살피며 말했다.

"이 눈병은 비위(脾胃)에서 온 것입니다."

선생은 오장의 배속을 자유자재로 응용하여 진단하고 치료했으며, 조금도 병명에 구애되는 일이 없었다. 조금도 지체하지 않고 신념 그대로 매진하는 선생의 태도는 나에게 아픈 채찍질이었다.

【요근혈(腰根穴)】

이 혈은 다리의 병을 치료할 때 특별히 쓰이는데, 선생의 독창혈이다. 위치는 장골(腸骨) 후연의 바깥쪽으로, 장골릉선에 붙어 있다. 척주와는 3촌 떨어지고, 방광경의 제2행과 제3행 중간쯤에 해당한다.

한 환자가 오른쪽 이 혈에 3촌 깊이로 침을 맞았는데, 그때의 느낌을 들으니 깊이에 따라서 느낌에 차이가 있다고 했다. 처음에는 항문에 침향이 가고, 다음에

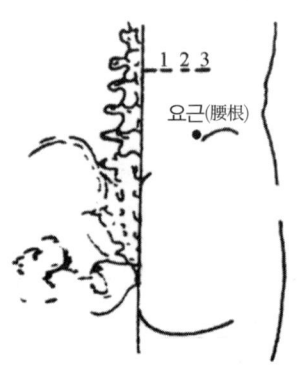

는 좌측 비경으로 가며, 다음에는 우측 위경으로 가고, 다음에는 가랑이의 신경으로 갔다가, 마지막으로 모든 발가락(즉 삼음삼양의 전부)으로 간다고 한다. 선생은 이 혈 하나로 일어서지 못하는 환자를 일어서게 한 일도 있다고 한다.[19]

【전신쇠약】

20대 후반의 전신쇠약 환자로, 비위가 허하고 신도 허하며 체구는 온몸이 수척하여 보기에도 안쓰러웠다. 색은 황흑색, 피부의 영양이 나쁘고 광택이 전혀 없었다. 선생은 먼저 이 환자를 눕히고 좌우의 활육문(滑肉門)에 1촌 5분 깊이로 침을 놓은 후 뜸을 떴다.

먼저 눕힌 자세로 중완(中脘), 좌양지(左陽池), 양문(梁門), 활육문(滑肉門)에 뜸을 뜬 다음, 엎드리게 하여 신수(腎兪), 경문(京門), 차료(次髎)에 뜨고, 다시 앉게 하여 신주(身柱), 격수(膈兪), 간수(肝兪), 비수(脾兪)에 떴다. 그리고는 곡지(曲池)와 족삼리(足三里), 태계(太谿)에 뜸을 떴다.

【종교와 의사】

선생이 종교의 타락에 분개하여 말했다.

"인생의 문제를 해결하는 종교는 몸에 관한 일을 잊어서는 안 된다. 몸의 고통을 해결하는 것이 가장 참된 의도(醫道)다. 석가는 생로병사의 사고(四苦)를 설하였으나 생의 고, 노의 고, 사의 고는 피할 수 없다. 단지 병의 고만은 피하려면 피할 수 있다. 이런 병의 고를 해결하는 것이 의도다. 그런데 지금의 종교가들은 몸의 고통을 해결하는 참된 의도를 도외시하고, 배고픈 이에게 밥 대신 돌을 주는 행동을 하고 있다. 어리석고 말도 안 되는 짓이다."

"의도가 어지러워지면 나라가 어지러워진다. 지금 의도가 틀렸고 어지러워졌기 때문에 나라가 어지러워졌다. 이 기회에 동양의 큰 의도를 부활시키지 않으면 어지러워진 인심을 바로잡을 수 없다."

이 난세를 구하는 데는 동양의도(東洋醫道)의 부흥이 급선무라고 역설했다.

---

[19] 그 뒤로 이 혈은 하지의 질환에 많이 응용하여 효과가 좋음을 누차 경험하였다. 필요한 혈이다.

【삼초(三焦)에 대하여】

삼초에 대해서는 고래로부터 그 유무를 논한 자가 많았다. 명의 편작 같은 이도 삼초에 형(形)은 없다고 했고, 그 뒤 많은 사람들이 연구하였으나 아직 해결되지 않았다. 이것을 사와다 선생이 해결했다(물론 사와다 침구법만의 견해이지만). 선생의 설명을 적는다.

"삼초는 상초, 중초, 하초 셋으로 나눈다. 상초는 폐장과 심장이고, 인체의 양전기를 일으키는 곳이다. 화(火)는 탄소와 산소로 되어 있다. 그리고 그 탄소는 중초의 비(脾)에서 보낸다. 즉 비는 수분을 함유한 탄소를 음식물에서 흡수하여 심장과 폐장으로 보내는 곳이다. 그래서 옛날 책에도 '비는 몸을 덥힌다. 즉 온(溫)을 주관한다.'고 되어 있다.

지금의 서양 의사는 탄산가스가 몸의 한쪽에서 나온다고 말하는데, 그렇다면 필히 근원이 있을 것이다. 그리고 비에서 탄소를 만들어 그것이 산소와 만나서 탄산가스가 된다. 그래서 고서에는 '삼초는 호흡의 원(元)'이라고 되어있다. 비는 중초다.

그리고 하초의 신(腎)은 음전기를 일으키는 곳이다. 음전기와 양전기 두 가지가 인간의 몸에 형성되는 것은 실로 재미있다. 중국의 도서에서는 일이 이를 낳고, 이가 삼을 낳으며, 삼은 만물을 낳는다고 했으나, 이것을 해득한 사람은 하나도 없었다. 나는 이것을 실제 체험으로 알게 되었다. 일이란 신(腎)이다. 신은 원기의 근원으로 선천적인 것이다. 신에서 비(脾)를 낳기 때문에 비는 후천적인 것이다. 즉 신은 선천의 원기, 비는 후천의 원기다. 이 선천과 후천 두 원기의 힘으로 인체의 각 기관이 맡은 바 일을 한다. 삼이 만물을 낳는다는 것은 그 뜻이다.

불교에서는 색심(色心)의 이법이라고 하나 색과 심, 즉 물질과 정신만으로는 해결되지 않기 때문에 그 가운데에 그것을 지배하는 천지의 영을 품고 있는 것으로 보아 처음으로 자리를 잡게 되었다. 그리고 이 천지의 영기를 받아들이는 곳이 삼초다. 즉 인간이 살아가는 데에는 그러한 원동력이 있는 것이다. 이 원동력과 수동력의 관계를 명확히 하지 않으면 안 된다. 그래서 대우주와 인간 사이의 교통점으로 본 것이 삼초인데, 뜸이 그 교통을 매개한다."

"신(腎)은 영(靈)을 주관하는 곳으로, 신장 이상의 것이다. 신장에서 체온을 조절한다. 체온을 어디서 조절하는지 모르는 현대의학은 글러먹었다. 실로 현대의학은 자신이 발견한 과학에서조차 모순된 일만 하고 있다. 무엇 때문에 과학을 하고 있는지 모르고 있다."

이와 같이 원기론(原氣論)에서 천·지·인 삼재를 알게 되니 대우주와 인간의 관계도 삼초의 이치에 의하여 깊이 이해할 수 있었다. 삼초가 원기의 근원임이 명백하고 확실해졌다.

【단전(丹田)의 일기(一氣)】

이상과 같이 신은 중요하니 '제하신간(臍下腎間)의 동기(動氣)는 사람의 생명, 십이경의 뿌리'라고 하는 말도 명확히 알게 되었다. 신간의 동기가 있는 동안을 생이라 하고, 이 동기가 없어지는 것을 죽음이라고 한다. 그래서 선생의 궁극적인 치료는 신간의 동기가 허한 것을 보하여 충만하게 하는 데 있었다. 그러므로 환자의 단전을 눌러보면 아무래도 아랫배에 힘이 없다고 하는 경우가 많다. 단전의 일기(一氣)를 충만하게 하면 신체가 건강하게 될 뿐만 아니라 정신도 건전해진다.

도가에서는 이 단전에 힘을 넣도록 노력하고, 불교에서도 좌선의 형태로 여기에 힘을 채우기 위해 고심한다. 선생도 청년 시절에 이 힘을 기르기 위하여 매일 밤 초 한 자루가 다 탈 때까지 약 1시간 반씩 정좌했다고 한다. 이 정좌로 단전이 단련되면 무술에도 유용하고, 기합이 나오게도 되고, 이 기합에 의해서 뼈를 붙이거나 교정하는 힘이 크게 증가한다고 한다.

【중완(中脘)에 대한 해설】

중완은 상중하 삼완(三脘)의 중점에 해당하고, 동시에 중초의 중점이며, 또 상중하 삼초의 중점이기도 하다. 따라서 중완 혈에 뜸을 뜨면 삼완과 중초, 삼초에 그 영향이 미친다. 잠시 중초에 대해서 말하자면 중초에는 위, 십이지장, 비장, 췌장, 간장이 있다. 이것들과 중완은 깊은 관계가 있다. 중완은 이렇게 중요한 혈인데, 선생이 어느 날 중완에 대하여 설명했다.

"중완은 췌장과 십이지장이 연결된 곳이다. 담즙, 췌액이 나와 십이지장에 들어가 장내의 음식물을 소화시켜 영양분을 흡수한다. 이것이 유미관을 지나서 몸의 피부에 보내져 주리(腠理)를 기르는 위기(衛氣)가 된다. 그러므로 이 중초의 흡수가 나빠지면 피부가 약해져서 솜털이 나기 시작하고, 유미관의 흡수가 왕성해지면 피부의 영양이 좋아져서 솜털이 없어진다. 또 이 흡수작용이 떨어지면 대하(帶下)가 나오게 된다. 그것을 백혈(白血)이라 하는데 이 영양소가 내려가는 것이다."

【발전소와 변전소】

어느 환자가 자신의 뇌 상태가 나쁜 것 같다며 선생을 찾았다.

"내장은 발전소고, 뇌는 변전소입니다. 변전소에 아무리 신경을 써도 전력은 세지지 않습니다. 전력을 강하게 하려면 발전소를 좋게 하지 않으면 안 됩니다."

실로 명언이었다. 뇌는 변전소, 내장은 발전소. 매우 간단한 말이지만 수많은 뇌질환을 치료할 비결이 담겨있다.

【약과 자양】

어느 환자가 말했다.

"이 병에 약은 없겠습니까?"

"밥이 넘어간다면 그것으로 다행입니다. 사람 몸에 그 이상의 약은 없습니다. 그것으로 몸이 나아집니다. 자양제니 약이니 하는 것에 미혹되면 오히려 몸을 망치지요."

또 어느 환자가 물었다.

"신장병 환자에게 고기는 어떻습니까?"

"신장이 나쁜 사람은 육식을 해선 안 됩니다. 계란도 생것은 먹지 않는 편이 좋습니다."

【폐병 치료】

폐병 환자가 많이 왔다. 모두 앙상하게 말라서 보기에도 애처로웠다. 하지만 모두 뜸이 효과가 있어서 원기를 회복하고 식욕이 증진되었는데, 한 아가씨는 누워 있으면서도 음식을 집안에서 가장 많이 먹는다고 했다. 이 환자들을 보며 선생이 말했다.

"치료를 함에 그 본체부터 보자면, 폐는 가장 낫기 쉬운 곳이다. 그 다음이 간장이고, 마지막이 비장과 신장이다. 그러므로 폐가 심하게 나빠졌다면 비장과 신장은 폐 이상으로 나빠져 있다. 각혈쯤은 아무 것도 아니다. 각혈은 신에서 오는 것으로, 진짜 폐병은 혈담(血痰)은 있어도 각혈은 하지 않는다."

이어서 신성(腎性) 각혈에 대하여 설명했다.

"신의 이상으로 인해 각혈하는 것은 폐의 아래쪽부터 침범당한 것이다. 이것은 신장에서 치료해주지 않으면 낫지 않는다."

폐와 신이 관계가 있다는 사실은 《내경》에도 설명되어 있다.

【간(肝)과 비(脾)】

선생이 어느 환자를 진찰하면서 말했다.

"간장이 너무 강하면 비장이 약해져버린다. 이는 목이 너무 강하면 토의 양분을 모두 빨아들인다는 뜻이다. 그렇다면 수와 토, 즉 신과 비를 조절하지 않으면 안 된다."

【백회(百會)】

"대개의 히스테리 환자는 백회(百會)에 뜸을 뜨면 머리가 무거운 것이 낫는다. 백회는 모든 경맥이 모이는 곳이기 때문이다."

【부양(跗陽)의 뜸】

한 부인이 왼발 외과(外踝) 밑이 부어서 굴신할 때 아프다고 했다. 선생은 이것을 보고 자궁의 열 때문이라며 부양(跗陽)에 뜸을 떴다. 부양은 양유맥(陽維脈)의 극혈로, 자궁과 방광의 열이 나는 곳이다.

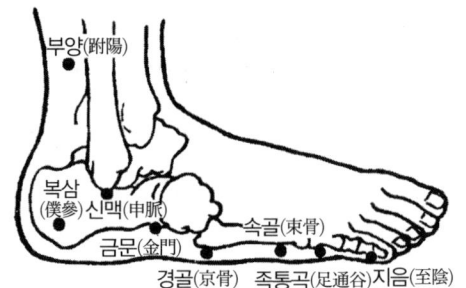

【양완회(陽脘會)】

어느 날 선생이 이야기 서두에 '진일지(眞一至)', '양완회(陽脘會)', '진일사령(眞一司靈)' 이 세 구를 지적하여 말했다.

"이것은 도교 서적에 있는 말로서, 아는 사람이 아무도 없었다. 그것을 내가 풀 수 있었다. 사람 몸을 실제 진찰하는 동안 알게 된 것이다. 양완회(陽脘會)라는 것은 양지(陽池), 중완(中脘), 백회(百會)를 말하는 것인데, 이 세 가지가 생명을 지배하는 가장 중요한 곳이라는 의미다. 《소문》에 씌어 있지 않은 것으로, 도교 서적에서 가르치는 일이 적지만 이것들도 그 가운데 중요한 것이다."

【궁중시녀】

어느 환자를 보면서 환자의 물음에 답하며 지금껏 들어보지 못한 병명을 붙였다. 환자가 무슨 병이냐고 묻자 선생은 큰소리로 웃으면서 대답했다.

"궁중시녀라는 병입니다."

"무슨 이유인가요?"

"이것은 자궁좌굴(子宮左屈)입니다. 자궁좌굴은 허리(腰) 병의 근원(元)입니다. 고시모토(腰元)니까 궁중시녀가 아니겠습니까? 병명만 알아도 환자가 안심하기에 이름을 붙여본 겁니다."[20]

이렇게 농담을 곁들여 비꼬았다. 실제로 선생은 단지 몸을 조절하면 좋아질 따

---

20) 일본어에서 '고시모토(腰元)'는 시녀를 가리킨다. 고뎅죠츄(御殿女中) 또한 궁중이나 집안의 시녀를 가리킨다. '허리 병의 근원'을 비꼬아 이름 붙인 것이다.

름이지 병명은 아무래도 좋다고 생각했다.

【의사의 권위】

어느 교수의 부인이란 여자가 와서 말했다.

"딸이 각기(脚氣)가 있어서 뜸을 뜨고 싶은데, 양장을 입기 때문에 팔목에 뜸을 뜨는 것은 싫다고 합니다. 그래서 팔목에 뜨지 않아도 괜찮겠는지 여쭤보러 왔습니다."

선생이 답했다.

"손목 양지(陽池)의 뜸은 고래로 수천 년간 중국에서도 풀지 못했던 대단히 중요한 뜸으로, 삼초를 치료하는 데 없어서는 안 되는 뜸입니다. 따님이 각기병이라고 하지만, 한방에는 각기라는 병이 없습니다. 각기는 신과 비에서 일어나는 것입니다. 그리고 따님은 자궁의 위치가 나쁩니다. 팔목에 뜸을 뜨지 않으면 낫지 않습니다."

선생의 설명에도 그 부인은 고집을 부렸다.

"그래도 딸은 양장을 입기 때문에 손목에 뜸을 뜨는 것은 싫다고 합니다."

선생은 거친 목소리로 격하게 꾸짖었다.

"댁의 따님은 손목의 뜸이 싫으니 뭐니 하며 자기 몸을 남의 몸처럼 생각하고 있소. 자기 생은 자기가 사는 거요. 남의 곁다리로 사는 것이 아니란 말입니다. 남의 곁다리 인생을 산다고 생각하는 사람이 늘어나기 때문에 나라가 어지러워지고 있습니다. 나라의 앞날을 생각하면 걱정이 태산이오. 나는 이런 일을 하고 있지만 그래도 나라를 걱정하는 마음은 남 못지않아요.

따님과 같이 자기 삶은 자기가 산다는 사실을 잊고 남의 곁다리 인생을 사는 자가 늘어나는 것은 교육이 나빠서요. 부모의 교육이 틀렸기 때문이오. 그런 생각을 가진 사람이 교육자 노릇을 하고 있으니 자유다 뭐다 하면서 위험한 사상이 생기는 겁니다. 나도 그렇게 곁다리 인생을 사는 너절한 인간에게는 뜸을 뜨지 않아도 좋소. 손목의 뜸 자국이 창피하다고 뜨지 않고 있어보시오. 머지않아 자궁좌굴이니 후굴이니 서양의사들의 진단을 받고 수술대에 올라가서 자궁을 드러내거나 잘라내야 할 것이오. 그런 쪽이 고맙기도 할 거요."

부인은 얼굴을 붉힌 채 그 자리를 떴다. 많은 의사들이 환자의 뜻을 받아주고 아첨하여 한 명이라도 환자를 더 받으려는 세상이다. 나는 이 광경을 목격하며, 용감하게도 권세에 아첨하지 않고 의사로서의 권위를 잘 나타낸 선생의 태도에 깊이 감탄했다. 이런 일은 선생의 치료실에서 종종 일어났는데, 선생은 늘 자기의 소신을 강직하게 말했고, 소신을 꺾는 일은 한 번도 없었다. 상대의 지위 고하를 막론하고 똑같았다.

【소탈한 품격】

선생이 치료에 임하는 태도를 보면 유유자적하며 서두르지 않고, 아무리 환자가 많이 와도 거기에 마음이 쏠려서 조급하게 행동하는 일이 없었다. 아무리 지체 높은 사람이 와도 안중에 두지 않았고, 그렇다고 해서 무지한 촌사람이라고 마구 대함이 없이 어디까지나 친절하게 대하였다. 정말 아무도 없는 광야에서 혼자 마음 가는 대로 발길 가는 대로 자신의 길을 가는 것 같았다. 그리고 치료에 임하면 듣는 사람이 어떠한지 묻지 않고 태연히 자신의 소신을 말했다. 듣는 사람이 없어도 상관없었다. 그 태도는 정말 어리석은 것 같고 못난 것 같고 어린아이 같고 촌사람 같기도 했지만, 봄바람처럼 부드러워서 사람 마음을 온화하게 해주었고, 때로는 고결한 선비처럼 그 강한 말로 사람의 폐부를 쏘아 간담을 서늘하게 만들었다. 품격에 추측할 수 없는 깊이가 있었다. 이를 두고 비꼬는 이도 있었다.

"아무래도 저런 태도는 '남을 돼지로, 자신을 사람으로' 보지 않으면 할 수 없는 노릇이다."

정말 그랬다. 어느 때인가 내가 말했다.

"선생님은 그렇게 심한 말을 태연히 하시는군요."

선생은 개의치 않았다.

"뭐, 나는 개구쟁이니까."

그 개구쟁이 같은 면이 선생을 선생답게 했다. 자기의 소신을 끝까지 말하는 힘도 거기서 생기는 것 같았다. 이러한 선생이었기에 치료로 바빠서 식사를 하지 못하는 경우, 치료를 하면서 짬짬이 과자나 떡으로 식사를 대신했다. 실로 소탈한 풍격은 선(禪)에서 말하는 담판한(擔板漢)[21]이라 하고 싶을 정도였다.

이러한 선생이었기에 어린아이들도 꽤 잘 따라 조금도 무서워하지 않았다. 어린이 진료가 쉬웠다. 아이들이 아장아장 걸어서 선생 앞으로 가면 선생은 '옳지' 하며 아이를 안아 들고 볼에 입을 맞춰주고는 옷을 벗기고 신주(身柱)나 명문(命門)에 뜸을 떴다. 그러면 아이들은 전혀 울지 않고 치료를 받았다.

선생은 늘 듬직한 태도로 치료실에 앉아있었기 때문에 들어서는 환자는 선생을 보기만 해도 마음이 부드러워졌다. 정말 불가사의했다. 선인 같이 깨끗한 마음이 그렇게 만드는 것이라고 생각하며 우리들은 그저 그 소탈한 풍모를 우러러 보았다.

【종기(腫氣)】

60세쯤 된 노파로 왼쪽 유방 가운데에 종기가 생겨 빨갛게 벗겨져서 곧 고름이 나올 듯했다. 작은 옹(癰)이었다. 이것을 걱정하며 말했다.

"몸은 매우 좋아졌지만 이것이 마음에 걸립니다."

"숨어있던 것이 나온 겁니다. 속에서 나오는 것은 문제가 될 게 없습니다. 댁은 몸이 좋아졌다고 하지만 아직 몸에 나쁜 곳이 있기 때문에 그런 것이 나오는 겁니다. 몸이 좋아지면 낫습니다."

"다른 의사에게 보였더니 자르지 않으면 안 된다고 했습니다."

"의사는 문제가 아닌 것을 문제 삼고 싶어 하지요. 자를 필요는 없습니다. 자르지 않는 편이 좋습니다."

"어디선가 뜸으로 죽은 사람도 있다는 말을 듣고, 아들이 매우 걱정하며 뜸 따

---

21) 등에 판자를 짊어진 남자. 등에 판자를 지면 시야가 좁아진다. 시야가 좁고 어리석은 사람을 가리키는 말이나, 이 글에서는 한눈팔지 않고 외길을 걷는 사람이라는 의미로 쓰였다.

위는 그만두고 빨리 의사에게 가서 잘라내자고 해서 조금 마음이 불안했습니다."

"뜸으로 죽는 사람이 1년에 한두 명 있을지도 모르겠습니다. 그렇지만 세상에는 차에 치여 죽는 사람, 술 마시고 죽는 사람, 밥 먹다가 죽는 사람도 꽤 많습니다. 죽음을 겁내면 어딘가 죽음이 없는 곳으로 도망치는 수밖에 도리가 없지 않습니까? 사람이 뜨거운 뜸을 마다하지 않는 것은 수명을 다 누리고 싶어서입니다. 뜸을 뜨다 죽은 사람이 많은지, 밥을 먹다 죽은 사람이 많은지 비교해보십시오. 밥을 먹다 죽은 사람이 많은 것은 정한 이치입니다. 죽음을 두려워하면 아무것도 할 수 없습니다. 댁의 아드님이 하는 일들은 뜸보다 더 위험합니다. 그리고 사람을 가장 많이 죽이는 것은 서양의학입니다. 헤아릴 수 없을 정도로 많은 사람이 서양의사에게 시달리다 죽어가지만, 약으로 죽이거나 다른 방법으로 죽이기 때문에 모두 모르고 지나가는 겁니다."

이렇게 설명하고는 조금도 화 난 기색 없이 온화한 태도로 치료를 시작했다. 치료혈은 다음과 같다(순서대로).

좌양지(左陽池), **중완**(中脘), **전중**(膻中), **신수**(腎兪), **차료**(次髎), **신주**(身柱), **천료**(天髎), **심수**(心兪), **좌천종**(左天宗), **기죽마**(騎竹馬), **간수**(肝兪), **근축**(筋縮), **비수**(脾兪), **곡지**(曲池), **수삼리**(手三里), **족삼리**(足三里), **태계**(太谿)

수삼리는 종기의 명혈이다. 여기 천종과 전중을 더하여 왼쪽 유방에 생긴 종기의 치혈로 정하였다.

【복부창만(腹部脹滿)의 뜸】

50대 남자 환자로, 2개월 전부터 배가 부어올라 북 모양이 되고, 명치끝부터 좌늑골 궁하에 이르기까지 주먹 크기의 덩어리가 많이 있던 것을 선생이 침구로 치료하여 점점 낫는 중이라고 하였다. 선생은 이것이 결핵성인지 무엇인지 모른다고 했다.

우선 누운 자세로 활육문(滑肉門), 대횡(大橫), 중극(中極) 등에 2촌 깊이로 침을 놓고 뜸으로 치료했다. 구혈은 다음과 같다.

좌양지(左陽池), 중완(中脘), 상완(上脘), 거궐(巨闕), 양문(梁門), 태을(太乙), 기문(期門), 수분(水分)〈여기에 새로이 천추(天樞), 기해(氣海), 곡골(曲骨)을 보충함〉, 대포(大包), 장문(章門), 신수(腎兪), 경문(京門), 삼초수(三焦兪), 차료(次髎), 신주(身柱), 폐수(肺兪), 심수(心兪), 간수(肝兪), 곡지(曲池), 족삼리(足三里), 태계(太谿).

【오미자】

선생은 조선에서 보내왔다는 오미자를 돌절구로 갈아 가루를 내어 작은 숟가락으로 떠서 물과 함께 마시곤 했다.

"선생님, 오미자는 어디에 좋습니까?"

"오미(五味)라고 씌어있지 않은가, 오미라고. 오미는 오장(五臟)에 좋지."

나는 깜빡했다. 《소문》이나 《영추》를 읽으면서도 선생과 같이 순수하게 믿을 수 없는 자신을 발견한 것이다. 선생이 설명을 덧붙였다.

"오미자의 열매는 오미를 모두 가지고 있으므로 오장을 기른다. 이것을 먹으면 음식을 지나치게 먹지 않게 된다. 먹고 싶은 것은 부족하기 때문이고, 먹고 싶지 않은 것은 충분해서 부족함이 없는 까닭이다. 이것을 가루를 내어 조금씩 먹으면 과식을 하지 않으며 오관(五官)이 모두 좋아진다고 하는데, 이는 도가의 법이다."

【눈병과 신장(腎臟)】

체격이 좋은 50대 남자 환자로, 난시에 백내장이 있어 눈이 침침하다고 했다. 이에 선생이 말했다.

"신장이 나쁩니다."

"눈이 나쁜데요?"

"눈의 중심은 신에 속합니다. 눈만 나쁜 게 아닙니다. 중심인 신입니다. 눈이 몸의 일부라는 것을 잊고, 후에 달라붙은 것으로 생각하는 모양인데, 그건 아닙니다. 몸의 이상이 눈에 나타난 것입니다. 단백뇨가 있습니다."

"아뇨, 없습니다."

"아침에 소변을 검사해보면 알 수 있습니다."

"어떻게 아십니까?"

"몸의 냄새로 압니다. 몸에 소변이 돌고 있습니다."

선생은 다시 망문문절에 관해 말했다.

"지금의 의원은 맥을 볼 뿐입니다. 그렇게 만져서 진찰하는 것을 공(工)이라 하는데 그것은 장인입니다. 한의학에서는 그 색만 보고도 진단하는 것을 신(神)이라 하고, 소리만 듣고도 아는 것을 성(聖)이라고 합니다. 이것이 가능하면 성인입니다."

【광고에 관하여】

나는 선생의 곁에서 치료를 견학하며 그 묘기와 불가사의한 치험(治驗)에 매일 놀라고 있었지만, 세상에는 아직 선생의 묘기를 아는 사람이 적었다. 따라서 이렇게 우수한 치법이 일반에게 널리 알려지지 않고, 쓸데없는 지엽말단만 알려져서 침구도의 진가가 세간에서 인정받지 못함을 아깝게 생각했다. 어떻게든 이 치법을 세상에 전하고 싶어 치험을 좀 더 상세하게 발표하는 게 어떤지 물었더니, 선생은 고개를 저으며 이렇게 말했다.

"그런 짓을 한다고 해서 알아볼 것이 아니다. 그런 일을 하지 않더라도 참으로 가치가 있는 것이라면 반드시 세간에 전해질 것이다. 참으로 솜씨만 있다면 산중에 숨어있어도 사람이 찾아와서 치료받지 않고는 못 배길 것이다."

그리고 광고는 더더욱 안 된다고 잘라 말했다.

"요즘 세상에 광고를 하는 의사가 많은데, 그런 것을 흉내 내고 싶은 생각이 전혀 없다."

지금 세상의 의사나 침구가는 광고를 너무 많이 한다. 선생은 그것을 몹시 싫어했기 때문에 치험을 발표하는 것조차도 안 될 일로 보고 허락하지 않았다. 참된 의사로 살아간 선생의 마음은 이같이 고결하였다.

【치료세설 4】

- **치료와 목욕** : "뜸뜨기 전 1시간과 뜸뜨고 난 후 1시간은 입욕하지 않는 것이 좋다."

  별 이유가 있는 것은 아니다. 뜸을 뜬 직후 입욕하면 화끈화끈 통증이 오는 수가 있고, 입욕 직후 뜸뜨면 뜨거워 참기 힘들기 때문이다.

- **암** : "암이란 것은 한두 달 만에 생기는 것이 아니다. 2년이나 3년에 걸쳐 생기는 것이다."

- **천료(天髎)** : 처음 견학할 당시에는 선생이 취했던 어깨의 혈을 견중(肩中)이라고 생각했다. 그러나 요즘에야 천료(天髎)인 것을 깨달았다(지금까지의 내용에는 모두 '천료'라고 되어있다). 이 천료혈은 제2추 하측방의 풍문(風門) 바깥쪽으로, 견갑골 안쪽 모서리(살 속 깊이 숨어있다) 바로 위로 5분 정도의 위치에 있다. 손가락 끝으로 누르면 줄기가 하나 있고 반응이 있는 자는 압통이 강하다. 등 제3행의 백호(魄戶)보다 외상방으로 1촌쯤의 위치에 해당하는 경우가 많다. 실제 취혈할 때는 눌러서 가장 반응이 잘 나타나는 곳을 잡는다. 이 혈은 두통, 경항강급, 어깨 결림, 혈압 항진, 반신불수, 상박신경통, 수명통 등의 요혈이다.

- **차료(次髎)** : 장골후상극 아래 안쪽으로 3~4분의 위치로, 제2선골공에 해당된다. 좌골신경통인 경우 반응이 가장 강하게 나타난다. 침을 놓으면 대퇴 뒤쪽이 울린다.

- **소장수(小腸俞)** : 장골후상연의 모서리 위 오목한 부위다. 여기서 약 5분쯤 아래 장골 가장자리의 오목한 곳에 상료(上髎)가 있다. 소장수에 자침했을 때 깊이 들어가면 2촌 내지 2촌 2,3분까지 들어간다. 그리고 침향은 보통 대퇴 뒤쪽부터 하지까지 가지만, 다른 방향으로 침향이 가는 일도 많다. 이것은 류머티즘이나 관절염의 명구혈이면서 부인과 질환, 남자 생식기병, 좌골신경통 등에 필수적인 혈이다.

- **뇌막염의 뜸** : '신주(身柱), 명문(命門), 백회(百會), 태계(太谿)'에 뜸을 뜨면 되는데, 적어도 50장 이상 많이 떠야 한다.
- **늑막염의 뜸** : '극문(郄門)'이 좋다. 선생이 취하는 극문은 하박 안쪽의 정중선, 곧 심포경 중에서 곡택(曲澤)과 대릉(大陵)을 잇는 선의 가운데보다 약간 위쪽에 잡는다. 물론 반응을 보아 잡는다. 보통의 극문보다는 위쪽이다. 심포경의 극혈이므로 심장판막 장애에 효과가 있는 것은 물론이고, 늑막염을 치료하는 명혈이다. 늑막에 듣는 이유는 늑막의 한쪽이 심낭(心囊)도 감싸고 있어서, 늑막의 염증은 심낭의 이상으로 이어질 수 있기 때문이다. 그래서 심포경의 극이 늑막염에 효과가 있다고 할 수 있으나, 또 한편 경락에서 생각하면 늑막염은 소양(少陽) 부위의 병이며, 소양의 리(裏)는 궐음이다. 그러므로 수궐음심포경에 그 반응이 나타나고 그 반응점이 치료점인데, 극문혈이 그것이다. 어쨌든 선생은 극문 일혈만 지압해도 늑막염인지 아닌지를 맞혔다. 늑막염에는 다른 혈도 필요하긴 하지만 극문이 주요하다.
- **탈저(脫疽)와 절골(絶骨)** : 선생은 족탈저(足脫疽)를 치료할 때 절골에 뜸을 떴다. 절골은《난경》에 "수병(髓病)을 치료한다."고 되어있고, 중요한 혈이다. 선생은 이 절골을 족외과의 안쪽, 족부(足跗) 관절 횡문의 약간 위에 잡았다. 담경 가운데 구허(丘墟)의 1촌 5분쯤 위에 있다. 절골은 '뼈가 끊어지다'란 뜻이니 뼈의 하단에 해당하는 곳에 있을 것이라는 것이 선생의 설이다. 사와다 선생의 독창혈이다.

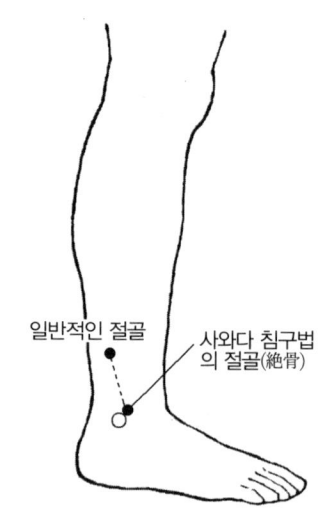

일반적인 절골
사와다 침구법의 절골(絶骨)

- **혈의 정정** : 선생은 요즘 들어 용감하게 독창혈을 주장하기 시작했다. 흔히 혈명을 바르게 해석하여 몸에 맞추고자 한 것으로, 앞에서 언급한 극문·절골·

천료가 모두 그러한 것이다. 단지 혈명을 몸에 맞추었을 뿐만 아니라, 실제 살아있는 인체를 읽고 이것을 실제 치료에 응용한 다음 결정한 것이므로 극히 실험적인 것이다. 이는 선생과 같이 직관력과 통찰력이 뛰어난 사람이 처음 이룬 것으로,《소문》과《영추》이래 헛되이 답습하는 데 불과했던 침구의 경혈이 선생에 의하여 처음으로 시정되는 느낌이 든다.

- 문맥(門脈) : 문맥의 연구를《해체발몽(解體發蒙)》에 따라 생각하더니 최근 선생은 다음과 같이 결부시켰다.

격수(膈兪)는 기문(期門)에, 간수(肝兪)는 장문(章門)에, 비수(脾兪)는 경문(京門)에 통한다.

다른 문맥에 관해서는 이제부터 연구하겠다고 했다.

- 도교 서적의 사맥(四脈) : 도교 서적에는 경맥(經脈), 낙맥(絡脈), 문맥(門脈), 진맥(眞脈) 이렇게 사맥이 있다고 한다. 경맥과 낙맥에 관해서는 세간에서 주지하는 바와 같다. 문맥에 관해서는 지금 선생이 처음 해석을 내려 연구 중에 있다. 진맥을 연구하는 것은 이제부터다. 사와다 선생은 실로 닫혀있던 한의학의 고전이란 창고를 열고, 그 속의 보물을 우리들에게 가르치는 분이다.
- 코피의 뜸 : 코피에는 풍부(風府)에 뜸을 뜨면 좋다. 이 부분의 머리털을 2~3개 뽑아도 멎는다. 풍부는 후두부 발제(髮際) 아래로 1촌이다.
- 중극(中極)의 뜸 : 누군가 아침에 눈을 뜨면 몸이 나른하다고 했다. 이에 선생이 이렇게 알려주었다. "중극(中極)에 뜸을 뜨면 좋다. 중극은 방광경이니까." 이 사람은 중극에 뜸을 떴더니 다음날 아침부터 개운하고 머리가 상쾌해졌다고 했다. 중극은 방광의 모혈이므로 방광경 전체에 영향을 미친다. 그리고 머리의 태반은 방광경과 연관이 있다.

【열과 침(鍼)】

"모든 열은 삼초에서 발생한다. 그래서 삼초경의 양지(陽池)와 중초의 중완(中脘)에 뜸을 뜨면 처리된다."

같이 공부하는 사람 중에 간헐적으로 갑자기 열이 39도 이상으로 올라가는 사람이 있었다. 이럴 때마다 선생은 활육문(滑肉門)과 삼초수(三焦兪)에 침을 놓아 치료했고, 다음날에는 체온이 정상으로 돌아왔다.

《난경》에도 "열병이 안에 있으면 기혈을 취한다."고 되어 있고, 기혈은 삼초에 속한다(《난경》 45난에 의하면 '기가 모이는 곳은 삼초 양유(兩乳)의 사이'라고 되어 있다). 그러므로 삼초수와 삼초의 원혈인 양지(陽池), 중초의 중완이 주치혈이 되고, 활육문은 인체의 양부(陽部)를 주관하는 혈이므로 이것이 열을 치료하는 혈이 된다.

선생은 이런 말도 덧붙였다.

"장티푸스의 열을 잡을 때도 활육문에 침을 놓으면 좋다."

【卍자의 해설】

선생의 설에 따르면 불교의 卍자는 실로 큰 진리의 상징이다. 기독교의 십자는 아직 원리뿐이고 활용이 밝혀지지 않았지만, 불교의 卍은 십자에 날개를 붙인 것으로, 원리가 활용되어 있는 상이다. 불교에서 말하는 구세제민은 기독교처럼 단지 영혼만 구제하는 것이 아니라 의학, 경세, 사회사업, 철학 등 모든 방면에 걸쳐 행하는 것이다. 광범위한 의미에서는 사회생활, 인류생활 전체를 정신과 물질 양면으로 구원하는 위대한 작용이다.

선생은 卍자를 치료에 응용하여 그림으로 만들었다. 배꼽을 중심으로 좌는 동, 우는 서, 아래는 남, 위는 북이다. 그리고 좌는 양, 우는 음이다. 양은 내려가고 음은 올라간다. 고로 인체에서 음양의 기는 배꼽을 중심으로 좌상에서 좌하로 내려가고, 좌하에서 우하로 돌고, 우하에서 우상으로 올라갔다가, 우상에서 좌상으로 회전한다. 배꼽을 관통하는 사선을 동북에서 서남으로 이끌고, 또 동남에서 서북으로 이끌면 좌우 선의 끝은 늑골궁(肋骨弓)에 닿는다. 이것이 기문(期門)이다. 이 기문과 배꼽 사이에 활육문(滑肉門)이 있고 그 반대쪽에 대거(大巨)가 있다.

치료에서 우하 복부를 치료하려면 좌하 복부에 침을 놓으면 되고, 우상 복부의 병을 치료하려면 우하 복부를 이용하면 된다. 또 우상 복부의 병이 좌상 복부에 나타나기도 한다. 이것이 卍자의 회전에 따른 진법과 치법이다. 좌양지(左陽池)와 중완(中脘)에 뜸뜨면 좌하 복부의 압통이 없어지는 것도, 또 배꼽 아래의 기해(氣海)에 뜸떠서 우하 복부의 통증(맹장염 등)을 고치는 것도 이 이치에 부합한다.

다음은 사선의 이치에 의한 것인데, 우기문(右期門)의 압통을 없애려면 좌대거(左大巨)에 침을 놓으면 되고, 좌기문(左期門)을 치료할 때 우대거(右大巨)를 이용하면 된다. 우하 복부를 누르면 좌기문에 반응이 나타나는 환자가 많다.

이 사선의 이치와 음양회전의 이치를 응용하면 치료가 매우 쉽다. 필자는 언젠가 오른팔이 올라가지 않는 환자를 진찰했다. 좌양지와 중완만으로는 조금도 효과가 없었는데, 배꼽 아래 기해에 뜸을 뜨니 즉각 오른팔이 올라갔다. 필자도 놀랐다. 기해는 우로 도는 것이다.

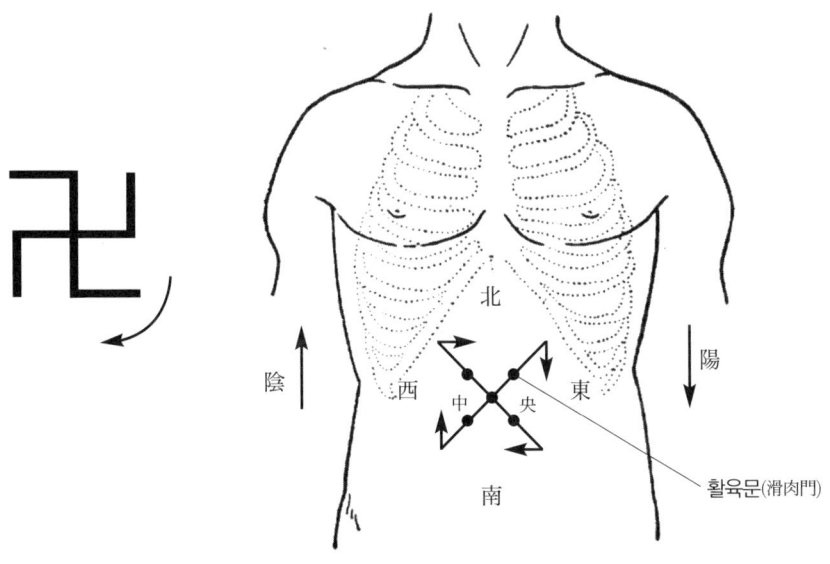

5장

제5회 견학기

〈1929년 12월 1일부터 동월 16일까지〉

　12월 1일 긴케이학원에 사와다 선생의 강의가 있어서 따라갔다. 선생은 이전부터 긴케이학원에서 여러 번 강의했지만, 나는 그날 처음 따라갔다. 그날의 강사로는 사와다 선생 외에 한 사람이 더 있었는데, 대부분의 시간을 사와다 선생이 사용했다. 청강생은 주로 학원의 학생이었고, 그 밖에 의도(醫道)를 탐구하는 사람이 몇 명 있었다. 선생의 강의는 완전히 잡담 같았다. 생각나는 대로 순서도 없이 이야기해나갔다. 그래서 그날의 필기도 단편적이다. 강의가 끝나고 선생은 학생 중 약골 몇 명을 골라 구점(灸點)을 해놓았고 우리는 거기에 뜸을 떴다.

【일음(一陰)·삼색(三色)·오병(五病)】

　신(腎)의 일음(一陰), 간(肝)·비(脾)·신(腎)의 삼색(三色), 오장(五臟)의 오병(五病). 일음·삼색·오병은 신(神)의 법칙이다. 몸에서는 신(腎)이 근본이며, 신에서 만병이 나온다. 그래서 이 신이 일음이다. 삼색이란 간·비·신의 삼색, 오병은 오장의 병이라는 뜻이다. 병이라는 것은 한 곳에서 일어나는 것이 아니라 모두 연결되어 있다.

　일음의 이상은 중완(中脘)으로 나오고, 중완에서 오장의 수(兪)로 나온다. 그러므로 우선 양완(陽脘, 양지와 중완) 두 혈에 침구한다. 즉 병은 일음인 신에서 일어나 중완으로 나가고, 중완에서 상(天), 중(人), 하(地)를 거쳐서 오장의 수(兪)로 나오므로, 이것을 치료하자면 우선 양지와 중완 두 혈에 침구해야 한다.

　• 중완에 뜸을 뜨면 신주(身柱)와 요수(腰兪)에 영향이 미친다. 음(陰)의 병이

쫓겨서 양(陽)으로 나가므로 이것을 등 쪽에서 치료하는데, 이 순서를 잘못 하면 병이 갈 곳이 없어져서 병을 치료할 방향을 못 잡게 된다. 그래서 양지와 중완 두 혈은 우선 치료할 필요가 있다. 여기서 잊지 말아야 할 것은 중완과 척중(脊中)의 관계인데, 중완과 척중은 표리관계에 있다. 척중에 뜸을 뜨면 안 되는데, 그 이유는 순서가 거꾸로 되기 때문이다. 중완에 뜸을 뜨고 척중에도 뜸을 뜨면 내외가 상박하여 병이 갈 곳이 없어져 몸에 고통이 온다.

- 상중하 삼완은 삼초에 영향을 미친다. 상완에 침을 놓으면 상초에, 하완에 놓으면 하초에, 중완에 놓으면 중초에 영향이 미친다. 그런데 중완은 또 상중하 삼초 전체를 연결한다. 그래서 위의 병은 상완에서, 아래의 병은 하완에서, 중간의 병은 중완에서 처리한다. 이 상중하 삼완이 삼초에 영향을 미치기 때문에 3×3=9가 되고, 또 이 9의 자승으로(9×9) 81이 된다. 《팔십일난경》의 기원은 여기에서 나왔다. 이 원리를 모르면 왜 81난을 만들었는지 모르게 된다.

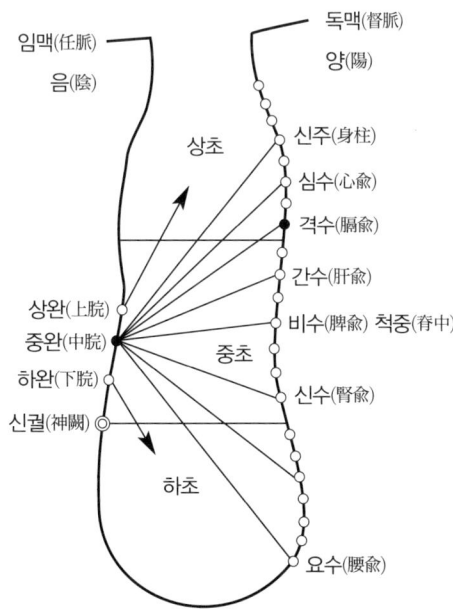

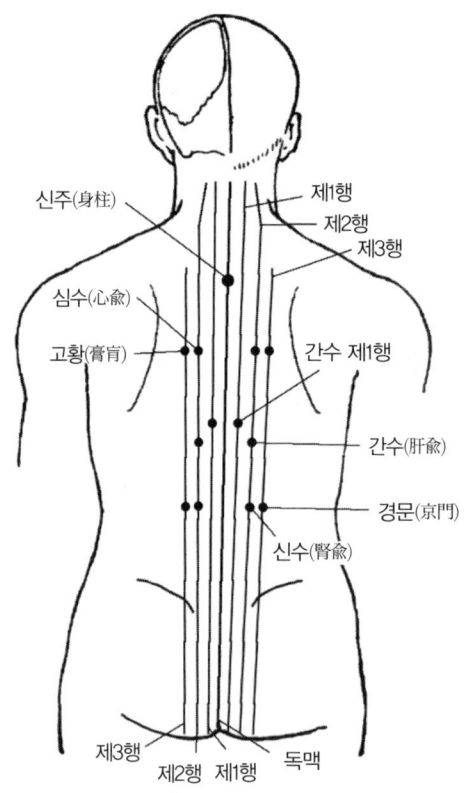

- 모름지기 병은 혈액순환이 나빠 생긴다. 어딘가 막혀서 문제가 일어나는 것이다. 이 막힌 것만 없애면 병은 문제없이 낫는다. "대의(大醫)는 태극(太極)을 고치고, 소의(小醫)는 소극(小極)을 고친다. 대의는 몸을 고치고, 소의는 병을 고친다." 이것이 의학의 갈림길이다.
- 병이 움직이는 순서는 다음과 같다. 병은 모두 격(膈)으로 들어가 간·비·신으로 전달된다. 격은 천지의 경계인데, 격에서 기문(期門)으로, 기문에서 간으로, 간에서 장문(章門)으로, 장문에서 비로, 비에서 경문(京門)으로, 경문에서 신으로 들어간다. 이것을 문맥(門脈)이라 한다. 병이 들어오는 순서는 이러한 모양이므로, 역으로 밑에서부터 치료해가면 위쪽은 치료하지 않아도 처리된다.

【배부(背部)의 3행과 그 움직임】

경(經)은 등과 배에 3행씩 있다. 그렇지만 종래 경락의 취혈법으로는 배에는 3행이 있지만, 등에는 2행밖에 없었다. 그럴 리가 없다고 생각하여 고심에 고심을 거듭하여 27년 만에 등의 제1행을 발견했다.

등의 제1행은 기죽마(騎竹馬)의 통로에 있고, 복부 신경(腎經)의 뒤에 해당한다. 마치 신경이 임맥의 바깥 5분에 위치한 것처럼 제1행은 독맥의 바깥 5분의 위치에 있다. 그리고 제1행의 혈은 각 수(兪)의 옆에도 있는데, 여기에 나오는 경우는 내장에 열이 있을 때다. 예를 들어 눈이 아플 때는 간에 열이 있어서 간수(肝兪) 안쪽에 나타난다. 여기에 침을 놓으면 5~6분 사이에 눈의 통증이 없어진다. 혀가 아프거나 갈라지는 것은 심열로, 심수(心兪) 안쪽에 나타난다. 여기에 침을 놓으면 당장 낫는다. 정말 묘하다.

그래서 척진(脊診)으로 혀의 색을 알고, 혀가 어떻게 되었는지도 알 수 있다. 척에서 혀를 알고 눈을 알기 때문에 이 진단은 조금도 틀림이 없다. 지금까지 사람들은 열이 나면 그것이 어디서 나는 열인지 몰랐기 때문에 어디서 혈을 취해야 하는지도 몰랐다. 그래서 모두 갈팡질팡했지만, 내가 제1행을 발견하여 이 난제를 모두 풀었다.

장중경도 병을 고치는 데 중요하다는 것을 알고 열의 문제에 대해 떠들었지만, 그것은 열의 본원을 몰랐기 때문이다. 제1행을 사용하면 열 같은 것은 손쉽게 처리된다. 이 진단법을 쓰면 체온계 따위는 필요 없다.

【혀의 색】

내장에 열이 있으면 혀의 색이 변한다. 혀의 색을 보면 어느 내장의 열인지 알 수 있다.

희게 되는 것은 脾와 胃　　담미(淡味)는 위허(胃虛)
노랗게 되는 것은 肝　　　　고미(苦味)는 담의 습열(濕熱)
검게 되는 것은 腎

붉어지는 것은 心

혀의 소종(小腫)과 균열은 心

　비에 열이 있는 경우 혀가 희게 변하는 것은 노란(비의 색) 것을 가열하면 희게 되기 때문이다. 간에 열이 있을 때 혀가 노랗게 되는 것은 파란(간의 색) 것에 열을 가하면 노랗게 되기 때문이다. 그러나 흑과 적과 백은 열을 가해도 색이 변하지 않는다. 그래서 혀가 검은 것은 신의 열, 붉은 것은 심의 열이다. 혀에 혓바늘이나 균열이 생기는 것도 심의 열에 의한 것이다. 그리고 혀에 수분이 많은 것은 위허(胃虛)의 표시다. 쓴맛이 나는 것은 담의 습열에 의한 것이다.

【병의 3기】

　무릇 병이 발생하면(제1기) 척부(脊部)의 제1행 기죽마의 통로에 나타나는데, 그것이 점차 중해지면 제2행으로 들어가고(제2기), 제3기가 되면 제3행으로 들어간다. 예를 들어 고황(膏肓)에 들어가는 것은 제3기다. 고황은 심수(心兪)의 바깥쪽에 있고, 여기에 나타나면 고래로 "병이 고황으로 들어갔다(病入膏肓)."고 하여 침과 약이 미치지 못할 곳에 병이 들어간 것으로 보았다. 이것이 제3기다.

　병이 들어가는 순서가 이런 양상이기 때문에 어린이의 병은 신수(腎兪)의 제1행에 가장 많이 나타난다. 이것이 진짜 명문(命門, 사와다). 그래서 이 명문과 신주에 뜸을 뜨면 어린이의 병은 대개 처리된다. 그렇지만 7, 8세가 되면 제2행의 신수에 나타나며, 또 간수(肝兪)와 비수(脾兪)에도 나타난다. 더 나이를 먹고 병이 겹치면 신의 제3행 경문(京門)에 나타나게 된다. 이와 같이 병에 제1기, 제2기, 제3기가 있다는 것을 근래에 알았는데 실로 재미있다.

　그리고 상초에서는 심수(心兪)의 위치, 하초에서는 신수(腎兪)의 위치가 가장 중요하며 그 제3행은 위에서는 고황, 아래에서는 경문이다. 간수(肝兪) 자리에서는 제3행에 나타나는 일이 드물고, 대개 기문으로 들어간다. 그래서 기문에서 취하는 것이 좋다.

【양완회(陽脘會)】

양지(陽池), 중완(中脘), 백회(百會)는 도교 서적에 '양완회(陽脘會)'라고 씌어 있고, "삼신(三神)이 들어가는 곳이라 해서 비밀로 할 것이며 함부로 남에게 전하지 말라."고 적혀있다. 양완회 3혈은 실로 하늘의 신기(神氣)가 인간의 몸에 들어가는 중요한 곳으로, 인간과 천지가 교통하는 곳이다. 양완회의 삼신을 활용하는 것이 중요하다.

중완, 양지, 백회가 중요하다는 것은 몇 번 말했으므로 자세한 것은 생략하겠지만, 중완에 침을 놓으면 실로 그 효과가 불가사의하다. 중완에 침을 놓을 때 위를 향해 자침하면 위로 침향이 가고 아래로 향하게 하면 아래로 가며 옆으로 향하게 하면 신경(腎經)으로 간다. 어디든지 침향이 가는, 실로 불가사의한 혈이다.

【음승양강(陰昇陽降)】

몸의 전후로 말하자면 병은 등 쪽에서는 내려가고 배 쪽에서는 올라간다. 음승양강(陰昇陽降) 하는 것이다. 예를 들어 기충(氣衝)은 앞쪽 복부에 있는데, 혈명의 뜻과 같이 여기에서 상승한다. 이 기충에서 상승한다는 것을 20년이나 걸려서 연구한 사람이 있었으나, 그 사람은 상승하는 일면만을 보았다. 병이 등에서는 하강한다는 다른 일면을 보지 못하고 지나쳤으니 애석하다. 무릇 학자는 이같이 편협한 견해를 가져서는 곤란하다.

같은 배부(背部)라 하더라도 음기는 상승하고 양기는 하강하므로, 외사가 풍문(風門)으로 침입해서 격수(膈兪)로 들어간 다음 간, 비, 신으로 내려가는 것이 순서지만, 반대로 신이나 방광으로 들어온 병이 위로 올라가는 경우도 있다.

그리고 경(經)은 상승하고 낙(絡)은 하강한다. 배부의 혈을 봐도 낙맥은 경맥의 조금 바깥에 있다. 거의 같은 높이에서도 경맥에 침을 놓으면 상승하고, 낙맥에 침을 놓으면 하강한다. 경맥은 음에 속하므로 상승하고, 낙맥은 양에 속하므로 하강하는 것이다.

그리고 같은 침이라도 경맥에 침향이 가는 것이 있고, 낙맥에 침향이 가는 것이 있으며, 문맥에 침향이 가는 것이 있다. 실로 침의 반향이라는 것은 불가사의하다. 따라서 침을 사용하는 방법은 어려우며, 고수 위에 또 고수가 있어 끝이 없다.

【문맥(門脈)】

진맥(眞脈), 경맥(經脈), 낙맥(絡脈), 문맥(門脈). 이 네 맥에 관해서는 중국에서도 잘 몰랐다. 중국의 의학대사전을 조사했더니 문맥이라는 글자는 있었지만, 설명이 없었다고 한다.

이 문맥은 삼십육문으로 통한다. 이 문을 열어주지 않으면 병이 해결되지 않는다. 들어가지도 나오지도 못하는 것이다. 문이 사람의 집에서는 입구인 동시에 출구인 것처럼 몸에서도 병이 들어가거나 나가거나 모두 문을 통해야 한다.

문맥에 의하면 병은 격(膈)으로 들어가 기문(期門)에 모이고, 간으로 나가 장문(章門)으로 갔다가, 다시 장문에서 비수(脾兪)로 나가고, 거기서 경문(京門)을 거쳐 신수(腎兪)로 나간다. 순서를 그려보면 이렇게 된다.

병 → 격(膈) → 기문(期門) → 간(肝) → 장문(章門) → 비(脾) → 경문(京門) → 신(腎)

이것은 침을 놓고 조사하면 잘 알 수 있다. 비수에 침을 놓으면 경문에 반응이 오지만, 깊이 자침하면 복부 제2행 위경(胃經)의 활육문(滑肉門)과 양문(梁門)에 반응이 온다. 그러나 위수에 놓아서는 경문에 반응이 나타나지 않는다. 배부에서도 부(腑)의 수혈(兪穴)보다는 장(臟)의 수혈이 중요한 이유를 이것으로 알 수 있다.

【치료세설 5】

- 혈압이 올라가는 것은 산기(疝氣)다. 기가 정체된 것으로, 기가 막혀 혈압이 올라가는 것이다.
- 유미관은 수분(水分)에서 위(胃)의 뒤로 올라갔다가 대추(大椎)의 왼쪽으로 내려가 심장으로 들어간다. 그러므로 이 유미관의 유통이 나빠지면 왼쪽 어깨에 통증이 온다. 의사가 폐첨(肺尖) 카타르라고 말하는 것 중에는 이 유미

관의 정체로 생긴 것이 많다.

- 기와 혈을 조절하지 않으면 안 된다. 실례로 어느 환자가 열이 나서 안 되겠다고 했다. 그것은 신이 약해서 수(水)가 적어지고 화세(火勢)가 성하여 열이 과한 탓이라고 설명했더니 환자가 놀랐는데, 실제로 그러했다. 수의 힘이 떨어져 화가 성했다. 수가 부족해지자 화가 승한 것이다. 아래가 막힌 것을 잊고 위쪽만을 문제 삼으면 상하가 맞지 않는다.

- 허리 아래의 문제는 모두 하초와 신의 문제다. 신이 약해지면 다리와 허리가 냉해진다. 각기(脚氣) 등도 신의 장애에서 오므로 신에 속하는 병이다. 이 무렵 서양에서도 병 가운데 70% 정도는 신과 관계가 있다는 것을 알게 됐다고 한다.

- 간경(肝經)은 위(胃)의 표리를 싸고 있다. 위의 병이 잘 낫지 않으면 간경을 살펴야 한다.

- 중완에 뜸을 뜰 필요가 있을 때는 100장이나 200장쯤 떠도 좋다. 고서에는 '500장'으로 기록한 경우도 있다.

- 어린이의 열을 잡으려면 면도칼로 제1행의 열이 있는 곳을 살짝 베어 피가 아주 조금 스밀 정도로 출혈시키면 당장 열이 사라진다. 폐렴일 때에는 폐수(肺兪)의 제1행을 베면 된다. 살갗을 벨 때는 표피만 베어 아주 조금 출혈이 있는 정도면 된다. 이렇게 간단히 열을 내리는 방법도 달리 없을 것이다.

- 이내정(裏內庭)은 식체(食滯)의 명혈이다. 두 번째 발가락의 안쪽에 있다. 내정(內庭)의 이면에 해당하는 곳에 있다. 여기에 뜸을 뜨면 식체가 바로 낫는다. 이 혈을 취하려면 둘째 발가락 바닥에 먹을 칠하고 발바닥 쪽으로 구부렸을 때 먹이 묻은 곳을 취하면 된다. 뜸을 떴을 때 뜨겁지 않으면 식체이므로 뜨거울

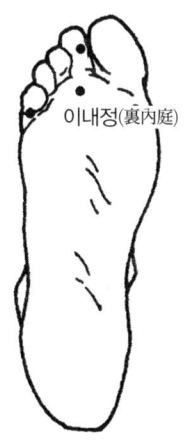

이내정(裏內庭)

때까지 20~30장 뜬다.

- **아문(瘂門)과 설신경(舌神經)** : 중풍에는 풍부(風府)와 아문(瘂門)에 뜸을 뜨면 잘 듣는다. 아문은 설신경이 나가는 곳인데, 혀가 굳은 사람에게 사용하면 정말 효과가 좋다.

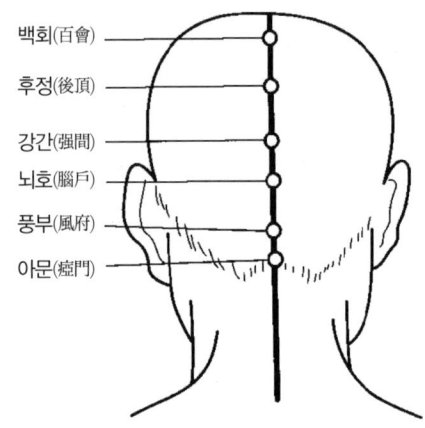

- 뜸을 뜨면 병이 있는 곳으로 반응이 가는데, 그것은 환부에 열이 있기 때문이다. 열이 있는 곳에 감각이 있는 것은 곧 전류가 흘러 열이 있는 곳으로 감전되기 때문이다.

- 상대성원리는 음양이다. 음과 양의 상대다. 이 이치를 모르기 때문에 일월도 모르고 태양계도 모른다. 신(神)은 해와 달이며, 음과 양이다. 이것을 기독교에서는 십자로 나타냈다. 십자는 음양의 교차다. 석가는 이 원리를 깨닫고 불교를 설법하였다. 그리고 이 음양이 교차하는 십자의 활용을 卍자로 나타냈다. 음양이 교차하는 불가사의한 움직임을 나타내는 것이 이 卍자다. 묘법연화(妙法蓮華)의 본체도 이것이다. 이 이치야말로 꽃과 열매를 모두 갖춘 심오한 묘법이다.

- 화(火)는 몸 안에 있는 것이든 화로 속에 있는 것이든 같은 것이며 변함이 없다. 화로의 불은 탄소가 공기 중의 산소에 의해 산화되어 일어난다. 인체에서는 중초의 비(脾)에서 함수탄소(含水炭素)가 생겨 이것이 상초의 폐(肺)에서 오는 산소에 의해 산화되어 열을 낸다. 때문에 비는 열을 발생시키는 곳이다. 그래서 《내경》에는 "비(脾)는 온(溫)을 주관한다."고 씌어 있다.

- 도가의 서적에는 "태극에서 일(一)이 나오고, 일이 이(二)를 낳으며, 이가 삼(三)을 만들고, 삼은 만물을 낳는다. 이것은 신인이 비밀리에 하는 것이다."

라고 씌어 있다. 일은 태극, 이는 해와 달[음양]이며 삼은 지구다. 이 삼은 고인이 제대로 풀지 못했다. 삼이란 산소와 규소와 염소로, 이 3원소가 지구를 구성한다. 이 3원소가 화합하여 18원소를 만들고, 9×9하여 81원소를 만들고, 만물을 낳는다.

- **침을 빼는 방법** : 고인은 "활시위를 당기듯이 하라."고 말했다. 재빨리 번개처럼 속히 빼지 않으면 안 된다.
- **경문(京門)** : 신(腎)은 인체의 서울이므로 경(京)이다. 이 서울로 들어가는 입구이기 때문에 경문이라 한다. 경문은 신(腎)의 문이다.
- **중접혈(中接穴)** : 기혈로, 풍부(風府)와 외후두결절(外後頭結節) 중간에 있고, 독맥 위에 있으며 그 좌우 5분 위치에 있는 혈을 음양혈(陰陽穴, 우는 음, 좌는 양)이라 한다. 뇌와 척수가 연결되는 곳이므로 중접이라 한다. 그리고 음양 두 혈은 배부(背部) 제1행의 기점으로, 좌우의 경이 여기서 교차한다. 여기에 뜸을 뜨면 뇌일혈 및 기타 뇌의 병과 눈병에도 효과가 좋다.[22]

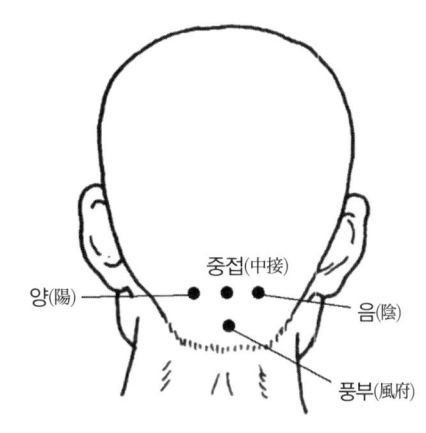

- **천주(天柱)** : 이 혈은 귀 뒤 유양돌기에서 등의 정중선으로 약 5~6분 쏠린 쪽에 있다(사와다 선생의 독창혈). 일반적으로 풍지(風池)에서 1촌쯤 위다. 방광경과 담경이 교차하는 곳이다. 여기에 뜸을 뜨면 구안와사를 고친다. 비뚤어진 반대쪽에 뜸을 뜨는 것이 좋다.

---

22) 중접(中接) 및 음양(陰陽)은 사와다 선생의 독창혈이다.

- 오미(五味) : 매운맛은 폐에 좋고, 쓴맛은 심에 좋으며, 단맛은 비에 좋고, 신맛은 간에 좋으며, 짠맛은 신에 좋다. 그러나 도에 지나치면 도리어 해당 장기를 상하게 한다. 그러므로 좋아하는 것은 약간 덜 먹고, 싫어하는 것은 조금 더 먹는 것이 좋다. 좋아하는 것을 과식하면 오히려 내장에 손상이 온다.
- 사와다 선생의 절골(絶骨)은 족외과의 안쪽 1촌쯤에 있으며, 여기에 뜸을 뜨면 발 전체에 반응이 나타난다. 탈저(脫疽)에 효과가 있고, 첨족(尖足)을 고치며, 기타 무엇에든 효과가 있다.
- 부양(跗陽)은 비골의 바깥 후연으로, 외과(外踝)에서 위로 4횡지, 약 2촌 반쯤의 위치에 있다. 여기 뜸을 뜨면 방광의 열이 내린다.
- 요수(腰兪) : 천골관열공(薦骨管裂孔) 부위의 함몰부에 있다. 중료(中髎) 아래 1촌쯤으로 독맥 위에 있다. 여기에 뜸을 뜨면 허리 전체에 영향이 간다. 요수(腰兪)라는 이름처럼 허리에 상응하는 곳이다.
- 양관(陽關) : 무릎의 바깥쪽으로, 척수 환자의 여기에 뜸을 떴더니 다리가 한쪽으로 땅기는 것이 나았다.

【요통과 복부의 뜸】

백발의 75세 노파로, 심한 요통으로 고생하다가 선생의 뜸으로 거의 나았다. 선생이 노파를 눕히고 중완(中脘) 언저리부터 아래로 눌러가며 말했다.

"힘줄이 약간 땅기는군요."

노파가 말했다.

"예, 허리는 많이 좋아졌습니다만 가슴이 조금 고통스럽습니다."

선생은 수분(水分)에 뜸을 뜨며 말했다.

"허리가 펴지면서 배 쪽이 땅기는 겁니다. 여기에 뜸을 뜨면 땅기는 것이 풀립니다. 세간에서는 허리를 고치려다가 도리어 몸통이 나빠지는 경우도 있습니다."

또 배를 한번 눌러보고 하완(下脘)에 뜸을 떴다.

이 노파의 경우 요혈은 허리에서는 신수(腎兪) · 경문(京門) · 대장수(大腸兪) ·

차료(次髎)였는데, 다소간 혈을 변경하였다. 등에서는 신주(身柱)·심수(心兪)·비수(脾兪)였고, 팔에서는 곡지(曲池)·좌양지(左陽池), 다리에서는 삼리(三里)·태계(太谿)였다. 배에서는 중완(中脘)·하완(下脘)·수분(水分) 등이었다.

【소오주(小五柱)】

선생은 평소 진찰이 끝나면 우선 좌양지(左陽池)와 중완(中脘)에 뜸을 떴는데, 때로는 여기에 상완(上脘)과 건리(建里), 신경의 음도(陰都)를 더하여 다섯 기둥으로 삼는다. 평소에는 중완(中脘)과 거궐(巨闕), 수분(水分) 또는 하완(下脘), 양문(梁門)으로 다섯 기둥을 삼았다.

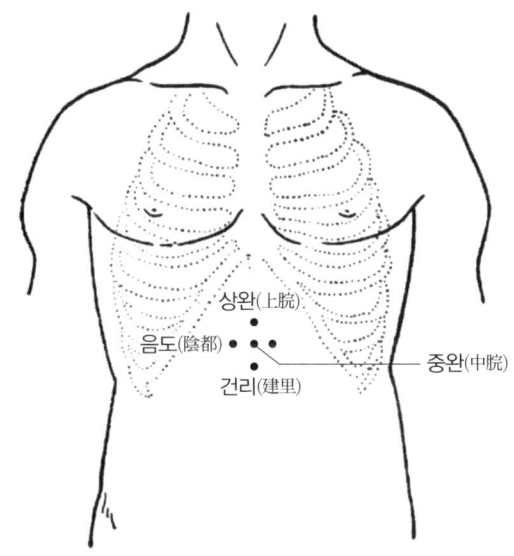

【보사영수(補瀉迎隨)】

어느 환자가 선생에게 물었다.

"침이 뜸보다 효과가 빠른가요?"

이에 선생이 답했다.

"뜸은 보(補)이고, 침은 사(瀉)입니다. 그래서 침은 만성병에 쓰는 경우가 적고, 급성병에 많이 사용합니다. 고서를 읽어보면 '보사영수(補瀉迎隨)'라는 말이 있습니다. 보는 약해진 것을 강하게 해주는 것이고, 사는 강한 것을 약화시키거나 내려서 없앤다는 의미입니다. 나는 이것을 알기 위해 얼마나 고심했는지 모릅니다. 어쨌든 고서에는 '이곳에 있는 것은 저곳을 취하고 저곳에 있는 것은 이곳을 취하거나, 이곳에 있는 것은 이곳을 취하고 저곳에 있는 것은 저곳을 취한다.'고 씌어 있기 때문에 처음에는 무슨 뜻이고 어찌 해야 하는지 확실히 몰랐습니다. 계속 공부하다 보니 '보사영수'를 의미한다는 사실을 알게 되었습니다. 이곳에 있는 것은 저곳을 취하는 일이 있고, 저곳에 있는 것은 이곳을 취하는 일이 있습니다. 또 이곳에 있는 것은 여기를 취하고, 저곳에 있는 것은 저기를 취하는 일이 있습니다. 이것이 보사영수입니다."

선생이 한마디 덧붙였다.

"자(玆)라는 글자는 현(玄)을 두 개 나란히 놓은 것인데, 현은 근본이라는 뜻입니다. 얼핏 보면 없는 것 같지만, 깊은 곳에 가라앉아 있으므로 위로 나타나는 때가 있습니다. 그것이 자(玆)입니다."

물어본 환자는 무슨 뜻인지 전혀 이해하지 못하는 눈치였다. 다만 우리는 어슴푸레하게나마 선생이 말하고자 하는 깊은 뜻을 알 수 있었다. 각설하고 선생이 말하는 '보사영수'를 다음의 문답으로 정리할 수 있다.

"요즘 어느 환자가 요통으로 고생하여 상료(上髎)에 침을 놓았더니 효과가 매우 좋았습니다. 하지만 그 후 2일쯤은 오히려 통증이 더 심하여 서있을 수 없을 정도였습니다. 그러다가 3일째에 씻은 듯이 나았는데, 이유가 뭘까요?"

"그런 경우에는 삼음교(三陰交)와 교신(交信)에 침을 놓았으면 좋았을 것이다. 상료에 침을 놓아 병이 쫓겨나갔다가 갈 곳이 없어져 그런 현상을 일으킨 것이지. 그럴 경우에 삼음교나 교신에 침을 놓아 사기를 치료하는 것을 '이곳에 있는 것은 저곳을 취하는 것'이라고 한다."

보사영수의 이치를 좀 더 깊이 이해하게 되었다.

【치료세설 6】

- **안면신경마비** : 이것은 간장의 중풍이다. 발병한 지 얼마 안 된 경우에 뜸을 뜨면 보고 있는 사이에 효과가 나타날 정도다. 발병한 지 오래되었다면 역시 오래 걸린다.
- **속쓰림** : 제8추 제1행의 기죽마(騎竹馬)에 뜸을 뜨면 대개 낫는다.
- **격(膈)은 천지의 경계** : 격수(膈兪)는 천지의 경계인데, 여기로 병이 들어온다. 격수 위는 하늘이고, 격수 아래는 사람이다. 이 천지의 경계로 병이 들어온다. 그래서 격수에 침을 놓으면 대개의 병이 낫는다.
- **비(脾)는 윤활유** : 선생이 십이원표를 가리키며 말했다.
"천지인 삼재가 일원기(一元氣)로 돌아가는 관계가 저 표에 나타나 있다. 《난경철감(難經鐵鑑)》에 나와 있는 것인데, 저것을 아는 사람이 없었다. 누구도 이 일원기를 몰랐다. 나는 몹시 고심하여 이것을 이해하고 자유로이 사용할 수 있게 되었다. 저 표는 실로 위대하지만 사실 저 표만으로는 부족하다. 저것에 비장을 더하여 기름을 치지 않으면 차가 공회전하는 것과 마찬가지다."
- 삼초는 체온을 조절하는 기관으로, 거기서 열이 난다. 그러나 현대의학에서는 삼초를 모르기 때문에 열이 나오는 장소도 모른다. 따라서 열을 처리할 수 없다. 열은 삼초를 조절하면 치유된다.
- **신(腎)은 음전기** : 배꼽 아래는 신에 속하고, 신은 음전기가 발생하는 곳이다. 그러므로 이 신이 약해지면 발이 냉해진다. 허리 아래의 문제는 모두 신(腎)에서 처리한다.
- 선생이 어느 환자에게 말했다.
"당신의 목소리만 들어도 병을 알 수 있습니다. 그 소리는 신에서 나오는 소리입니다. '하늘에 오색이 있고, 땅에 오음이 있다.'고 했는데, 색은 밖으로 나타나고 소리는 속에서 나옵니다. 이렇게 확실한 척도가 있기 때문에 색을 보아도 소리를 들어도 곧 어디가 나쁜지 알 수 있습니다. 이만큼 정확한 척도는 없습니다. 조금도 틀리는 일이 없어요. 인간은 우주의 축소판이므로 우주의 모든 일은 인간의 몸에 나타납니다. 인간의 몸은 전음후양(前陰後陽)입니다. 그리고 격(膈) 위가 상초이고, 격에서 배꼽까지가 중초, 배꼽 아래가 하초입니다. 이 삼초를 주관하는 것이 상중하 삼완으로, 상완에 뜸을 뜨면 상초에 영향을 주고, 중완을 뜨면 상중하 삼초 전체에 영향을 주고, 하완에 뜸을 뜨면 하초에 영향을 줍니다. 이 삼완과 삼초가 합쳐져서 9가 되고 구성(九星)과 만납니다. 그리고 척추는 21추가 있습니다. 격의 윗부분이 7추, 격에서 신까지 7추, 신의 아랫부분 7추로 나뉘는데 그 7이 칠요(七曜)가 됩니다. 등은 태양력이 되고, 배는 태음력이 되어 365혈이 365일에 대응하게 되어 있습니다. 이 관계를 알지 못하면 81난이 왜 있는지, 365혈을 왜 만들었는지 알 수 없습니다."

【만성감기와 양상(兩相)】

선생이 하루는 환자를 보면서 만성감기를 치료하는 법을 가르쳐주었다.

"만성감기는 풍문(風門)의 조금 바깥, 독맥에서 2촌 떨어진 기혈 양상(兩相)이란 곳에 20장씩 5일간 뜸을 뜨면 대개 치료된다."

【치료세설 7】

- **만성복통** : 대거(大巨)가 좋다. 대거는 기해(氣海)의 양 옆으로 2촌에 해당한다. 2촌이라고 해도 양쪽 유두 사이를 9촌 5분으로 하는 골도법에 의한 2촌이다.
- **뜸자의 움직임** : 대거에 뜸을 뜨면 비스듬히 기문(期門)에 영향을 미친다. 그리고 오른쪽 기문의 병이 왼쪽 대거에서 잡힌다. 왼쪽 활육문(滑肉門)에 뜸을 떠도 기문으로 영향이 가나, 이것은 왼쪽 대거를 지나서 오른쪽 기문으로 가는 것이다. 이 관계는 실로 묘하다.
그리고 병은 오른쪽 기문에서 격을 통하여 심으로 들어와, 심에서 폐로 들어간다. 그래서 심이나 폐의 천부(天部)에 들어가기 전에 대거나 활육문에 뜸

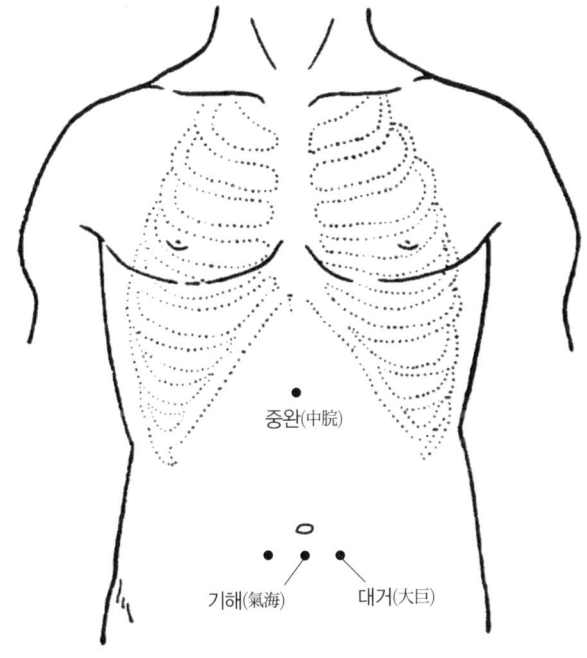

을 떠서 병이 인부(人部)에 있을 때 없애버리는 것이 좋다. 이 卍자의 법칙을 알면 병이 어디에 어떻게 있는지 충분히 알게 되고, 따라서 치료도 편해진다.

- **고의도(古醫道)** : 격보다 위는 위로, 격보다 아래는 아래로 영향을 미친다. 격이 천지의 경계라는 것을 명확하게 알 수 있다. 혹자는 어떤 책에 그런 말이 씌어 있느냐고 묻지만, 어느 책에도 그런 말은 없다. 다만 사실이 그렇기 때문에 어쩔 수 없다. 우리는 인간의 생체를 읽고 인간의 생체에서 고의도를 읽는다. 천지우주의 대법칙에 구별이 있을 리 없다. 내가 이 천지의 대법칙을 밝혔기 때문에 고의도라고 불러도 무방할 것이다.

【자연의 조제】

일본, 인도, 영국에서 나는 박하가 그 종속도 형태도 포자까지도 모두 똑같아 보이지만, 실제로 성분을 분석해봤더니 모두 다르다고 한다. 사와다 선생이 이 이야기를 듣고 말했다.

"자연의 조제다."

실로 명언이다. 이 자연의 조제만큼 영묘한 것은 없다. 우리가 사는 부근에서 나는 식물, 과일, 약초 등이 우리에게 가장 합당하다는 사실을 가르쳐준다.

6장 1930년 기록

  1930년 3월 1일, 이날은 내게 추억이 깊은 날이었다. 야간열차로 동경에 도착하여 선생 댁에서 이런저런 이야기를 하고 있는데, '부친 위독'이라는 전보가 왔다. 곧 돌아가지 않으면 안 되는 때에 선생은 나를 2층으로 데려가 짧은 시간이지만 중요한 것을 가르쳐주었다.

【상한(傷寒) : 장티푸스 및 적리(赤痢)】

  상한(傷寒)은 한(寒)에 의해 상하는 것이다. 우선 신을 침범하고, 다음 대장으로 들어간다. 그래서 대거(大巨)가 필요하다. 또 대장경의 수삼리(手三里)가 붓는데, 수삼리에 뜸을 떴을 때 뜨겁지 않으면 확실히 상한이다. 상한은 종물(腫物)이니까 수삼리로 나온다. 활육문(滑肉門)에는 나오지 않지만, 대거를 쫓으면 배부의 신과 대장의 제1행이 잡히고, 쫓기다 보면 비 쪽으로 옮겨가므로 그것을 예방하기 위해서는 활육문에 뜸을 뜰 필요가 있다.

  《내경》에 "한(寒)이 극하면 열(熱)이 발생하고 열이 극하면 한이 발생한다."고 씌어 있으니, 상한의 열은 한이 극해서 생긴 것이다.

  활육문은 비 · 신 · 삼초의 경락이 겹치는 곳이므로 뜸을 많이 뜰수록 좋다. 활육문에 침을 놓을 경우, 첫째로 얕은 곳(1촌)으로는 위경이 지나고, 그 다음으로는 신경(인후와 귀로 통한다)이 지나고, 깊은 곳으로는 삼초경이 지난다. 따라서 상한일 때는 신수(腎兪), 대장수(大腸兪), 대거(大巨), 활육문(滑肉門), 수삼리(手三里), 태계(太谿) 정도로 대개는 낫는다. 그러나 삼완(三脘)과 삼초수(三焦兪), 비수(脾兪), 경문(京門), 차료(次髎) 등은 기본적인 곳이라 조치해놓는 것이 좋다.

【폐렴】

폐렴도 상한과 비슷한 병인데, 폐렴인 경우에도 풍문(風門), 양상(兩相), 오주(五柱) 정도로 대개 처치가 된다. 이 경우 오주는 상완(上脘), 중완(中脘), 하완(下脘)과 신경의 음도(陰都)와 위경의 양문(梁門)으로, 오주에 함께 뜸을 뜬다. 이 오주는 호흡곤란을 치료하는 명혈로 천식에도 효과가 있다. 그리고 음도와 양문의 중간에 있는 혈은 신경과 위경 양쪽으로 듣는다.

【사령(四靈)의 뜸】

활육문과 대거, 이 좌우 네 혈을 사령(四靈)이라 하는데, 중요한 혈이다. 뜸의 향이 가는 방향은 卍자형으로, 배꼽을 돌아 회전한다.

- 대거는 대장에 효과가 있기 때문에 호흡기에도 효과가 있다. 대장은 폐의 표(表)이므로 폐에 듣는 것이다. 그리고 대거는 혼을 주관하는 간에도 영향을 준다. 그러므로 상한이 악화되면 대거를 통해 혼과 백에 들어가 폐렴이 된다.

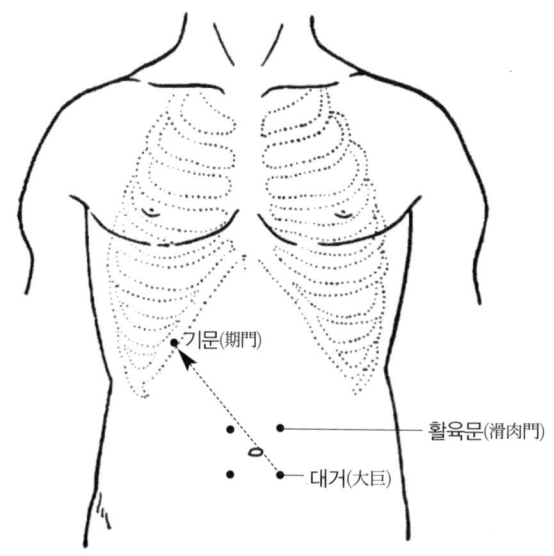

【풍사(風邪)가 들어가는 순서】

풍사는 풍문(風門)으로 침입해 제1행을 따라 격수(膈兪)로 들어가고, 다시 간수

・비수・신수로 들어갔다가, 배로 나와서 활육문(滑肉門)에 나타난다. 이때 도도(陶道)에 침을 8분 깊이로 찌르면 독맥 또는 제1행을 통하여 격(膈, 횡격막)에 영향을 준다. 격 아래로는 내려가지 않는데, 이로써 풍사가 격수로 들어가 간수, 비수, 신수로 옮겨가는 것을 알게 되었다. 사와다 선생의 도도는 풍문과 같은 높이로, 제2추 아래다. 풍사가 들어가는 순서는 다음과 같다.

풍문(風門) → 격수(膈兪) → 간수(肝兪) → 비수(脾兪) → 신수(腎兪) → 활육문(滑肉門)→ 천추(天樞)→ 대거(大巨) → 기문(期門) → 심(心) → 폐(肺)

【계명하리(鷄鳴下痢)】

곤륜(崑崙)에 뜸을 뜬다. 이 곤륜은 족외과의 아래에 있다.

일반적인 곤륜은 외과의 후방에 있으나 사와다 침구법의 곤륜은 이와 다르다. 외과의 직하 5분쯤의 위치를 손가락 끝으로 잘 찾아보면 가는 줄기가 만져진다. 그것이 혈이다. 계명하리는 장결핵(腸結核)에서 많이 나타나고, 보통 새벽 3~4시경부터 날이 샐 때까지 하복부가 살살 아프면서 설사를 한다. 일반적으로 설사를 멈추는 데는 위경의 양구(梁丘)를 쓴다. 양구의 위치는 슬개골 외각에서 약 2촌 올라가 근육의 오목한 곳이다. 이 혈에 뜸을 뜨면 설사가 멎을 뿐만 아니라 위통도 멎는다. 그렇지만 때에 따라서 변비가 오는 일도 있는데, 이럴 때는 심경의 신문(神門)에 뜸을 뜨면 된다.

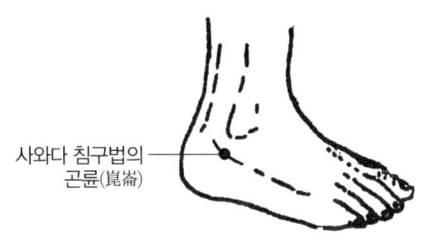

사와다 침구법의 곤륜(崑崙)

【치료세설 8】

- 부양(跗陽)은 삼음교(三陰交) 뒤쪽에 있다. 자궁과 방광의 열을 없애는 데 좋다.
- **기와 혈** : 기는 양, 혈은 음. 좌는 기, 우는 혈.
- 문(門)에서 받은 기가 중초로 갔다가 돌아서 기문(期門)에서 끝난다. 십이경맥 기혈의 순환.

- 침을 돌려서 보사(補瀉)하는 방법 : 시계 방향으로 돌리는 것이 보(補), 그 반대가 사(瀉). 역으로 돌리면 하기(下氣)를 위로 올릴 수 있다. 중완(中脘)에서 역으로 돌리면 구토를 유발할 수 있다.
- 폐렴의 뜸 : 오주(五柱), 곧 양지(陽池), 양상(兩相), 신주(身柱), 족삼리(足三里).
- 오주(五柱)의 효과 : 심계항진, 호흡 곤란. 호흡기병에도 좋다. 해수 빈발을 멎게 하고, 천식에 효과가 있다.
- 양상(兩相) : 어떤 악성 풍사라도 낫는다. 신주와 같이 뜬다. 양상은 풍문의 바깥 약 5분쯤의 위치에 있다.
- 삼초 → 소장 → 심 : 열은 삼초에서 소장으로 갔다가 심을 찌른다. 이 열은 양지, 중완에서 해결된다. 소장경의 전곡(前谷)에 뜸을 떴을 때 한열왕래가 낫는 것은 이 때문이다.
- 신(방광)→ 대장 → 폐 : 이것은 신에서 대장으로 가고, 대장에서 폐를 뚫는 순서를 표시한 것이다.
- "남풍을 끌어들이려면 북쪽 창을 열어라."라는 말이 있다. 깊이 새겨야 할 말이다.
- 오주(五柱)의 세 종류 : 첫째로 중완, 상완, 건리, 음도의 5혈(소오주). 둘째로 중완, 거궐, 하완, 양문의 5혈(오주). 셋째는 중완, 기문, 대거의 5혈(대오주)이다.
- 치루의 뜸: 요수(腰兪).

   【장결핵】

장결핵 환자가 있었는데, 치료가 버거워 선생에게 물었다.

"좋은 방법이 없겠습니까?"

"사령(四靈)이 필요하네."

그리고 이렇게 덧붙였다.

"어쨌든 오래 걸릴 걸세."

장결핵 환자는 배부(背部)의 제1행에 아주 심하게 뭉친 것이 있다. 제1행에 많이 나타나는 이유는 세균을 죽이기 위해 열이 필요하기 때문일 것이다.

【요근(腰根)의 뜸】: 근(根)의 통로

허리의 대장수(大腸兪) 바깥, 제2행과 제3행 중간에 해당되는 곳에 응어리가 잘 생긴다. 선생은 이 이름 없는 혈을 이전부터 사용했다. 다리가 나쁜 환자는 여기에 침을 놓아(깊이 2촌 5분) 적중하면 넓적다리의 안팎과 무릎관절 및 종아리를 거쳐 다섯 발가락까지 침향이 미쳐 증상이 즉시 해소될 정도로 효과를 내는 일이 있었다. 처음에 선생은 이것에 이름을 붙이지 않았는데, 나중에 요근(腰根)이라고 명명했다. 근(根)의 통로를 알았기 때문이다.

이 근의 통로는 제2행과 제3행의 중간으로 제1행과 같은 높이에 있다. 그리고 이 근의 통로에는 제1행과 마찬가지로 열이 있을 때 응어리가 생긴다. 위경련 등에는 흔히 이 근의 통로에 응어리가 생기며, 비근(痞根, 경외기혈)도 이 근의 통로에 속한다(제3행의 바깥).

근의 이름은 삼초근(三焦根), 비근(脾根), 위근(胃根) 같이 제2행의 혈명에 준하여 부른다.

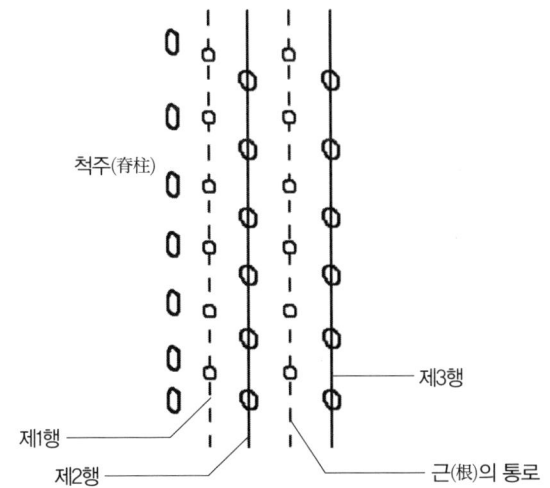

【엄지·식지와 신(腎)·대장(大腸)】

엄지나 식지의 병은 대개 신과 대장에서 비롯된 것이다. 신이 나빠지면 곧 대장에 온다. 대장이 나빠지면 엄지와 집게손가락이 나빠진다.

선생의 말을 듣고 환자를 조사해보니 말 그대로였다. 엄지에 마목(麻木)이 있는 류머티즘 증상으로 종종 치료를 받으러 오는데, 대개 대장이 나쁘고, 대거(大巨)에 나타난다. 신의 이상으로 인한 것도 많다.

【설신경(舌神經)의 뜸】

대추(大椎) 위로 1촌 5분과 아문(瘂門) 아래로 독맥 위의 한 혈을 취한 다음 그 좌우 5분의 제1행에 혈을 취하여, 이 세 혈에 뜸을 뜬다. 이것은 아문의 변용이지만 혀의 운동장애나 언어장애에 큰 효과를 나타내는 혈이다.

【육감의 세계】

"지금의 학자는 안 된다. 학문은 했지만 기술이 전혀 뒷받침되지 않는다. 기술은 실제에서 출발하지 않으면 안 된다. 실제를 조사하다 보면 문자나 숫자로 나타낼 수 없는 불가사의한 세계를 알게 된다. 그저 요령을 체득할 따름이다. 무엇인지는 몰라도 그런 감이 드는 것이다. 감으로 알 수 있는 것이기 때문에 말할 수도 쓸 수도 없다. 식물학의 대가도 그런 이야기를 했다. 말과 글로 표현할 수 없지만, 어느 식물은 어느 산 어느 골짜기에 있는지 산이나 골짜기의 형태만 봐도 알 수 있고, 실제로 가서 보면 정말로 있다고 한다. 불가사의한 일이다. 그러나 이것을 쓸 수도 말할 수도 없다."

선생의 말을 들으면서 나도 전적으로 동감했다. 술(術)의 세계에 도달하는 것은 정말로 이와 같아서 각자가 터득하는 방법 외에는 없다. 그저 책 한 권을 읽고 그것을 기억하는 것이라면 웬만큼 능력이 있는 사람은 누구나 할 수 있다. 그러나 이 묘하고 불가사의한 세계에 들어가는 요령을 파악하는 것은 쉽지 않다. 자나 깨나 딴 생각 없이 한 길에 전념하여 이 도에 종사하지 않으면 이 세계에 들어오는 것은 힘들다. 이런 생각에 깊이 잠겼다.

【열과 냉】

"지금의 의학은 열에 관해서는 떠들썩하게 말하지만, 냉에 관해서는 조금도 말이 없다. 무엇이든 반밖에 모른다. 반쪽짜리 의학이다."[23]

【천추(天樞)】

선생의 생각이 무척 진전되었다. 상한의 처치에 대해 그 전보다 견해가 더 명료해졌다. 상한에는 천추(天樞)를 치료하는 것이 매우 중요하다며 다음과 같이 말했다.

"양[天]에서 오는 것은 풍문(風門)으로 침입하여 격수(膈兪), 간수(肝兪), 비수(脾兪), 신수(腎兪)를 거쳐 점점 아래로 가서 신에서 활육문(滑肉門)으로 나가 아래로 내려가려고 한다(양은 하강하는 이치에 의함). 그런데 음[地]로 들어오는 것은 우선 신수(腎兪)로 들어가고, 신수에서 다시 대장수(大腸兪)에 들어간 후 대거(大巨)로 나와서 위로 올라가려고 한다(음은 상승하는 이치에 의함). 이 내려가려고 하는 사기와 올라가려고 하는 사기가 상박하여 괴롭다. 그 장소가 천추(天樞)로, 이때 장 내에 저(疽)가 생긴다. 이것이 상한, 즉 장티푸스다. 그러므로 장티푸스인 경우 이 천추에 뜸을 많이 뜰 필요가 있다."

선생은 이 말을 다시 다음과 같이 정리했다.

"하늘에서 오는 것은 활육문으로 오고, 땅에서 오는 것은 대거를 거쳐 활육문으로 오고자 하니, 천지가 상박할 때 천추가 고통 받는다. 이때 장 내에 저(疽)가 생기는데, 이것이 장티푸스다."

【의사와 병】

의사와 병에 관한 선생의 생각은 다음과 같았다.

"의사 자신이 '의사는 병을 고치는 사람이 아니다.'라고 말하고도 이상하게 여기지 않는다. 이것이 현대의학의 추세다. 자연의 힘으로 나아가는 것을 의사가 감

---

[23] 뒷장에 쓸 예정이지만 열에서 오는 것을 처리하려면 열부(熱府)를 가지고 하고, 한에서 오는 것을 처리하려면 한부(寒府)를 가지고 한다. 이러한 것이 나중에 생각으로 정리되었다.

독하는 것에 불과하다고 말하지만, 그것은 정말 어리석은 의학이다."

　선생의 치료를 보노라면 그냥 자연의 힘으로 나아가는 것을 감독하는 데 불과하다는 말은 적합하지 않다. 즉시 난치병 환자가 호전되는 경우가 많았다. 뿐만 아니라 선천적으로 체질이 약한 사람도 바뀌어 강건하게 되었다. 물론 선생의 의술에서도 의사가 자연의 보조자임을 부정하지는 않으나, 그것은 극히 강력한 보조자라고 할 수 있었다.

【해독하는 뜸】

"모르핀 주사를 놓아도 통증이 멎지 않는 위경련 환자를 다루어봤는데, 모르핀을 전혀 쓰지 않은 사람보다도 통증이 멎는 양상이 나쁘고 회복도 신통치 않았습니다."

　내가 물으니 선생이 다음과 같이 답했다.

"축빈(築賓)에 뜸을 뜨게. 축빈에 뜸을 뜨면 모르핀 독 따위는 사라져버리지. 축빈에 뜸을 뜨면 모든 독이 해독된다네. 중독도 약독도 모두 축빈으로 해결되네. 모르핀 주사를 맞은 환자를 다룰 때에는 우선 축빈에 뜸을 뜨고 시작하는 게 좋지."

　축빈은 매독 등을 없애는 데 특효혈로 쓰이지만, 약독을 없애는 데에도 도움이 된다고 배우고 보니 그 응용 범위가 넓어졌다.

【각막염의 뜸】

각막염의 뜸에 대하여 질문했을 때 이렇게 가르쳐주었다.

"각막염에는 합곡(合谷)이 좋지. 눈의 중심이 나쁜 것은 신 때문이야. 홍채는 간, 흰자위는 폐와 대장, 눈꼬리(외제)가 붉은 것은 심과 소장, 눈구석(내제)은 신과 방광이지. 외부에서 먼지가 들어온 것이라면 몰라도, 자연히 눈이 나빠진 것은 몸에서 발생한 것이므로 몸부터 치료해야 하네."

【지양(至陽)의 뜸】

선생이 지양(至陽)을 쓰는 일이 잦아졌다. 격(膈)이 천지의 경계라는 것이 확실해졌기 때문일 것이다. 중초의 병과 하초의 병은 이 격수의 중앙인 지양을 통하여 천의 부위로 나간다. 따라서 이 지양에 뜸을 떠서 이것을 치료한다.

선생이 전굴 환자의 지양에 뜸을 뜨기에 이유를 물었다.

"이 사람은 격(膈)이 땅겨서 전굴이 됐네."

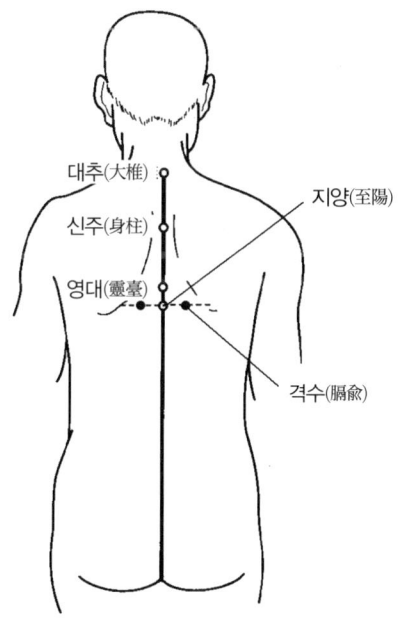

【사기(邪氣)의 이동】

선생은 항상 사기의 이동에 대해서 연구했다.

"본혈을 따라서 도망갈 장소가 없으면 근(根)의 통로로 나간다. 예를 들어 신수(腎兪)를 따라서 도망갈 장소가 없으면 신근(腎根)으로 나간다."

"치료 과정 중에 보면 전의 상태가 나올 수도 있다. 간 길을 돌아오는 것과 같다."

"이와 같이 풍이 변동하여 오기 때문에 처음에는 놀랐다. 그렇지만 익숙해지면 그것을 간파할 수 있으므로 놀라지 않게 된다. 어떤 식으로 변동해도 대응법을 알기 때문에 문제없다. 그러나 어떻게 변동하는지 모르면, 그 변동을 어떻게 처치해야 하는지 갈피를 잡을 수 없어서 곤란해진다."

정말 선생 말이 옳다. 이 변동을 처리할 수 없으면 환자를 자유자재로 다룰 수 없다. 바로 이러한 이유로 병이 들어오는 경락과 나가는 경락을 자세히 연구할 필요가 있다.

선생은 사기의 이동을 연구하는 데 주야로 마음을 썼다. 먼저 경혈의 이동을 발견했는데, 이것이 사기의 이동을 깨닫는 전제가 되었고, 그것에서 추측하여 사기의 이동을 알게 되었다. 경혈의 변동에 대하여 다음과 같이 말했다.

"옛 사람 누구도 경혈의 변화에 대해 밝히지 않았기 때문에 처음에는 놀랐다. 그러던 중 실제로 인체를 충실히 관찰하여 경혈이 이동한다는 사실을 알게 되었고, 이 경혈의 이동을 정정하니 병의 움직임을 알고 생각대로 치료할 수 있게 되었다."

또 이렇게 말했다.

"내장의 열이 나오는 방식은 두 가지다. 첫째, 신의 열은 지양(至陽)으로, 비의 열은 영대(靈臺)로, 간의 열은 신도(神道)로, 격의 열은 4추 아래로, 흉중(심폐)의 열은 신주(身柱)로 나오는 경우다. 이는 《소문·열론》에 나오는 말이다. 둘째, 신의 열은 신수의 제1행에, 비의 열은 비수의 제1행에 나오는 식으로 각각 제1행에 나오는 경우다."

【슬관절 염좌의 교정】

어느 환자가 무릎을 삐어서 일어서거나 앉을 때 아프기도 하고 소리가 난다고 걱정했다. 선생은 특기를 발휘하여 그 자리에서 치료했다.

우선 환자의 발을 모아서 끈으로 두 엄지발가락을 나란히 묶고, 이어서 두 발등에서 발바닥으로 끈을 돌려서 꼭 묶었다. 발목과 무릎 아래(삼리에 해당하는 위치), 무릎 위 이렇게 세 군데도 마찬가지로 꼭 묶어 모두 5군데를 단단히 묶은 뒤, 무릎 환부의 올라온 곳에 엄지손가락을 대고 세웠던 무릎을 단번에 눌러 뻗쳤다. 이 방법은 환자가 생각지도 못하는 사이 갑자기 하는 편이 더 효과가 있다. '빠각' 하는 소리가 나면서 삐끗한 무릎이 나았다. 끈을 풀고 환자를 세워보고 앉혀보니 조금도 아프지 않다고 했다. 정말 묘기였다.

"이것은 무릎 가운데의 십자인대가 있는 장소가 잘못된 것이므로 이렇게 고치는 것 이외에는 치료방법이 없다."

【수포음(水泡音)】

현대의학에서는 폐를 청진하여 수포음이 들리면 곧 폐첨카타르라고 진단한다. 여기에 대해 사와다 선생이 말했다.

"수포음은 삼초에 이상이 생긴 것이다. 삼초에 이상이 있으면 수포음이 있기 마련이다. 폐첨카타르로 볼 것만은 아니다. 그것을 무턱대고 폐첨카타르로 진단하여 환자를 잡아서는 안 된다. 삼초 가운데에서도 상초는 유방과 통하고 하초는 자궁 뒤에 있다. 하초와 상초는 매우 밀접한 관계가 있는데, 그것은 자궁에 아이가 들어서면 젖이 나오지 않는 것을 보아도 알 수 있다. 하초에 이상이 있으면 곧 그것이 상초에도 영향을 미친다."

선생은 이러한 견지에서 폐첨카타르라고 하는 환자를 다룰 때에도 특히 하초를 진찰해야 한다고 주장했다. 하초 유미관의 흡수가 나빠지면 영양섭취가 나빠진다. 전신의 영양상태가 나빠지면 폐에도 영향을 미친다. 따라서 세균에 대한 저항력도 약해진다. 영양이나 지방이 부족한 결과 피부가 약해지고, 추위에 대한 저항력이 약해져서 감기에 걸리기 쉬워진다. 폐의 저항력이 약화된 상황에서 자주 감기에 걸리면 결국 폐결핵에 이를 수도 있다. 폐첨카타르를 치료하는 데 가장 필요한 일은 하초를 조절하여 하초의 흡수를 좋게 하는 것이다.

【소아의 사구(斜灸)】

소아의 감증(疳症)에 뜸을 뜰 때는 보통 간수와 비수를 어긋나게 취한다. 예를 들어 남자는 우측 간수와 좌측 비수에 뜨고, 여자는 좌측 간수와 우측 비수에 뜨는 식으로 하는 것이 예로부터 내려오는 방법이었다. 사와다 선생은 이 사구를 격수와 심수 쪽까지 연장하여 독특한 사구를 만들었다.

"심의 고장은 꼭 우에 나타나므로 우의 심수에서 잡는다."

종래의 사구에 조금 변화를 준 것이다.

【동기(動氣)에 대한 해석】

어느 환자가 심장이 나쁘다고 하자 선생이 이렇게 말했다.

"동기(動氣)가 있으면 곧 심장이 나쁘다고들 하지만 심장에는 동기가 없습니다. 동기는 삼초와 신에 있을 뿐입니다. 삼초의 동기와 신의 동기는 둘이자 하나인 관계입니다. 신은 삼초의 기를 얻어서 움직입니다."

이어 말했다.

"배꼽 왼쪽이 단단한 것은 기입니다. 삼초는 기입니다."

【자체 임상실험】

여름에 선생이 다테야마(立山)에 올랐을 때의 일이다. 지옥계곡을 건너 정상 가까이 도달했을 때 발병하여 열이 40도 이상 오르고 병세가 맹렬하였다. 수행하던 제자가 선생의 지시에 따라 치료했으나, 몸이 굳어서 침이 전혀 들어가지 않았고 몇 개 없던 침을 모두 망가뜨리고 말았다. 그러자 선생은 양지(陽池), 중완(中脘), 하완(下脘), 활육문(滑肉門), 수분(水分), 기해(氣海), 대거(大巨), 중추(中樞) 등에 뜸을 뜨라고 지시했고, 한 혈에 66장씩 뜨고 나니 차츰 호흡곤란이 진정되고 증상도 누그러져 며칠 안 되어 치유되었다. 극히 모험적인 실험이었다. 이후 이에 대해 선생은 다음과 같이 회고했다.

"지난번에 신이 직접 병 치료 강습을 해주셔서 매우 도움이 되었다. 어쨌든 열이 40도나 되는 처지에, 고산 정상에서 기압이 낮아 호흡도 가쁘고 맥도 빨라져서 어찌할 도리가 없었다. 나았기에 망정이지, 낫지 않았더라면 부흥하기 시작한 침구의 대도가 역전될 뻔했다. 정말 위험했는데 완전히 신의 시험이었다. 치료하기 가장 곤란한 곳에서 치료하기 가장 곤란한 병을 맞았던 것이다. 배에 뜸뜰 때 책에 육육이라고 씌어 있던 것이 기억나서 36장을 뜨면 좋을 것으로 생각했는데, 그것으로는 모자라서 66장씩 떴다. 시간으로는 3시간 걸렸다. 그것으로 겨우 병세에 차도가 오기 시작했다. 육육이라 씌어 있었기 때문에 36장이라고 생각했는데, 66장이었다. 거기서 나 자신의 몸을 실험 대상으로 삼아 지금까지 몰랐던 것을 모두 알게 되었다. 기문(期門)에 침을 놓으면 배부를 돌아서 고황(膏肓)에 나오는 것, 운문(雲門)과 기문(期門)이 오므라드는 것, 병은 간수(肝兪)와 격수(膈兪) 사이로 들어가고 또 그 사이에서 수습된다는 것, 최후까지 병이 머무는 곳은 간수와 격수 부근이며, 근(根)의 통로로 나오는 것은 정경을 따라 갈 곳이 없어졌을 때에 나오는 것이라는 사실 등을 잘 알게 되었다. 더욱이 비근(脾根)에 누구도 몰랐던 혈이 있는데, 여기에 침을 놓았더니 신·비·간으로 침향이 가고, 때로는 머리 언저리까지 간다는 것도 함께 알게 되었다."

침구도 부흥이란 대사명을 촌각도 잊지 않았던 선생은 이와 같이 자신의 큰 병으로부터 숱한 치료비법을 발견했다. 병세가 심했던 것에 대해서는 이렇게 말했다.

"장기간에 걸쳐 몸속에 쌓인 나쁜 것이 한꺼번에 나와 단번에 없어지려니까 병이 그렇게 심했겠지."

그리고 심한 병세에 침을 놓는 법에 관해 가르쳐주었다.

"아무리 굳고 예민한 곳이라도 침을 뽑았다 또 찌르는 식으로 하면 잘 놓아진다."

【뜸의 배합】

선생이 어느 호흡기질환을 앓는 부인 환자를 왕진했을 때 수행하였다. 이 환자는 오랫동안 폐의 이상으로 고생했는데 선생 덕분에 살아있다며 선생을 매우 신뢰하고 있었다. 영양 상태는 그다지 좋지 않았고 매우 쇠약했다. 선생은 기본적인 뜸을 모두 뜨고 침도 놓았으나 간수(肝兪)만은 뜨지 않았다. 이유를 물었더니 이렇게 답했다.

"병자의 기가 가라앉아 있을 때는 간을 뜨지 않는다. 간을 수습해버리면 기가 뻗친 것이 풀려서 병을 때려눕히지 못하기 때문이다. 이 환자에게는 조금 기를 세워줄 예정이었다. 이와 같이 뜸을 배합하는 것이 중요하다."

【차(茶)】

어느 환자에게 왕진 갔을 때 매우 맛있는 차(茶)가 나왔다. 돌아오는 길에 선생이 한 말이다.

"차는 지금 항해업자의 실용품이 되었다. 녹차는 비타민이 풍부하므로 괴혈병을 예방하는 데 좋다. 게다가 차에는 고미와 감미가 있으므로 심과 비를 이롭게 하고 간을 자극하여 흥분시키는 효과가 있다. 그렇지만 신을 냉하게 하므로 소금기를 보충해야 된다. 차에 단맛이나 짠맛이 좋은 것은 그 때문이다."

【명주(命柱)】

명주(命柱)는 명문(命門)과 신주(身柱)라는 말이다. 사와다 선생은 어린이의 병에는 곧잘 명주에 뜸을 떴다.

"어린이는 신이 지켜주기 때문에 어린이의 병에는 명주(命柱)로 충분하다. 가슴 이상에는 신주, 허리 이하에는 명문으로 낫는다. 명문은 제1행의 혈로, 왼쪽에 나오는 일이 많다."

【절대안정】

"절대안정이라 해서 아무 것도 시키지 않고 있으니 모두 죽어간다. 천지간에 살아있는 동안 가만히 꼼짝도 않는 것은 없다. 살아있는 사람에게 죽은 것을 흉내내게 하는 것은 나쁘다. 우리 원칙에 의하면 오래 누워있으면 폐를 상한다고 했다. 오래 누워만 있으면 폐를 상하므로 폐병에는 절대안정이 가장 나쁘다. 의사가 뭐라고 해도 이 원칙을 꺾어서는 안 된다."

선생은 폐병 환자를 대개 이런 식으로 설득했다. 무엇이든 절대안정을 취해야 한다며 보행이 가능한 환자까지도 누워있게만 하여 기를 죽이고, 식욕을 없애 몸을 망쳐버리는 사고방식을 한꺼번에 타파하고자 이렇게 설득한 것이다. 증상이 가벼운 환자들은 이 말만 들어도 원기가 나며 속히 나아졌다.

【뜸 치료의 일수】

치료를 받으러 온 사람 가운데 며칠쯤 뜸을 계속 떠야 되느냐고 묻는 사람이 종종 있는데, 대답하기 곤란할 때가 있다. 그런 경우 선생은 이런 식으로 능숙하게 답했다.

"며칠이라고 날짜를 정할 수는 없습니다. 몸이 그만큼 나빠질 때까지 상당히 오래 걸렸을 겁니다. 치료는 간 길을 돌아오는 것과 같습니다."

환자도 이 말을 들으면 아무 말 없이 오래 시구할 마음을 먹었다.

【치료세설 9】

- **운문(雲門)** : 선생은 "운문은 천기가 들어오는 곳이다."라고 하며 천식 환자에게 뜸을 떴다. 선생이 취한 운문은 보통의 취혈법으로 하면 중부(中府)의 가장자리로, 쇄골 하연에서 약 2촌쯤 내려간 곳이었다.
- **행간(行間)** : 이곳은 역상(逆上)에 효과가 있다. 상기(上氣)하거나 역상하여 괴로운 사람에게 뜨는 곳이다. 선생은 "간과 비에 든다."고 했다.
- **산기(疝氣)** : 어느 환자에게 산기라고 하니 아니라며 승복하지 않았다. 이에 선생은 "현대의학에는 산기라는 것이 없습니다. 광고를 보면 산기, 산적취, 복통 등등이 있습니다. 지금의 박사들은 양놈들 엉덩이만 핥고 있으며, 자기네 나랏말은 조금도 모릅니다. 산기는 예부터 있던 병으로, 누구나 그런 것쯤은 알고 있었습니다."
- **적취(積聚)** : 선생이 적취를 설명할 때는 《난경》의 설을 취한 듯하다. 56난과 57난의 적취에 관한 글을 종이에 써서 보관했다.

【유방의 병과 뜸】

천종(天宗)에 뜸을 뜨면 유통(乳痛)이 사라진다. 젖이 나오지 않을 때 양지(陽池)와 중완(中脘), 천종(天宗)에 뜸을 뜨면 나오지 않던 젖이 나온다. 천종은 소장경에 속한다. 유미관은 소장에서 시작되므로 천종을 떠서 소장을 좋게 하고 양지와 중완을 떠서 삼초를 좋게 하면 젖이 나오게 되어있다. 산후 부인에게 백대하가 흐르면 젖이 나오지 않는다. 유미가 하초에서 흡수되어 자궁 쪽으로 내리는 것이 백대하인데, 양지와 중완 두 혈을 뜨면 유미의 흡수가 왕성하게 되고 백대하가 멎어 젖이 나오게 되는 것이다[24].

【격수(膈兪)와 간수(肝兪) 사이】

"병은 격수와 간수 사이에서 일어나 다시 그 사이로 돌아간다."

이는 선생이 중병을 앓으며 몸소 경험한 다음 다른 사람에게도 시험해보고 체득·발견한 법칙이다. 선생은 이것을 신에게서 전수받았다고 했다. 실제로 난치병을 고치고 마지막 남은 것이 여기에 있다. 그리고 이 격수와 간수 사이에 남은 병을 처리하려면 제8추 아래의 무명혈을 쓸 필요가 있다. 선생의 설로는 이 제8추 아래에서 병이 좌우로 교차한다고 하였다. 이에 대하여 선생은 이렇게 말했다.

"격수와 간수 사이는 고서에는 없지만 매우 중요하다. 병을 치료하면 마지막에는 그 쪽으로 기가 쏠린다. 거기를 치료하면 대개 완전히 낫는다. 고인이 어떤 뜻으로 거기를 비워두었는지 알 수 없지만 어쨌든 중요한 곳이다."

【표리(表裏)의 사령(四靈)】

좌우 대거(大巨)와 활육문(滑肉門) 네 혈을 사령(四靈)이라 부른다는 것은 앞에서도 말했다. 선생은 요즘에 와서 리(裏)의 사령을 풀이했다. 좌우 고황(膏肓)과 이기문(裏期門) 네 혈이다.

기문의 정확한 뒷면이 이기문인데 이 이기문과 고황이 리의 사령을 형성하고, 표의 사령(대거, 활육문)과 표리관계가 된다. 즉 대거에서 기문으로 들어간 병이 고황으로 나와 비스듬히 이기문으로 간다. 말하자면 오른쪽 고황에서 왼쪽 이기문으로 가고, 왼쪽 고황에서 오른쪽 이기문으로 가는 것으로, 이 좌우의 사선이 교차하는 곳이 제8추 아래다.

"8이라는 수는 실로 중대한 수다. 천지가 교차하여 8이 되고, 그 8에 8을 곱하면 64가 된다. 역(易)은 팔괘로, 그 8과 8을 짜 맞추어 64괘가 되는 고로 천지의 교착관계를 나타낸 것이다. 태극이 나뉘어 음양이 되고, 음양이 교착하여 천지가

---

24) 이 설은 선생이 《해체발몽(解體發蒙)》을 복각할 때 부가된 '삼초논중(三焦論中)'의 설과 일치한다. 학리적 규명이야 어찌 되었든 실제 양지와 중완에 뜸을 뜨면 틀림없이 이러한 치효가 나타나니, 이를 부인할 수 없다.

운행하는 원리인 역이라는 것을 근래에 와서야 확실히 깨달았다."

선생은 이 무렵 운기(運氣)를 열심히 연구했기 때문에 우리들로서는 도저히 알 수 없는 이야기를 했다. 그러나 이것을 인체에 적용해 새로운 치료법 몇 가지를 발견했다.

【위경(胃經)과 신경(腎經) 사이】

사와다 선생이 등의 제2행과 제3행 사이에서 근(根)의 통로를 발견하고, 그것을 사용하게 된 일에 관해서는 앞에 기술하였다. 근래에 와서는 배에도 마찬가지로 신경 중간의 혈을 잘 사용한다. 전에는 음도(陰都)와 양문(梁門) 사이를 사용하여 이것이 위경과 신경에도 듣는다고 가르쳤으나, 요즘은 대거(大巨)와 사만(四滿) 사이와 활육문(滑肉門)과 수분(水分) 사이도 사용한다. 예를 들면 대거에 반응이 나타나는 환자를 보고 있는 동안에 대거가 해결되어 사만과 대거 사이로 나오는 일이 있다. 그런 경우 이 신경과 위경 사이의 혈을 사용한다. 그렇게 신경 사이를 사용하게 된 후부터 취혈이 점점 자유로워졌다.

7장 1933년 기록

【천리(天理)와 지리(地理)】

"천리(天理)는 종(縱)이다. 경락경혈 서적은 모두 건강체를 본으로 하고 있기 때문에 천리가 씌어 있다. 그러나 병이 생기면 상궤를 벗어나 변화되어 있으므로 지리(地理)를 쓰지 않으면 효력이 나타나지 않는다. 땅의 이치는 비스듬한 것[斜]이다. 그래서 등의 제1행에 있는 혈은 모두 지리에 따라 바른 경혈에서 비스듬히 위쪽에 있다. 즉 명문(命門)이나 간의 제1행 등은 신수(腎兪)나 간수(肝兪)보다 비스듬히 위에 있다. 이 이치로 근의 통로도 해석할 수 있다. 근의 통로도 지리를 따라 비스듬히 위치하고 있다. 무엇보다도 등의 제1행과 제2행은 같은 경락이 둘로 갈라져 발현된 것이라는 것을 알게 되었는데, 이것은 크나큰 수확이었다. 등의 제1행을 알았기 때문에 병을 다루기가 매우 편해졌다. 몇몇이 제1행과 같은 곳을 '화타의 혈'이라 하여 사용했지만 본격적이지는 않았다. 제1행은 방광경이 갈라진 것이라는 사실을 알게 되면 자유자재로 응용할 수 있다."

【냉증의 뜸】

친척집에 딸 하나가 있었다. 24세의 시골 처녀였는데, 3월 말에 산에 나무를 심으러 갔다가 그날 밤부터 열이 나고 위장장애를 일으켰다. 3~4일 뒤에는 의식불명에 말도 할 수 없게 되었고, 그와 동시에 누운 채로 4~5일간 주야로 계속 고개를 좌우로 흔들다가 죽고 말았다. 무슨 병인지도 몰랐다. 이 문제를 선생에게 물어봤다.

"그것은 신장과 대장의 장애 때문이다. 몸이 너무 냉해졌기 때문에 사령(四靈)과 기문(期門), 이기문(裏期門)을 썼으면 좋았을 것이다. 사령은 대거(大巨)와 활육문(滑肉門)인데, 신과 대장의 장애는 대거에 나타난다. 이기문이라는 것은 정확히 기문의 뒷면이다. 효과가 좋다. 병은 기문으로 들어온다. 얼마 전에 내가 다테야마에서 시험에 들었을 때 그 관계를 잘 알게 되었다. 이것을 알면 병을 치료하는 데 문제가 없다. 어떠한 난증도 치료한다."

【독맥(督脈)과 방광경(膀胱經)의 관계】

"등의 제1행과 제2행의 반응은 모두 하나의 병이 발현된 것으로, 제1행을 따라서 있는 것이 제2행에 나타나는 경우도 있고, 제2행을 따라서 있는 것이 제1행에 나타나는 경우도 있다. 어쨌든 이 제1행과 제2행, 독맥은 하나가 변화한 것이라는 사실을 알게 되자 치료가 매우 수월해졌다. 예를 들면 간수(肝俞)와 간의 제1행 그리고 근축(筋縮), 이 셋은 하나의 병이 변화하여 각종 형태로 발현된 것이다. 그러므로 이것을 따로따로 보지 않고 하나로 보면 된다. 임맥도 그러하다. 임맥과 신경, 위경 세 경락 역시 마찬가지다. 임맥에서 신경으로 갔다가 위경에 가는 경우가 있고, 역으로 위경에서 신경으로 갔다가 임맥으로 가는 경우도 있다. 이 세 개는 하나가 셋으로 나타나고 있는 것이니, 셋이되 하나다. 이것을 알면 경락을 자유자재로 응용할 수 있다.

【독맥의 혈을 전부 사용한 이야기】

"어느 환자를 보고 뜸을 뜨려고 했는데, 등의 독맥 혈이 모두 부어 있어서 마디마디 모두 침을 놓아 기를 빼주었다. 그런 일은 거의 없으나, 어쨌든 재미있는 몸이었다. 그 경우 독맥의 기를 빼주지 않았더라면 뇌로 올라가 틀림없이 뇌막염 같은 것을 일으켰을 것이다."

【치료세설 10】

- **위근(胃根)의 침** : 이것은 근(根)의 통로로, 제2행과 제3행 사이인데 효과가 좋다. 침을 놓은 후 반응 정도로 미루어 보건대, 위근 부분은 우로는 문맥(門脈)으로 침향이 가고, 좌로는 유미관으로 침향이 가는 것 같다. 여기에 침을 놓으면 복통이나 소화불량 같은 것은 즉시 낫는다.

- **명문(命門)의 뜸과 야뇨증** : 명문은 야뇨증에 잘 듣는다. 독맥의 명문이 아니고 제1행의 명문이다. 이 혈에 뜸을 한 번 떴는데, 좀처럼 낫지 않던 야뇨증이 근본적으로 치료된 적이 있다.
- **순역의 법칙** : 대장에서 신으로 가는 것은 순이고, 신에서 대장으로 가는 것은 역이다. 이 관계는 병을 시간에 배당한 내용(8장 참조)을 보면 안다.
- **귀 및 편도선** : 귀 부위나 편도선에 나오는 것은 신과 대장이다. 신과 대장 제1행에 침을 놓으면 목덜미가 땅기는 것이 좋아진다.
- **월경폐색** : 월경폐색은 여러 가지 원인으로 일어나는데, 비에서 비롯된 것, 간에서 비롯된 것, 신에서 비롯된 것 등등 각각 구별이 있다. 비는 포(胞)를 연결하는 십사경에도 있는데, 포는 아기주머니, 즉 자궁이란 뜻이다. 비에서 비롯된 것은 혈해(血海)가 효과가 좋다. 혈해는 무릎 중앙에서 바로 위로 약 2촌에 있다. 간에서 비롯된 것은 삼음교(三陰交)를 쓰면 효과가 좋다. 신이나 대장에서 비롯된 것은 합곡(合谷)이 좋다. 어쨌든 몸을 잘 살펴 나타나는 곳을 취하여 조치하면 된다.

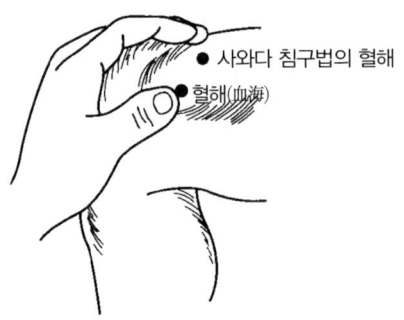

사와다 침구법의 혈해
혈해(血海)

- **양지(陽池)와 중완(中脘)** : 이 둘은 없어서는 안 된다. 병은 곧 기(氣)를 앓는 것이다. 기는 삼초에 있는데, 인간의 정신을 단전에 수습하려면 우선 삼초를 조절해야만 한다. 이 삼초를 조절하려면 양지와 중완이 모두 필요하다. 양지는 삼초의 원혈이며, 삼초는 원기를 전하는 특사이므로 이 양지와 중완을 쓰면 십이원혈(十二原穴)을 모두 쓰는 것과 같다.

- **십이원혈** : 십이원혈은 모두 필요하나 양지와 태계는 절대 뺄 수 없다. 태계는 신의 원혈이며 선천의 원기를 충만하게 하는 곳이고, 양지는 삼초의 원혈로 후천의 원기가 들어오는 곳이기 때문에 그렇다. 십이원혈 가운데 태연(太淵)과 완골(腕骨)은 별로 쓰지 않지만, 나머지는 모두 필요한 혈이다. 경골(京骨)은 후두부에 적체된 기를 소산시키는 데 효과가 대단하다. 후두부는 방광경으로, 경골은 방광의 원혈이다. 대릉(大陵)은 "오장의 기가 어느 곳에 있는지 분간이 되지 않을 때 사용하라."는 말이 있다. 중요한 혈이다. 심장이 나쁠 때 극문(郄門) 대신 사용한다. 합곡(合谷)은 혈압 항진이나 백내장에 효과가 있다. 눈의 외상에도 좋다. 신문(神門)은 심장에도 효과가 있지만, 변비의 명혈이다.

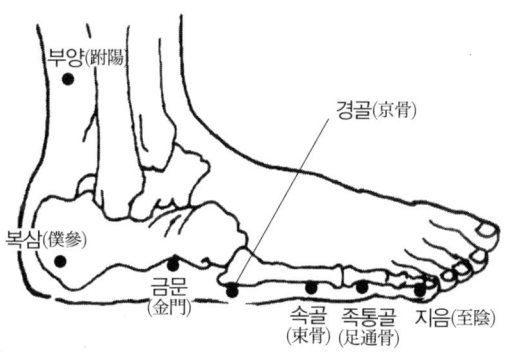

- **대저(大杼)와 인후** : 대저는 인후질환에 효과가 좋다. 이 혈은 별달리 사용하기보다는, 증상이 나타나면 사용한다.
- **노궁(勞宮)과 해수** : 노궁은 중풍에도 효과가 있지만, 가장 효과가 좋은 것은 기침이다.
- **척골신경마비의 시구점** : 척골신경마비에는 곡지(曲池)와 사독(四瀆)을 연결하는 선이 소장경과 교차하는 점이 효과가 있다.
- **중풍으로 손이 펴지지 않는 경우** : 중풍으로 손이 펴지지 않으면 곡지(曲池)와 극문(郄門) 두 혈을 연결한 선이 심경과 교차하는 점에 뜸을 뜨면 좋다. 두 혈

모두 사선의 관계다.

- **손목이나 손가락이 부었을 때** : 소장수(小腸兪)나 상료(上髎)가 좋다. 이곳을 치료하면 즉시 호전된다. 그래도 잘 안 되면 손가락이 갈라진 곳에 뜨면 좋다.
- **제18추 아래** : 제18추 아래는 매우 효과가 좋은 곳이지만, 고서에는 기록이 없다. 제9추 아래는 근축(筋縮)이라는 중요한 혈인데, 2×9=18임에도 제18추 아래가 누락됐다는 것은 수긍할 수 없다. 이것은 새로이 더할 필요가 있다. 특히 제18추 아래는 소장수(小腸兪)의 중앙이므로 필요한 혈이라는 것은 말할 나위가 없다.
- **중요 혈의 수** : 경혈 중 가장 필요한 것은 대체로 81혈이다. 좌우 두 혈씩 헤아리면 162혈이나, 독맥과 임맥은 한 혈씩이므로, 실은 158혈 정도다.

【천삼지오(天三地五)에 관하여】

하나인 태극이 음양 둘로 나뉘어 셋이 되는 것을 천삼(天三)이라 한다. 그리고 이 천삼에서 목화토금수 오행이 나뉜다. 이 오행을 지오(地五)라고 한다. 즉 '二一天作五'가 된다는 뜻이다. 음양 둘과 태극 하나가 오행을 만드는 고로 '二一天作五'이다.

이와 같이 펼치면 둘이 되고 셋이 되고 다섯이 되며, 이를 다시 거두면 둘이 되고 하나가 된다. 이 이치를 아는 것을 "개합(開闔)을 안다."고 한다. 뛰어난 사람이 아니면 상고시대에도 몰랐던 깊은 진리다. 이 이치를 설명하여 "일에서 이가 나오고, 이에서 삼이 나오며, 삼은 만물을 낳는다."고 하였다.

【외한(畏寒)을 없애는 법】

"추위를 타는 것을 예전에는 상한이라고 했다. 장티푸스에만 국한된 것이 아니다. 류머티즘도 추위를 타는 것이다. 추위를 없애려면 수삼리(手三里)에 뜸을 뜰 필요가 있다. 7~8장으로는 부족하다. 많이 떠야 한다. 족삼리(足三里)도 효과가 있다. 추위를 타는 것은 양명경에서 없앤다. 장티푸스인 경우에도 수삼리에 많이 뜨지 않으면 안 된다."

【치료세설 11】

- 삼리(三里)의 뜸과 어린이 : 족삼리는 가급적 어린이들에게는 뜨지 않는 것이 좋다. 성장을 멈추게 할 우려가 있다.
- 양구(梁丘)와 변비 : 양구에 뜸을 뜰 때는 상당히 조심해야 한다. 변비를 일으킬 수 있다. 만약 변비를 일으켰다면 신문(神門)에서 잡아야 한다. 신문은 변비를 치료하는 데 효과가 좋다.
- 위산과다의 뜸 : 위산과다를 한 번에 고치려면 고황(膏肓)에 뜸을 뜨면 된다. 이때 족삼리에는 뜨지 않는 것이 좋다. 삼리에 뜨면 효과가 없다. 위산과다는 간장의 산(酸)과 폐장의 신(辛)이 뒤바뀐 것이다. 그 때문에 폐 쪽으로 산을 빨아올리는데, 고황에 뜸을 뜨면 그것이 원래 자리로 되돌아간다. 산(酸)은 간으로 돌아가고 신(辛)은 폐로 돌아가서 치료가 되는 것이다.
- 상검하수(上瞼下垂)의 뜸 : 위경의 함곡(陷谷)은 실로 묘한 혈이다. 상검하수에 효과가 좋다. 《내경》에는 "상검은 비에 속하고 하검은 위에 속한다."고 되어 있으나, 상검하수는 위경의 함곡에서 낫는다.
- 배꼽의 뜸 : 배꼽에 뜸을 뜨려면 배꼽 위에 얇은 종이를 놓고 눌러 배꼽의 함요부로 밀어 넣은 다음 가운데에 소금을 채우고 그 위에 뜸을 뜬다. 이렇게 하면 뜨거워 참기 어려울 때 종이를 들어냄으로써 재빨리 제거할 수 있다. 그렇게 하지 않으면 배꼽에 화상을 입을 수 있다. 배꼽의 뜸은 매우 효과가 좋지만 평소에는 뜨기 힘들고, 배꼽 부근의 대거(大巨)나 활육문(滑肉門), 기해(氣海), 수분(水分), 황수(肓兪) 등에 뜬다.
- 중완(中脘)과 오주 : 양문(梁門), 상완(上脘), 하완(下脘), 음도(陰都) 등은 중완을 보조한다. 중완 한 혈로 충분한 효과를 내기 힘들 때 이를 보완하기 위해 사용한다.

【견갑 관절통의 즉치】

1934년 7월 28일 저녁의 일이다. 선생은 하루 치료를 마치고 8시경 산책을 나갔다가 10시에 돌아왔다(나도 길동무로 따라 나섰다). 한 청년이 우리가 돌아오길 기다리고 있다가 요요기까지 왕진을 부탁했다. 선생은 청년에게 증상이 어떤지 물었다.

"마자키 신사부로 대장이 어제부터 완통(腕痛)으로 움직이지 못합니다. 내일 꼭 어전에 나가야 하는데 난감합니다. 대단히 죄송합니다만, 꼭 좀 부탁드립니다."

선생은 승낙하고 곧바로 준비하여 마자키 대장의 집으로 출발했고, 도착하니 그럭저럭 11시경이었다. 바로 진찰을 시작했다.

누워있는 환자에게 상반신을 일으켜보라고 했으나 팔이 아파서 쉽게 일어날 수 없었다. 손가락 끝에 무엇이 닿기만 해도 오른쪽 견갑 관절이 아파서 견딜 수 없다고 했다. 겨우 일어나자 신생이 오른쪽 허리 신수(腎兪) 부근을 손바닥으로 받치고 말했다.

"여기에 열이 차있습니다. 여기가 조금 부어있지 않습니까? 여기서 머리로 올라가려는 것이 어깨에서 막혀 팔로 간 것입니다. 머리로 가지 않아 다행입니다."

환자를 엎드리게 하고 우측의 간수(肝兪), 비수(脾兪), 신수(腎兪)에 걸쳐 높이 부어오른 곳을 손가락으로 가리키고 신수의 제1행(우측)과 볼록한 곳에 혈을 찾아내어 2촌 5분 깊이로 침을 찔러 넣은 뒤 잠시(약 1분) 멈추고 회선술을 실시하면서 말했다.

"부기가 가라앉았습니다. 이제 통증도 대충 없어졌지요?"

환자는 팔을 움직여보고 아프지 않자 놀라면서 대답했다.

"예, 통증이 많이 줄었습니다. 마치 거짓말처럼 통증이 가시는군요."

선생은 계속하여 오른쪽 소장수(小腸兪)에 침을 놓고, 오른쪽 격수(膈兪) 제1행과 고황(膏肓) 언저리에도 침을 놓은 뒤 말했다.

"어디 일어나 앉아보십시오."

그러자 환자가 손쉽게 일어나 앉았다. 그 순간 무의식중에 오른손으로 침상을 짚었으나 의외로 많이 아프지 않아서 놀랐다. 선생은 환자의 오른쪽 어깨 천료(天

髎) 바깥쪽에 침을 놓은 다음 병풍(秉風)에 약 1촌 5분 깊이로 침을 놓고 말했다.

"팔 쪽으로 기분 좋게 느낌이 가지요?"

"예, 그렇습니다."

그 다음 척택(尺澤)과 삼양락(三陽絡)에 침을 놓고 말했다.

"열을 이쪽으로 이끄니 열이 없어지고, 도리어 음기가 여기에 몰려 차가워졌습니다."

나도 만져보았는데 확실히 차가웠다. 또 천종(天宗) 위 삼초경이 지나는 통로와 천부(天府, 종래의 천부보다 위)에도 침을 놓고 팔을 움직여보라고 했다.

환자가 손목을 움직이며 말했다.

"이것은 어제부터 안 되었습니다."

팔을 위로 올려보니 머리 부근까지 손이 올라갔지만 아직 견갑 관절이 아프다고 했다. 그러자 환자를 바로 눕히고 중완(中脘)에 6~7분 깊이로 자입한 뒤 엎드리게 하고 양릉천(陽陵泉) 밖(비양 위에 해당하는 비골소두 바깥쪽 아래 1촌)에 침을 놓고 팔을 위로 뻗어보라고 했다. 팔은 거의 통증 없이 뻗어졌다. 다시 위양(委陽)과 부극(浮郄) 중간에 침을 놓은 뒤 손을 등의 제8추 옆에 대고 말했다.

"열이 여기로 쫓겨 모여 있습니다."

그리고 그곳에 침을 놓자 통증이 깨끗이 사라졌다. 환자는 침상에서 오른손을 짚고 일어나서 옷을 입고 허리띠를 맸다. 그래도 아프지 않았다.

"이것으로 내일 큰일을 치를 수 있겠군요."

환자는 대단히 기뻐하며 선생을 응접실로 안내하고는 아팠던 팔로 차를 마시고 담배를 피웠다. 모두 묘기에 놀랐고, 환자 자신은 꿈만 같다고 했다. 선생은 여유 있게 담배를 한 대 피우고, 아무렇지도 않은 표정으로 전혀 피곤한 기색도 없이 유유자적한 태도로 인사하고 집을 나섰다.

곰곰이 선생의 묘기를 생각해봤는데, 환자의 말에 의하면 제일 처음의 일침으로 통증의 8~9할이 사라졌다고 했다. 더구나 환부에서 떨어진 허리에 놓은 침이었다. 실로 묘기였다. 선생이 돌아오는 차 안에서 병리를 설명했다.

"이는 냉이 신에서 대장으로 들어가 있어서 그것을 쫓아내기 위하여 열이 난 것이다. 그 열을 없애면 이어서 음기도 나간다. 그리고 침을 놓다 보면 마지막으로 사기가 간수와 격수 사이에 모이는데, 그것을 없애주면 깨끗이 낫는다. 또 양릉천 바깥에 놓은 침은 한 번에 양유맥(陽維脈)과 양릉천 양쪽으로 효과를 보기 위함인데, 그렇게 하지 않으면 팔은 좋아지지만 사기가 또 다리로 간다."

아울러 이런 설명을 덧붙였다.

"수족의 류머티즘 때문에 움직이지 못하는 경우에는 삼양락에 20~30장 뜸을 뜨면 곧 편안해진다."

선생의 말은 모두 확신에서 나온 것으로 조금도 애매한 점이 없었다. 그리고 말대로 되었는데, 실로 생각대로였다. 수행했던 나의 감상을 부기하자면, 권세나 지위에 조금도 아첨하지 않고 생각하는 대로 소신을 말하는 고결한 선생의 태도에는 정말이지 탄복했다. 치료의 묘기는 그렇다 치더라도 인간으로서의 태도도 실로 훌륭했다.

【암의 진단】

체격과 영양 모두 좋아 얼핏 봐서 나쁜 곳이 없을 것 같은 40세 가량의 남자 환자가 왔다. 선생은 얼굴을 보자마자 이렇게 말했다.

"위에 암이 생기기 시작했습니다. 지금 빨리 고치지 않으면 안 됩니다."

"어떻게 아십니까?"

"눈 밑에 검붉은 색이 나타났어요. 그것은 암의 징후입니다. 이 진단은 틀림없습니다."

선생의 말을 들은 환자가 거울을 보니 눈 밑(권료의 언저리)을 보니 확실히 특유의 검붉은 색의 띠 모양이 나타나 있었다.

실은 환자도 위의 상태가 나빠서 선생의 치료를 받으러 왔던 터라 그 진단에 매우 놀랐다. 그리고 묘한 질문을 했다.

"저의 암은 선천적인 것입니까, 후천적인 것입니까?"

"지금 사람들은 쉽게 선천이니 후천이니 잘난 척을 하는데, 제대로 아는 사람은 없습니다. 한의학에서는 신장의 작용을 선천의 원기라 하고 비장의 작용을 후천의 원기라 하며, 그 선천과 후천의 두 원기를 맞붙여놓은 것을 삼초의 상화(相火)라고 합니다. 이 세 가지가 인간 원기의 근본입니다. 선천적인 것도 후천적인 것도 모두 치료할 테니 꼭 나을 겁니다. 걱정할 일은 아닙니다."

환자는 그 뜻을 전혀 몰랐지만 선생에게 설득되어 입을 다물었다가 잠시 후 또 입을 열었다.

"제 친척 중에 의사가 있습니다. 뜸은 동물성신경이나 교감신경 중 약해진 어느 한 쪽을 자극하여 상태를 좋게 하는 것이라고 했는데, 정말 그렇습니까?"

선생이 의기양양하게 대답했다.

"그렇게 간단히 뜸의 원리를 설명할 수 있다면 얼마나 좋겠습니까. 자신이 뜸을 떠보지도 않고 멋대로 이론을 펼치고 우쭐댔군요. 뜸은 불을 응용한 것입니다. 쑥에 불을 옮겨 인체의 원기를 보충하는 것입니다. 애당초 불이 어떤 것인지는 아무도 모릅니다. 불을 사용해도 된다고 신이 허락한 것은 인간뿐입니다. 불은 영묘하고 불가사의한 것입니다."

【수혈(俞穴)에 대하여】

무슨 이야기를 하다가 수혈(俞穴)의 이름에 숨어 있는 깊은 뜻에 대한 말이 나왔다.

"정말이지 약삭빠른 방법이었지만, 나는 가장 먼저 오장수(五臟俞)를 주목했다. 등의 수혈(俞穴) 가운데 오장수가 가장 중요하다는 사실을 알면 나머지는 쉽게 풀린다. 그 다음은 육부의 수다. 그리고 '수(俞)'라는 글자가 붙은 혈은 모두 중요하다. 제2행의 수혈을 알면 제3행도 쉽게 풀린다. 제3행은 제2행의 변화로, 병이 제3기에 들어간 것이다. 사람들은 이렇게 중요한 것을 제대로 모르고 있다. 전혀 이치에 맞지 않는 것도 많다. 그런 것으로는 치료도 진단도 할 수 없다."

"경문(京門)에 관해서는 정말 고심했다. 어디에 있는지 전혀 몰랐으므로 여러 가지로 궁리한 끝에 결국 지금의 자리로 정했다(신수의 제3행으로 일반적으로 지실이라고 하는 곳). 경(京)은 서울이라는 뜻이다. 서울은 중앙에 있으므로 종래의 책에 나온 바와 같이 몸의 측면에 있을 턱이 없다. 신장은 우리 몸의 서울이다. 그 서울의 문이 경문(京門)이다. 그러므로 경문은 신의 모혈이다. 기존 책에 나온 경문에서는 신장의 반응이 조금도 나오지 않으니, 그것은 경문이 아니다. 혈명의 의미를 바르게 해석하지 않으면 그것을 전혀 응용할 수 없다."

정말 선생의 말이 옳다. 나도 선생을 사사하고 나서야 혈명의 의미를 이해하게 되었다. 이것을 알면 자유자재로 응용할 수 있게 된다.

황문(肓門)에 관한 이야기로 이어졌다.

"황문은 황(肓)의 문인데, 황수(肓兪)와 연결되어 있고, 기해(氣海)와도 연결되어 있다. 기해는 황의 원혈이다. 그리고 '肓' 자가 붙는 혈은 모두 고황(膏肓)과 연결되어 있다. 실로 대단히 묘하다. 또 고황의 원혈은 구미(鳩尾)인데, 이것도 고황과 연결되어 있다. 고황과 구미는 삼각 관계로 피라미드를 뒤집어놓은 모양이다."

선생이 피라미드라고 하여 쓴 혈은 몇 개가 있으나, 그 중 가장 중요한 것은 수분(水分), 황수(肓兪), 대거(大巨), 기해(氣海) 여섯 혈이 만든 피라미드와 수분, 활육문, 황수, 기해 여섯 혈이 만든 피라미드다. 이 밖에 중완과 기문으로 된 피라미드도 있다.

이야기가 옆으로 샜지만, 수혈에 대한 해석을 실제로 몸에 적용해 정확하게 붙인 선생의 공적은 위대하다. 이로 인해 진단과 치료가 매우 단순해졌다.

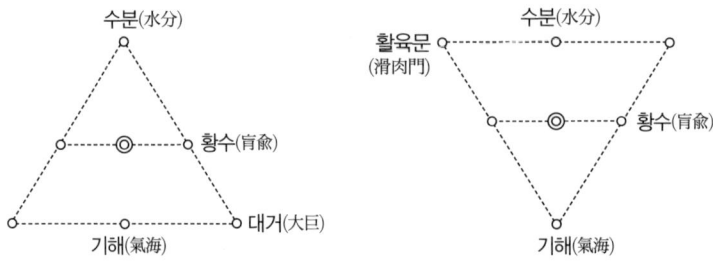

【설사를 멎게 하는 뜸】

선생에게 물었다.

"선생님, 제가 요즘 더위를 먹은 데다 급성 대장카타르가 일어나 5일간 계속 설사를 했는데, 매우 힘들었습니다. 이럴 때 바로 설사를 멎게 하는 침이나 뜸은 없습니까?"

"대장카타르는 허증이기 때문에 침보다는 뜸이 잘 듣는다."

선생은 이렇게 말하며 내 왼쪽 무릎 위(양구 부근)를 손가락으로 눌렀다..

"이 양구(梁丘)에 뜸을 뜨면 낫는다. 신기할 정도로 효과가 좋다. 음성설사라면 대개 이것으로 족하다. 음성설사는 양명에 나타난다. 대장경도 위경과 마찬가지로 양명이므로 수양명(대장경)의 병이 족양명(위경)에서 치료된다. 그런 경우가 많다. 경락이라는 것은 실로 불가사의하다."

선생이 말을 이었다.

"그리고 또 다른 한 가지 설사는 양성으로 양구에 나타나는 일은 적고, 흔히 태양경의 곤륜(崑崙)에 나타난다. 곤륜은 족외과 바로 밑에 있다. 여기에 나타나는 설사는 흔히 계명하리(鷄鳴下痢)라 하여 새벽녘에 설사하는 것이다."

선생의 깊은 연구에 완전히 고개가 숙여졌다. 사와다 선생이 사용한 양구의 위치는 슬개골 외측 각을 따라 약 2촌 올라가 근육의 오목한 곳으로, 직고근(直股筋)과 외대고근(外大股筋) 사이에 해당되고, 신경은 외고피하신경에 닿아있다. 여기에 뜸을 뜨면 보통 위쪽으로 향하여 위경의 경락에 영향이 간다.

양구는 위경의 극혈로, 위경련의 특효혈이고, 앞에서 말한 바와 같이 급성 대장카타르의 특효혈이기도 하다. 설사를 멈추게 할 때는 왼쪽을 사용하면 좋다.

【양구(梁丘)와 음시(陰市)에 대하여】

양구는 이상과 같이 중요한 혈이기 때문에 참고로 고서를 조사했다.

《십사경발휘초(十四經發揮鈔)》에는 "양구는 무릎 위 2촌 두 근육 사이"라고 쓰여 있는데, "족양명의 극혈이며, 혈의 위치가 분명하다."고 주를 달았다.

《침구설약(鍼灸說約)》에는 "양구는 무릎 위 2촌 두 근육 사이에 있으며, 침은 3분, 뜸은 3장 뜬다. 각슬통(脚膝痛)을 치료하며, 반신불수의 요혈이다."라고 쓰여 있다.

《경혈휘해(經穴彙解)》에는 "양구는 일명 과골(跨骨)이며, 양명의 극혈이다. 무릎 위 2촌 두 근육 사이다."라고 쓰여 있다.

이상과 같지만(지금 이 원고는 여행 중에 적은 것으로, 가까이에 있는 참고서는 이것뿐이었다), 양구의 주치에는 각슬통과 반신불수가 있을 뿐, 양명의 극혈로 응용하는 법은 전혀 찾아볼 수 없었다. 거기서 음시(陰市)의 주치를 보고서야 비로소 깨달았다.

《침구설약》에 "陰市在膝上三寸, 拜而取之. 鍼五分灸七壯. 治寒疝少腹痛. 張滿腰已下. 寒痺水腫大腹."이라고 되어 있다. 한산(寒疝)은 냉해서 오는 것일 것이다. 냉으로 소복(少腹), 즉 하복부에 통증이 있는 것과 장만(張滿), 즉 복막염으로 인한 허리 이하의 한비(寒痺), 복수로 복부가 팽만한 것에는 음시가 효과가 있다고 한 것이다. 음시는 그 혈명과 같이 '음이 모이는 곳'이다. 그러므로 음시는 양명경에서 음성인 병을 주치하는 곳이다. 그리고 양구는 바로 그 밑에 있는 양명경의 극혈이므로, 앞에서 말한 바와 같이 위경련이나 대장카타르에 특효가 있을 것이다. 참고로 고서에 기재된 것을 더 소개한다.

《십사경발휘초》에는 "陰市在膝上三寸. 伏兎下陷中拜而取之."라고 되어 있고, 일명 음정(陰鼎)으로 되어있다. '拜而取之'에는 '꿇어앉아서 취한다.'고 주가 달려 있다(그러나 나는 무릎을 굽히지 않고 다리를 뻗게 한 자세로 취하는 경우가 많다).

《경혈휘해》에는 "陰市一名陰井, 膝上參寸. 伏兎下. 若拜而取之. 陷者中. 膝內輔骨後. 大筋下. 小筋上. 禁灸. 雖云禁灸家傳亦灸七壯."이라고 쓰여 있다. 이러한 주 가운데에 '素問云, 股骨上空在股陽出上膝肆寸.'이라 한 것은 참고로 하는 데 족하다. 고양(股陽)은 대퇴의 바깥쪽이다.

【곤륜(崑崙)에 대하여】

곤륜도 중요한 혈이기 때문에 참고로 고서를 조사했다.

(1) 《십사경발휘초》에는 "崑崙在外踝後跟骨上陷中."이라고 쓰여 있다. 주 가운데 "神應經曰, 崑崙在足外踝後五分跟骨陷中."과 "醫統曰, 崑崙在足外踝後跟骨上陷中. 細脈動應手. 足太陽膀胱脈所行爲經火."라는 주가 있다.

외과 뒤 5분과 세동맥이 감지되는 곳이라 한 것은 사와다 선생의 취혈과 일치한다. 단, 외과 뒤라고 했지만 외과 뒤의 하방이라고 해석하는 게 좋다. 이 곤륜에 해당하는 곳을 강하게 누르면 동글동글한 것이 만져지는데 통증이 강하다. 이것은 외과의 후하방을 돌아다니는 비장신경의 족배지(足背枝), 즉 외측족배신경에 해당한다. 더욱이 이 혈은 방광경의 경혈에 해당하여 '해수한열을 주치하는 곳'이다. 즉 방광의 열이 나타나는 곳이다.

(2) 《경혈휘해》에는 "崑崙(靈樞)外踝之後, 跟骨之上, 爲經陷中. 細脈動應手. 外踝, 從地直上參寸, 兩筋骨中."이라고 쓰여 있다.

(3) 《침구설약》에는 "崑崙在外踝後跟骨上陷中. 鍼五分灸三壯. 治脚如結, 踝如裂. 足跟腫不得覆地. 霍亂轉筋. 小兒發癎瘈瘲."이라고 쓰여 있다.

이 주치에 따르면 좌골신경통, 류머티즘, 기타에 분명히 효과가 있지만, 설사에 효과가 있다는 말은 없다. 따라서 이 혈을 계명하리의 특효혈로 정한 것은 사와다 선생이 시초라고 해도 과언이 아니다.

【활육문(滑肉門)에 대하여】

"하늘의 한기가 풍문(風門)을 거쳐 격, 간, 비, 신에 들어올 때는 활육문에 나타난다. 활육문은 내장에 들어온 풍사를 없애는 데 가장 좋은 혈이다. 침을 놓아도 좋고 뜸을 떠도 좋다. 편도선이나 중이염, 이하선염 등은 단번에 낫는다. 정말 묘하다. 침은 1촌 5분에서 2촌쯤 찔러도 괜찮다."

선생은 진료하며 종종 이 활육문에 침을 놓았는데, 상당히 깊이 자침했다. 내 친구가 한열왕래로 고생할 때 선생은 활육문과 수분(水分) 중간에 침을 놓고는

학(瘧)을 치료하는 데 특효가 있다고 했다. 과연 한열왕래로 고생하던 친구는 곧 나았다. 선생은 신적(腎癪)에도 곧잘 여기에 침을 놓았다.

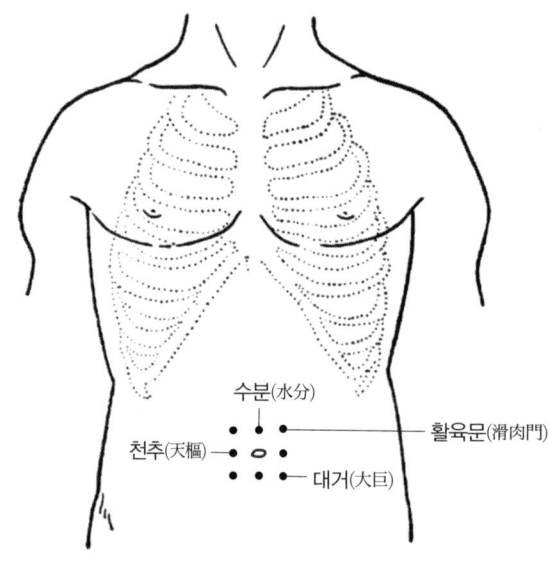

【대거(大巨)에 대하여】

"땅의 한기가 삼음교(三陰交)를 거쳐 위에 들어와 대거(大巨)로 내려온다. 그것이 더 내려가면(설사하게 되면) 좋으나 내려가지 않으면 대장의 모혈인 천추(天樞)에 모여 종기가 생긴다. 이것이 바로 장티푸스다. 적리(赤痢)는 소장 쪽에 모이기 때문에 경증이다.

하기(下氣), 즉 지기(地氣)는 대장으로 간다. 대장으로 가면 대거로 나온다. 대장에 들어간 지기를 없애는 데 가장 좋은 혈이 대거다. 대거로 들어간 지기는 역으로 올라가 기문(期門)을 찌른다. 기문에서 폐, 늑막으로 들어간다. 그러므로 대거는 폐렴과 늑막염의 본산 격이다. 폐렴과 늑막염은 냉이 야기한 것으로 역(逆)이다. 역은 여기에서 일어난다. 역의 본고장이다. 그리고 사령(四靈)은 역을 수렴한다. 사령을 쓰는 법을 병이 역으로 된 경우에도 잘 해결할 수 있다.

대거는 대장의 병, 즉 설사, 변비, 장염과 기관지염, 인후염, 폐렴, 늑막염 등에 특효가 있다. 그리고 자궁의 병과 대하, 월경곤란 등에도 효과가 좋다. 월경곤란은 냉 때문에 자궁이나 혈관이 수축되어 일어나는 것이다."

　대거도 선생이 잘 사용하던 혈이다. 앞에 적은 것 외에 하지의 병에도 잘 응용했다.

【천추(天樞)에 대하여】

"천추(天樞) 이상을 인체의 하늘로 보고, 천추 이하를 인체의 땅으로 본다. 그리고 천추는 천기와 지기가 교착하는 중요한 곳이다. 나는 《소문·천원기대론》에 있는 사천(司天)·재천(在泉)의 설에 따라 이 이치를 정하였다."

【사령(四靈)에 대하여】

"활육문(滑肉門)을 사천(司天)이라 하고, 대거(大巨)를 재천(在泉)이라 하며, 이 사천과 재천 네 혈을 사령(四靈)이라 한다. 역을 치료할 때 이 사령에 뜸을 뜨면 좋다. 그것으로 모두 낫는다."

【수도(水道)와 귀래(歸來)】

이 두 혈은 위경의 혈이지만 자궁 및 방광의 병에 효과가 있는데, 비경이 포(胞)를 감싸고 있기 때문이다. 포는 자궁과 방광을 가리킨다.

【비관(髀關)】

이 혈은 중풍에 잘 사용하지만, 평소에는 여간해서 쓰지 않는다.

【독비(犢鼻)의 자침법】

선생은 독비(犢鼻)에 대한 침법으로 비환요법이라는 것을 고안했다. 그것은 독비에 침을 횡으로 꽂는 것이다.

【삼리(三里) 해설】

"삼리(三里)는 위, 비, 신에 효과가 있다. 고로 삼리라 한다. 里는 理와 통한다. 즉 삼리(三理)인 것이다. 삼리에 침을 놓으면 위중(委中)의 경직이 풀리고 방광이 좋아진다. 곧 삼리는 선천과 후천의 기를 기름으로써 원기가 쇠하지 않는다. 그러므로 장수의 뜸이라 한다."

사와다 선생은 이 삼리의 해설을 침의 명인으로부터 들었다고 했다.

【천식의 뜸치료에 대하여】

"천식은 배의 오주(중완, 거궐, 양문, 하완)와 기해에 뜸을 뜨면 대개 치유된다. 이것만으로도 발작이 멎는다. 이에 더하여 신수(腎兪), 경문(京門), 중료(中髎), 근축(筋縮), 그리고 신주(身柱)와 천료(天髎)를 뜨면 폐수(肺兪)와 심수(心兪)를 쓰지 않아도 낫는다.[25)]

선생의 설명에 이렇게 질문했다.

"협심증에는 어떻습니까?"

"협심증에는 궐음수와 심수, 천종이 필요하다. 나머지는 천식과 마찬가지로 하면 족할 것이다."

【저기압】

"경혈에는 각각 그 크기가 있다. 쌀알처럼 극히 작은 것, 콩알만큼 큰 것, 동전 크기만 한 것 그리고 훨씬 더 큰 것도 있다. 그리고 클수록 병이 무거운 것 같다. 즉 경혈 부위에 저기압이 일어나는 것이다. 그렇기 때문에 손을 대면 차갑게 느껴진다. 거기에 침을 놓거나 뜸을 뜨면 정기가 모여들어 기압이 평형을 회복한다. 병은 기가 한쪽으로 쏠려 저기압인 곳에 생기며, 그것을 평형으로 돌리는 것이 치료다."

【배부의 제1행과 제2행】

"경혈은 병이 모여서 나타나는 곳이기 때문에 그 발현에는 올바른 계통이 있다. 척중(脊中)에서는 대개 제1행과 제2행에 나타난다. 제2행을 따라가다 보면 제1행으로 가고, 제1행을 따라가다 보면 제2행으로 가거나 독맥으로 간다. 그러므로 정혈 이외의 혈을 쓸 필요는 거의 없다. 다만 독수(督兪)나 제8추 아래의 양 옆이나 제17추 아래, 제18추 아래 등은 새로이 추가할 필요가 있다.

---

25) 물론 곡지(曲池), 삼리(三里), 태계(太谿) 등이 필요하다. 더욱이 중부(中府)나 척택(尺澤)이 필요한 경우도 많다. 선생의 모든 설명은 그때그때의 대상에 따라 달라짐을 유념해야 한다.

【자침의 깊이에 대하여】

"병이 표에 있으면 얕게 찌르고, 병이 리에 있으면 깊게 찌르라는 말이 《영추》에 있는데, 그렇게 하는 것이 원칙이다. 사기가 얕은 부분에 있을 때에는 얕게 찌르면 된다."

이전에 선생은 2촌의 침만 사용했으나 요즘 들어서는 1촌 6분이나 1촌 3분의 침도 사용한다. 찌르는 깊이에 대하여 계속 공부한 결과다. 얕은 것에는 얕게 찌르고 깊은 것에는 깊게 찌른다. 그 가감이 실로 오묘한 경지였다.

【고황(膏肓) 아래의 침】

"환자를 엎드리게 하고 견갑골이 넓게 벌어졌을 때 고황(膏肓) 아래 1촌쯤 되는 곳을 찾아보면, 단단하고 동글동글한 곳이 손에 잡힌다. 거기에 침을 놓으면 견갑골 주위에만 반응이 가고 머리 쪽으로는 반응이 가지 않는다. 아마 제6늑간에 해당되는 것 같다. 이렇게 반응하는 신경은 늑간신경이나 견갑하신경일 것이다. 어쨌든 여기에 놓으면 견갑관절에서 상지에 걸친 격통이 단번에 사라진다. 기묘하게 효과가 있는 곳이다. 요즘 몇 번이나 사용해봤는데 언제나 정확하게 효과가 나타났다."

【순역(順逆)에 대하여】

"순(順)은 경락을 따라서 가는 것인데, 예를 들면 폐에서 대장으로, 위에서 비로 가는 것이다. 역(逆)은 경락을 따라서 가지 않고, 신에서 대장으로 가거나 간에서 폐를 찌르는 것 같이 경락의 주행과는 역으로 가는 것이다. 역이 되면 여간해서 쉽게 낫지 않는다."

【장문(章門)과 충문(衝門)】

복수(腹水)의 뜸에 대해 선생은 이렇게 설명했다.

"제11늑골의 끝에 있는 장문(章門)과 내사복근의 부착부에 있는 충문(衝門)은 어느 쪽을 써도 효과는 같다. 그러나 여자에게는 충문을 쓰기 곤란하므로 장문을 쓰는 편이 낫다. 장문은 비의 모혈이기도 하다. 가장 효과를 발휘하는 것은 복수

창만(腹水脹滿)이다."

【혈해(血海)와 기해(氣海)】

"혈해(血海)는 슬개 내각에서 2촌쯤 위로 올라가 취했지만, 아무래도 그보다는 슬개 중앙에서 약간 안으로 들어가 위로 2촌쯤 올라간 곳에서 취하는 것이 원칙이다. 여기를 눌러보면 땡글땡글한 것이 만져진다. 이것을 기혈(奇穴)로 취급하는 책도 있지만, 이것이 원래의 혈해다. 일어나서 다리를 60도로 벌려보면 기해(氣海)와 좌우의 혈해가 딱 정삼각형 피라미드를 이룬다."

"아, 그렇군요. 혈의 바다와 기의 바다, 이 두 혈이 혈기를 돋우는 데 중요한 곳이겠군요. 잘 알겠습니다. 이렇게 쉬운 것을 지금까지 몰랐습니다."

"이 두 혈이 혈기의 바다다. 다혈질인 사람은 쉽게 혈해에 그 반응이 나타나고, 기병(氣病)이 생기면 기해가 공허해진다."

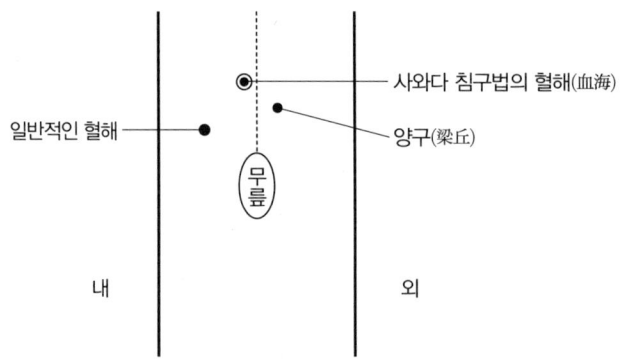

【외국인을 대상으로 한 침치료】

주중 프랑스 총영사는 20년간 중국에 체재하며 중국인 학자를 모아 침구를 공부했는데, 프랑스로 돌아가 《침치료의 학설과 진단 및 치료》라는 책을 저술했다. 지인이 그것을 보고 총영사를 찾아 이야기를 나누면서 사와다 선생의 일을 언급했더니, 총영사는 자신이 쓴 책을 선생 앞으로 보냈다. 이에 선생도 《사와다 겐 교정 십사경락도보》와 《해체발몽》을 보냈는데, 어느 날 그 총영사의 소개로 프랑스 해군 군의관과 여의사 한 명이 선생의 치료를 견학하러 왔다. 선생은 통역을 거쳐 질문에 답하며 프랑스 여의사를 똑바로 눕히고 복진을 했다. 자궁좌굴로 요도가 압박을 받고 방광도 나쁘다는 것을 알아내고 말했다.

"당신의 병은 오래 되어 침 한두 번으로는 치료할 수 없습니다."

여의사는 무척 놀라는 기색을 띠고 말했다.

"손끝으로 누르기만 했는데 어떻게 알 수 있죠? 실은 선생의 말씀과 서양의 대가가 장비로 진단한 결과가 조금도 다르지 않아요. 정말 불가사의하군요."

선생이 침을 놓으니 여의사는 그에 따라 반응을 보였다. 허리에서 천골부에 걸쳐있는 경혈을 손가락으로 눌러보고 침을 놓았는데, 일일이 반응이 가서 무척 놀라면서, 손끝 하나로 눌러 아는 것을 불가사의하게 여겼다. 여의사는 정중하게 인사하고 다음에는 더 많은 친구들을 데려오겠다는 약속을 하고 돌아갔다. 프랑스에서 침술 연구는 비교적 활발한데, 뜸은 아직 그다지 성행하지 않는 것 같다. 그렇지만 언젠가 외국에서도 침과 뜸을 정식으로 연구하는 날이 올 것이다.

【치료세설 12】

- 은백(隱白) : "아랫배가 붓고 소변이 막혔을 때 은백에 뜸을 뜨면 효과가 있다. 소아의 소화불량에 특효가 있다. 신주(身柱)로 안 되는 경우에는 은백을 쓰면 좋다. 소아의 야제에도 효과가 좋다. 이 혈은 뜸을 뜨기 쉬워서 좋다."
- 야제(夜啼) : "야제에는 은백도 효과가 있지만, 대돈(大敦)이 더 효과가 좋다. 간경이기 때문이다."
- 태백(太白) : "별로 쓰지 않지만 변비에 효과를 나타낼 때가 있다. 사람에 따라 다르다."
- 양릉천(陽陵泉)과 삼음교(三陰交) : "양릉천은 대하를 멎게 하고, 삼음교는 대하를 내리게 한다. 만약 양릉천에만 뜸을 뜨면 대하는 멎지만, 지나치면 머리에 비듬이나 두창(頭瘡)이 많이 생긴다. 실로 기묘하다. 삼음교는 머리의 비듬을 없애고 창을 제거하는 힘이 있다. 이런 것들을 고려해보면 삼음교는 어혈을 배설하는 데 효과가 있다."

- **내외과(內外踝) 네 혈** : "이것은 《주증발미(註證發微)》에서 암시를 받은 것인데, 내외과의 가장 높은 곳 옆에 쏙 들어간 곳이 있는데 여기에서 혈을 취한다. 안쪽은 신경에 속하고 바깥쪽은 방광경에 속한다. 내부가 냉하고 표에 열이 있는 경우 특효가 있다. 내외 양쪽에 뜨면 음양이 조화되어 한열왕래가 낫는다."

- **상대성 구혈 원리**

  -자궁출혈 : 양릉천은 지혈시키고, 혈해는 출혈시킨다.

  -대하 : 양릉천은 멎게 하고, 삼음교는 나오게 한다.

  -변통 : 양구는 멎게 하고, 신문은 나오게 한다.

  -복수 : 장문과 충문은 효과가 같다.

  -월경 : 양릉천은 멎게 하고, 삼음교는 나오게 한다.

- **척중(脊中)에 뜸을 금하는 이유** : 사와다 침구법에는 금구혈이 거의 없다. 다만 척중 하나는 금구혈이다. 그 이유를 선생이 설명했다. "척중에 뜸을 뜨면, 역으로 중완 쪽으로 쫓는 꼴이 되어 진정되지 않는다. 척중과 중완은 표리관계로, 중완에 뜨면 척중 쪽으로 쫓겨 가지만, 척중에 뜨면 중완에 떠도 척중으로 가지 않게 된다. 따라서 사기(邪氣)가 도망칠 곳이 없게 되고, 몸 안에 울체되어 몸 상태에 이상이 온다."

8장 1935년 기록

【머리의 오행과 오장수(五臟俞)의 관계】

"머리의 25혈은 등의 오장수에 대응하는데, 오장수를 치료하면 머리의 오행도 치유된다. 즉 오장의 변동이 머리의 25혈에 나타난다."

【눈의 내·외제(內·外眥)와 경락】

"눈구석(내제)에 적근(赤筋)이 나타나는 것은 심경인데, 심수의 제1행과 연결되어 있다. 눈꼬리(외제)에 적근이 나타나는 것은 소장경인데, 소장수의 제1행과 연결되어 있다. 눈병에는 어떤 경우라도 기죽마(간수의 제1행)가 필요하다."

【비창(鼻瘡)】

"코의 부스럼은 수삼리(手三里)에 뜸을 뜨면 낫는다. 15~30장쯤 뜬다. 정(疔)이나 절(癤)을 치료하는 것과 같다."

【극문(郄門)】

"곡택(曲澤)과 대릉(大陵)의 중앙이다. 그러나 때에 따라서 경혈이 상하로 나타나기도 하는데, 흔히 중앙에서 1촌 5분쯤 위다."

【고관절 탈구】

"신주(身柱)와 명문(命門)을 뜨고 그 위에 이와 같이 손을 쓴다."

손을 쓰는 방법은 문자로 기술하기 곤란하여 생략한다.

【하복부의 냉을 빼는 혈】

"담경의 양관(陽關)이 가장 효과가 좋다. 일반적인 양관에서 위로 약 2촌 올라가 근육 사이의 오목한 곳인데, 방광경의 위양(委陽)에 대하여 근육 하나를 넘어서 있는 곳이다(이두고근 바깥쪽의 건 위에 해당한다)."

양의 관문이 막혀있기 때문에 음이 체한 것이다. 양관을 터주면 음이 빠지게 된다. 이 혈은 마현대의 《주증발미(註證發微)》에는 한부(寒府)로 쓰여 있다. 열부(熱府, 풍문)가 있는데 한부가 없을 리 없다. 하여간 재미있는 혈이며 효과도 좋다. 근래에 발견한 것이지만 응용이 무한하다고 할 수 있다. 열은 풍문에 모이는데 한기가 모이는 곳이 없으면 안 될 것도 없다. 이것이 양관이고 한부다."

【완선과 백선의 명혈】

"지실(志室)이 효과가 있다. 고환염에도 좋다."

【한과 열】

"열은 삼음교(三陰交)로 빼고, 한은 삼양락(三陽絡)으로 뺀다. 양은 하강하고 음은 상승한다. 이 관계를 알면 치료가 매우 편하다. 예를 들어 류머티즘에 의한 족통으로 어쩔 수 없을 때 삼양락에 침구하면 곧 낫는다. 열을 빼는 데는 삼음교가 좋다. 경락은 재미있는 것이다."

【간수(肝俞)와 격수(膈俞) 사이】

"도교서적에 '간격(肝膈) 사이에서 시작하고 간격 사이에 돌아온다.'는 말이 있는데, 제8추 아래 양 옆이 거기에 해당된다. 이곳은 극히 중요한 곳이다. 격(膈)은 천지의 경계인데 팔(八)이 교차하는 지점이다. 이 간격의 사이를 알고 나서야 비로소 병이 진정되는 곳을 알게 되었다. 이 혈을 사용할 줄 아는 것은 우리뿐이다."

선생은 늘 병이 간수와 격수 사이에서 시작되고 또 그 사이에서 치유된다고 말했는데, 병은 간격 사이에서 일어나는 일이 많으며, 치료하여 병이 거의 치유될 때에도 이 간격 사이에 마지막으로 반응이 남기 때문이라고 했다.

【늑막염】

"늑막염에는 제8추 아래 양 옆이 중요하다. 늑막염은 본래 간수와 격수 사이의 병이다. 그리고 고황(膏肓)도 필요하다. 고황은 많이 떠도 상관없는 곳이므로 여기에 많이 뜨면 곧 낫는다. 늑막염은 기문(期門)에서 고황을 찌른다."

【병이 고황(膏肓)으로 들어가다】

"흔히 병이 '고황(膏肓)'으로 들어간다고 하는데, 고황으로 들어간 병은 3기다. 초기는 제1행에 나오고, 2기는 제2행에 나오며 제3행에 나오는 것은 3기다. 고황은 제3행이므로 고황에 나오는 병은 모두 3기다. 그리고 고황과 제8추 아래로 역 피라미드가 된다. 같은 피라미드라도 역으로 나오는 것은 치료가 까다롭다. 그리고 고황은 심폐 두 장기의 고장이 나타나는 곳이기 때문에 여기에 나오는 병은 치료가 어렵다."

【비루관 폐색】

"궐음수(厥陰兪)에서 낫는다. 위턱이 뜨는 것, 부은 것, 비루관 폐색 다 마찬가지다."

【졸도실신】

"갑자기 졸도하거나 실신했을 경우에는 삼초경의 액문(液門)에 침을 놓으면 된다. 이 경혈은 세 번째 손가락과 네 번째 손가락의 본절 사이에서 취하는 것이 가장 효과가 좋다."

【식도협착】

"대추(大椎)의 양쪽에서 약간 아래로, 대저(大杼)의 제1행쯤에 해당하는데, 여기가 식도협착에 효과가 좋다. 여기에 뜸을 뜨면 대추와 작은 피라미드를 이룬다."

【도한(盜汗)의 뜸】

"도한은 대개 간수(肝兪)와 근축(筋縮)에서 치료된다. 오장이 약화되면 도한의 원인이 되는데, 간수와 신수의 제1행에서 잘 치료된다."

도한의 유형은 다음과 같다.

- 겨드랑이 아래 : 심장이 약할 때
- 이마 : 비위의 불양생
- 목덜미 : 간이 약할 때
- 온몸 : 신장이 약할 때

【천추(天樞)의 표리】

"대장수(大腸兪)의 제1행이 천추(天樞)의 리에 해당된다. 천추의 리를 아는 것은 매우 고마운 일이다. 음양이 상박하는 곳은 배에서는 천추이지만 등에서는 대장수다. 등에서 음양이 상박하는 곳의 중간이 양관(陽關)인데, 이것과 족양관(足陽關)의 반응이 합쳐지는 이유도 알 만하다."

【십이지장충】

"선생님 십이지장충은 뜸으로는 치료가 되지 않습니다."

"낫는다. 중완(中脘)에 100~200장 뜨면 낫는다. 거기에 석류근(石榴根)을 달여 마시면 충을 확실히 내보낸다."

【문(門)】

"기문(期門)은 간에, 장문(章門)은 비에, 경문(京門)은 신에, 양문(梁門)은 비위에 효과가 있다. 양문은 중완의 연장이다. 활육문(滑肉門)은 비와 신에, 석문(石門)은 삼초에, 유문(幽門)은 심에 효과가 있다. 유문은 거궐(巨闕)의 연장이다."

【격수(膈兪)】

"격(膈)은 천지의 경계이므로 여기에 침을 놓으면 위아래 양쪽으로 자극이 간다. 지부(地部)의 병은 여기에서 천부(天部)로 가고, 천부의 병은 여기로 들어가 지부로 간다. 천부에서 지부로 가는 입구도 격이다."

【두 가지 흉통】

"가슴이 종으로 땅기며 아픈 것은 신경에 속하고 태계(太谿)에서 잡힌다. 가슴이 횡으로 땅기며 아픈 것은 간경에 속하고 기문(期門) 혹은 일월(日月)에서 잡힌다. 간은 횡으로 가고 신은 종으로 간다."

【혼수상태 처치법】

"뇌일혈로 혼수상태가 된 것은 수구(水溝)에서 낫는다. 코피가 나오며 낫는다. 또 백회(百會)와 용천(湧泉)에 뜸을 뜨는 것도 좋다. 만약 모르핀에 마취된 경우라면 신경의 축빈(築賓)에 뜸을 떠서 독을 없애지 않으면 기왕 떠놓은 뜸도 전혀 효과가 나타나지 않는다."

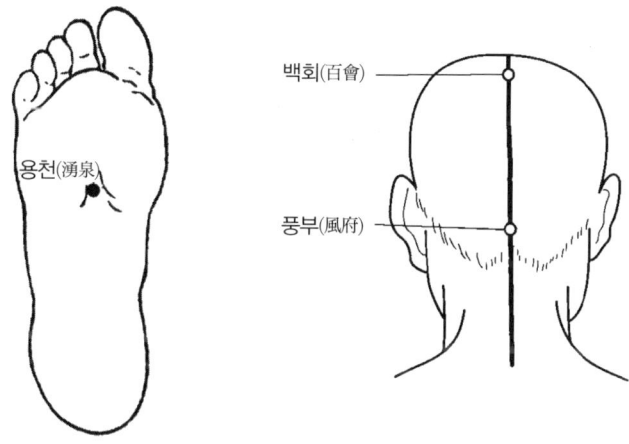

【각혈의 뜸】

"각혈에는 극문(郄門)과 태계(太谿), 복광(卜爌, 신혈) 세 혈이 가장 효과가 좋다. 복광은 곡지(曲池)와 공최(孔最) 사이, 척택(尺澤) 밑에 있다. 여기에 반응이 나타난다. 각혈은 음병이므로 음의 혈을 쓴다. 극문은 궐음, 태계는 소음, 복광은 태음의 혈이다. 이전에는 삼양락(三陽絡)도 썼으나, 삼양락은 양혈이므로 쓸 필요가 없다."

【극문(郄門)과 삼음(三陰)】

극문(郄門)은 수궐음의 극혈로, 흉중에 반응이 간다. 그리고 삼음의 낙혈이다. 그러므로 음병을 치료하는 데 중요한 혈이다."

【야간에 땀을 많이 흘리는 것】

야간에 땀을 많이 흘려 잠옷을 몇 벌 갈아입어도 침구까지 다 적신다는 환자의 처치법이다.

"근축(筋縮)과 간수(肝兪)에 뜸을 뜨면 좋다. 야간에 땀을 많이 흘리는 것은 신의 역이므로 신에서 간으로 가는데, 수(水)가 과하여 근(筋)이 느슨해져 땀이 되어 나오는 것이다. 근이 느슨해져 땀을 거두지 못하는 경우이므로 근축을 뜨는 것이다. 이 현상은 신이 태과하고 간이 불급한 증이다. 신이 과하여 뒤에서 대홍수가 밀려오기 때문에 간에 정체되어 넘치는 것이다. 그러므로 이 경우 기죽마(제1행)를 쓰면 좋다."

【신·대장·삼초·소장】

"소장은 신에 속한다."고 한 《내경·본수》의 설에 대한 선생의 생각이다.

"신, 대장, 삼초, 소장으로 가기 때문에 신에서 대장으로 가고, 삼초에서 소장으로 간다. 그렇지만 신과 삼초는 한 자리에 있어서 그 작용이 상통하기 때문에 소장은 신에 속한다고 했을 것이다."

【방광수(膀胱俞)·소장수(小腸俞)·상료(上髎)】

"소장수(小腸俞)는 불가사의한 혈로, 류머티즘에 중요한 곳이다. 이 사실을 아무도 말한 적이 없지만, 이 혈에 뜸을 뜨면 손목이나 다리가 부은 것이 점점 빠진다. 그래서 류머티즘의 특효혈이라는 것을 알게 되었다. 이 혈에 침을 놓아보니 소장경과 방광경에 모두 반응이 나타났다. 그리하여 소장경과 방광경이 합쳐지는 곳이라는 것을 알게 되었다. 그도 그럴 것이 소장수라 부르지만 방광경의 수혈이다. 그러나 이 소장수는 실제로는 방광수(膀胱俞)나 상료(上髎)와 아주 가깝기 때문에 비대한 사람에게서는 구별되지 않는 경우도 있다. 경혈은 아무래도 좋다. 단지 병이 낫기만 하면 된다. 방광경에서 효과가 있는 경우에는 방광수, 소장경에서 효과가 있으면 소장수라고 생각하면 좋을 것이다."

경락상으로 방광수는 상료의 밖에 있고, 소장수는 상료의 위에 있지만 실제로는 여간해서 구별되지 않는 경우가 있다. 그럴 경우에는 침을 놓아보고 자극이 가는 쪽에 따라서 이것은 상료, 이것은 소장수 하는 식으로 구별하는 일이 많다.

【발열하는 시각과 오장육부의 관계】

"발열하는 시각으로 병과 장부를 진단할 수 있다. 밤 12시부터 2시까지 나는 열은 신과 방광의 열이고, 오전 7시경의 열은 간의 열이며, 정오 12시경의 열은 심과 소장의 열이다. 그리고 오후 3시경의 열은 삼초의 열이다. 보통 폐병의 열이라고 하는 4시경의 미열은 실은 삼초의 열이다. 그리고 원래 폐병의 열은 오후 8시경에 나타난다. 삼초의 열과 비위의 열은 대체로 같은 시각에 나타난다. 따라서 삼초의 열에는 식욕부진이 따른다. 그리고 그다지 높지 않은 미열이다."

【오전의 열과 오후의 열】

"오전의 열은 일반적으로 높고, 오후의 열은 대개 낮다. 오전은 양이고 오후는 음이라서 그렇다. 이런 것은 누구나 아는 것 같지만, 사실 아무도 모르고 있다. 듣고 보면 그렇다고 고개를 끄덕일 것이다."

【이기문(裏期門)은 병이 들어오는 문】

"이기문(裏期門)은 병문(病門)이라고도 한다. 그것은 꼭 비위의 자리에 해당된다. 병은 입으로 들어온다는 속담처럼, 병은 흔히 비위로 들어온다."

【병의 이동과 순역】

"병이 신에서 간으로, 간에서 고황으로, 고황에서 이기문으로, 그리고 비위로 오는 것은 순으로 경과가 완만하다. 병사가 간에서 바로 비위로 오는 것을 역이라 하는데, 경과가 급속하다. 잠을 자지 못하다 갑자기 혼곤하게 잠들었다가 그대로 사망하는 일이 많다. 또 병사가 신에서 역으로 폐로 가고 다시 폐에서 심에 닿으면 심장마비를 일으킨다."

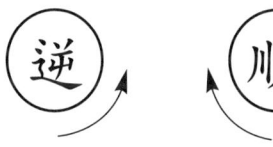

【대과(大過)와 불급(不及)】

"《내경》에서는 대과와 불급에 대하여 시끄러울 정도로 논했다. 대과란 병이 일어날 시각보다 이르게 병이 나타나는 것인데, 예를 들어 12시에 나와야 할 것이 11시에 나오는 것이다. 불급은 그와 반대로 나와야 할 시각에 나오지 않고 1시간쯤 늦게 나오는 것이다. 그러므로 대과는 실, 불급은 허다."

【표본(標本)】

"본(本)이란 오장의 수(兪)를 말하는 것이고, 표(標)는 그 반응이 나타나는 경락이다. 그러므로 표를 보고 본을 알 수도 있고, 본을 보고 표를 알 수도 있다. 치료방법도 본을 먼저 치료하고 표를 후에 하는 경우가 있고, 표를 먼저 치료하고 본을 후에 하는 경우도 있다. 또 표와 본을 동시에 치료하는 경우도 있어서, 이것을 임기응변으로 활용하는 것은 그 사람의 역량에 맡기는 것밖에 도리가 없다."

【신과 대장에 놓는 침의 영향】

"신수(腎兪)에 침을 놓거나 대장수(大腸兪)에 침을 놓거나 대체로 같은 곳으로 침향이 간다. 다리의 안쪽으로도 바깥쪽으로도 간다. 즉 소음에도 양명에도 침향이 가는 것이다."

9장 1936년 기록

【삼완(三脘)과 삼초(三焦)】

심포경의 가지가 전중(膻中)에서 나와 삼초를 경유하여 연락하는 것에 대하여 이야기할 때 한 선생의 말이다.

"합치면 삼완(三脘)이 되고 벌리면 삼초(三焦)가 된다."

여기서 말한 삼완은 상중하의 삼완이고, 삼초는 전중, 중완, 기해를 가리킨다. 상완은 상초의 전중과 호응하고, 중완은 중초에 영향을 미치며, 하완은 하초의 기해와 호응한다.

【배부의 오주】

"신주(身柱)와 도도(陶道, 풍문의 중앙), 대추(大椎), 풍문(風門) 제1행, 이 다섯 혈을 등의 다섯 기둥이라 하는데, 해수를 치료하는 데 효과가 있다."

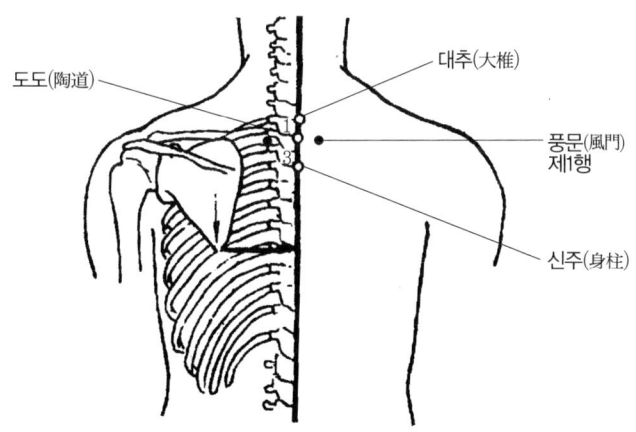

【곡택(曲澤)】

"해수에 효과가 있다. 그러나 평소에는 그다지 많이 사용하지 않는다. 아무래도 해수가 멎지 않을 경우에는 풍문 제1행에 뜸을 뜨면 좋다."

【음양경(陰陽經)의 표리관계】

"음경(陰經)의 병을 표리관계에 있는 양경(陽經)으로 이끌어 치료하면 더욱 효과가 좋은 경우가 있다. 극문(郄門)에 난 병을 삼양락(三陽絡)으로 고치는 것과 같은 것이다. 경락 음양의 표리관계는 실로 묘하다."

【폐렴】

"폐렴은 냉이기 때문에 하제(下劑)를 써도 괜찮을 것이다. 뜸은 사령(四靈)에 뜨는 것이 효과가 좋다. 사령에 30~60장 뜬다."

【목에 가시가 걸렸을 때】

"간사(間使) 부근을 살펴보고 표시가 나는 쪽에 침을 놓으면 가시가 빠진다. 몇 번 경험해봤는데, 실로 묘하다."

【전중(膻中)과 대릉(大陵)】

"치료가 여의치 않고 짐작이 가지 않을 때는 대릉(大陵)과 전중(膻中) 두 혈을 진단하여 반응이 나오는 쪽에 뜸을 뜬다. 그러면 짐작이 간다. 나도 이것의 도움을 받은 적이 있다. 고서에 '오장의 기가 어디 있는지 모를 경우에는 대릉이나 전중을 잡는다.'고 쓰여 있다."

【제 혈증(血症)의 요혈】

- 각혈 : 극문(郄門), 태계(太谿), 척택(尺澤), 곡지(曲池)와 공최(孔最)의 중간(사선을 긋고 그 중간쯤이라고 생각되는 곳). 이상에 뜸 7장.
- 장출혈(변혈, 혈변) : 양구(梁丘) 두 혈. 필히 신문(神門)을 병용해야 한다. 양구는 장의 연동을 멈추는 것 같다.
- 위출혈(토혈, 변혈) : 양구 두 혈. 필히 신문을 병용해야 한다. 신문을 병용하는 것은 변비를 막기 위해서다. 종양에 의한 출혈에는 수삼리(手三里)를 쓴다.
- 자궁출혈 : 양릉천(陽陵泉) 두 혈. 양릉천은 내장출혈에 지혈작용이 있다.
- 치(痔)출혈 : 공최(孔最) 두 혈. 멎지 않으면 뜸의 장수를 늘린다(내 생각으로

는 치출혈에는 차료(次髎)와 중료(中髎)에 침을 놓으면 특효가 있다).

- **혈뇨** : 양구 두 혈. 신문을 병용한다.
- **코피** : 풍지(風池) 두 혈. 이 풍지의 취혈은 일반과 달라 풍부(風府)에서 바깥쪽으로 약 2촌 떨어진 곳이다.
- **치조(齒槽)출혈** : 곡지(曲池) 두 혈. 상하 치조에 다 좋다. 치조는 대장경이다.
- **안저출혈** : 풍지(風池), 합곡(合谷), 천주(天柱). 풍지는 담경이며 눈과 통한다. 풍지와 합곡은 사와다 선생의 취혈법을 따른다. 합곡은 양계(陽谿) 아래로 3분 맥이 뛰는 곳에 잡는다.
- **인후출혈** : 곡지(曲池), 태계(太谿).
- **외상출혈** : 곡지 두 혈. 단 출혈이 적을 때에 한한다.

【침 실수를 돌이키는 혈】

자침 실수로 뇌빈혈 등을 일으키는 일이 잦다는 말에 선생이 다음과 같은 말을 덧붙였다.

"중초 윗부분에 잘못 침을 놓아 기절한 경우에는 액문(液門)에 침을 놓으면 즉시 낫는다. 이 액문은 중지와 약지 본절 사이의 오목한 곳이다(일반적인 위치와 다르다). 또 중초 아랫부분에 잘못 침을 놓아 기절한 경우에는 셋째, 넷째 발가락

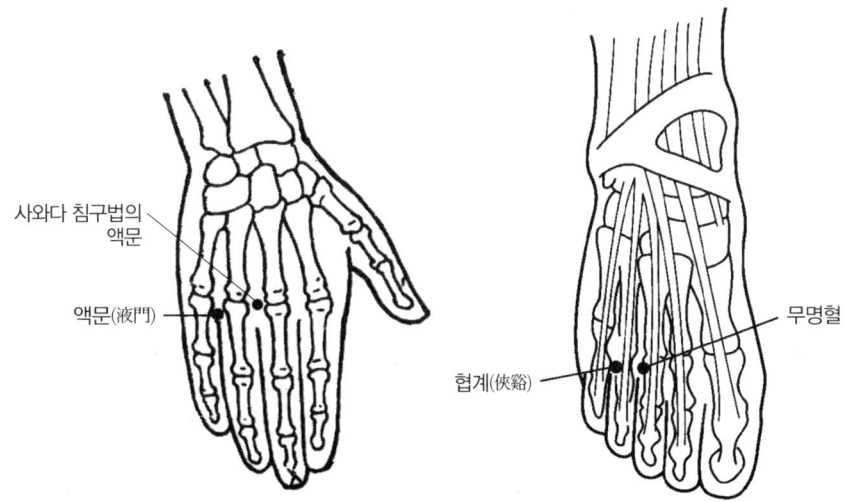

본절 사이의 오목한 곳에 침을 놓으면 된다."

이 두 혈은 여타 침구서에는 없다(발의 무명혈, 즉 셋째, 넷째 발가락 사이는 옛날부터 잘 쓰는 곳이다).

【삼음교(三陰交)와 삼양락(三陽絡)】

"삼음교(三陰交)와 삼양락(三陽絡)은 대조를 이루는 혈이다. 삼양의 병은 삼음교로 끌어와서 치료할 수 있고, 삼음의 병은 삼양락으로 끌어와서 치료할 수 있다. 사기를 끌어올 때는 침이 조여질 때까지 기를 모으고, 그것을 분산시키려면 역으로 침을 돌린다. 사기를 끌어올 때는 기를 모으나, 모으기만 해서도 안 되므로 그것을 늦춘다. 늦추면 흩어지게 된다."

【순역정변(順逆正變)】

"이상의 이야기는 정(正)인 경우이지만, 변(變)이 되면 그 반대로 한기는 삼음교에서 잡히고 열기는 삼양락에서 잡힌다. 병에는 정과 변이 있어, 변일 때는 한이 극하면 열하고, 열이 극하면 한하다. 이 정변의 이치를 알고 치료해야 참된 치병을 할 수 있다. 열이 있고 한한 것은 역이다. 화내는 것이 그것이다. 한하고 열이 있는 것도 역이다. 이 경우 내한이 있고 표열이 있으므로 내한표열이다. 이때에는 상기하여 볼이 뜨거우며 발은 대개 차다."

【배부 제1행의 응용】

수족

"각 손·발가락에 통증이 있을 경우 그 경락이 속하는 장부의 제1행에 침을 놓거나 뜸을 뜨면 낫는다. 이것을 알면 치료가 수월하다. 예를 들어 약지의 통증에는 삼초수의 제1행과 궐음수의 제1행을 사용하면 좋고, 엄지의 통증에는 대장수의 제1행과 폐수의 제1행을 사용하면 좋다. 또 새끼손가락의 병에는 소장수의 제1행과 심수의 제1행을 사용하여 치료한다. 발도 마찬가지로 넷째 발가락의 통증은 담수의 제1행, 둘째 발가락의 통증은 위수의 제1행을 쓴다. 효과가 더 좋게 하려면 침을 역으로 돌려야 한다."

눈

"눈병도 배부 제1행의 뜸 또는 침으로 손쉽게 처리된다. 눈구석(내제)은 방광수와 심수를, 눈초리(외제)는 소장수를 쓴다. 사기가 방광에서 삼초를 찔렀을 때는 심화(心火)의 장소에 나타난다(눈구석). 그것은 삼초는 상화(相火)로 화에 속하기 때문에 심화의 장소에 나타나는 것이다. 그러므로 눈구석에 통증이 있으면 방광수와 심수의 제1행에 침을 놓거나 삼초수의 제1행에 침을 놓아야 하고, 눈초리에 통증이 있으면 소장수의 제1행에 침을 놓으면 좋다. 간은 눈을 주관하므로 간수 제1행에 침을 놓거나 뜸을 뜨면 당연히 효과가 있다."

【제1행의 침법】

"직자가 가장 좋고 정확히 효과가 있다. 때로는 척추의 횡돌기에 닿는 일도 있지만 숙련되면 횡돌기 사이에 쉽게 찌를 수 있다."

【배부 제1행에 대하여】

제1행을 응용하는 것은 고래로부터 내려온 것이지만 전혀 계통이 서지 않았다. 화타의 협척혈이 응용 범위가 넓다고 말한 이도 있으나, 제1행으로 조직하는 데까지 이르지는 못했다. 오장육부의 수(兪)에 제1행을 배당하여 그것을 치료에 사용한 사람은 사와다 선생이 처음이다.

【이통(耳痛)과 수삼리(手三里)】

"귀의 통증에는 태계(太谿)도 효과가 있지만, 수삼리(手三里)도 매우 효과가 좋다. 이것은 신, 대장과 역으로 가는 경우이므로 대장경을 쓰는 것이다. 운기의 관계는 실로 묘하다."

【양관(陽關)】

"양기를 몸에 들이는 관문으로 허리나 다리나 마찬가지다."

선생의 이 말에 생각난 일인데, 최근 진료한 환자 한 사람은 각혈 후 족양관에 매우 아픈 압통점이 나타났다. 더구나 아픈 쪽의 양관에 나타났다. 족양관은 한기가 모이는 곳으로 한부(寒府)라고 부를 정도지만, 여기에 양기를 가하면 한기를 중화하여 양기를 받아들이는 양관이 되는 것인지는 모르겠다.

【제 통증의 요혈】

- **두통**

①편두통 : 대표적으로 천료(天髎) 또는 천유(天牖). 내 생각으로는 아픈 쪽의 통천(通天)이 특효혈이다.

②두통 : 상성(上星), 백회(百會), 신주(身柱), 풍부(風府), 중접(中接, 상천주), 천유(天牖), 풍지(風池) 등. 등의 제1행을 사용하면 어디든지 경락이 속한 부(腑)의 수혈 제1행에서 잡힌다. 예를 들면 머리 담경의 통증에는 담수 제1행을 사용하는 식이다.

- **이통** : 태계(太谿), 수삼리(手三里), 사독(四瀆), 신수(腎兪)의 제1행 또는 대장수(大腸兪)의 제1행. 귀를 연결하는 경락은 신과 대장과 삼초.

- **인후통** : 태계, 열결(列缺), 대저(大杼)의 제1행(대추의 바깥쪽에 해당하는 제1행). 여기가 가장 효과가 좋다. 또 척택(尺澤)도 좋다. 뜸은 20장 정도 뜬다.

- **치통**

①윗니 : 궐음수(厥陰兪), 궐음수의 제3행, 견우(肩髃)의 조금 뒤 5분쯤 되는 곳, 천정(天井).

②아랫니 : 온류(溫溜)(사와다 특수혈). 뜨거울 때까지 뜬다.

③치은통 : 근(根)의 통증에는 대장경이므로, 곡지(曲池)나 수삼리(手三里). 농루(膿漏)도 마찬가지다.

- **흉통** : 천종(天宗), 고황(膏肓). 전반적인 통증에는 기문(期門, 늑막염 등의 통증도 포함된다). 세로로 땅기면서 아픈 것은 태계, 가로로 땅기면서 아픈 것은 기문이다.

- **협통** : 고황을 많이 뜬다. 대체로 통증의 원인은 한기다. 증에 따라서는 대거(大巨)가 필요하다. 대거와 고황은 표리관계다.

- **유방통** : 천종(내 의견인데 전중도 효과가 좋다).

- 위통(위경련) : 양구(梁丘) 1혈 또는 좌우 2혈.
- 담석산통 : 중완(中脘), 담수(膽兪)의 제1행(우담수 제1행은 보아스 씨 압통점).
- 맹장통 : 기해(氣海, 30장), 중극(中極) 또는 관원(關元)을 보조적으로 사용한다.
- 복통(일반적이고 전면적) : 상문(章門) 또는 경문(京門).
- 방광통 : 관원 또는 중극, 기해.
- 요로통 : 곡골(曲骨) 또는 중극. 회음(會陰)도 효과가 좋다.
- 치통(痔痛) : 공최(孔最). 장강(長强)도 효과가 좋다.
- 안면신경통(삼차신경통) : 천유(天牖), 각손(角孫), 수삼리(手三里)에 많이 뜬다.
- 수명통 : 신수(腎兪), 대장수(大腸兪). 밤에 특히 아픈 것은, 밤이므로 신에 속한다.
- 늑간신경통 : 기문(期門). 아픈 쪽을 쓴다.
- 좌골신경통 : 상료(上髎), 차료(次髎), 중료(中髎), 은문(殷門), 승부(承扶) 등. 내 생각으로는 부양(跗陽), 곤륜(崑崙), 대극(大郄), 환도(環跳) 등이 특히 필요한 일이 많다.
- 근골통 : 복삼(僕參), 중료(中髎).
- 슬통 : 곡천(曲泉)과 족양관(足陽關, 사와다 독창혈이 아니고 일반적으로 사용하는 혈. 곡천의 반대쪽), 요양관(腰陽關). 소장수(小腸兪).
- 고환통 : 유두 사이만큼의 끈을 유두에서 아래로 늘어뜨렸을 때 끝나는 점. 대횡(大橫) 위 1촌쯤인 곳. 여기가 고환염에 효과가 좋다.
- 헤르니아통 : 고환통과 같음.
- 무지통 : 흔히 근(筋)에 이상이 있는 것이므로 근을 곧게 하지 않으면 안 된다.

【제 열질환의 요혈】

- 심한 열의 처치 : 심한 열을 처치하려면 주안점을 배부의 제1행과 사천(司天)·재천(在泉)에 두는 게 좋다(곧 활육문과 대거를 말한다).
- 상한 : 사령(四靈), 천추(天樞), 수분(水分), 기해(氣海)의 여덟 혈. 여기에 나

이 수만큼 뜸을 뜬다. 뜸의 수가 적으면 효과가 없다.

- **감기** : 신주(身柱), 풍문(風門)의 세 혈. 21장을 뜬다(보통 7장의 3배).
- **폐렴** : 양상(兩相, 기혈), 신주의 세 혈. 66장씩. 양상은 풍문의 약간 바깥쪽에 해당된다.
- **늑막염** : 극문(郄門) 21장.
- **간헐열** : 풍지(風池), 전곡(前谷). 풍지가 효과가 빠르다.
- **식중독** : 내정(內庭). 사와다 특수혈 이내정.
- **미열** : 양지(陽池), 중완(中脘), 삼초수(三焦兪).
- **마진** : 탈명(奪命).
- **유행성감기** : 상한과 같다. 한기는 재천(在泉)에서 신과 대장으로 간다. 다리에서는 한부(寒府)로 이끄는 것이 좋다.

【활육문(滑肉門)이 수습되는 곳】

"이번에야 비로소 활육문(滑肉門)이 수습되는 곳을 알게 되었다. 지금까지는 간, 비, 신으로 온 사기가 활육문에 나오는 것까지만 알고 있었는데, 거기서 어디로 가는지는 확실히 몰랐다. 그것을 이번에 알게 되었다."

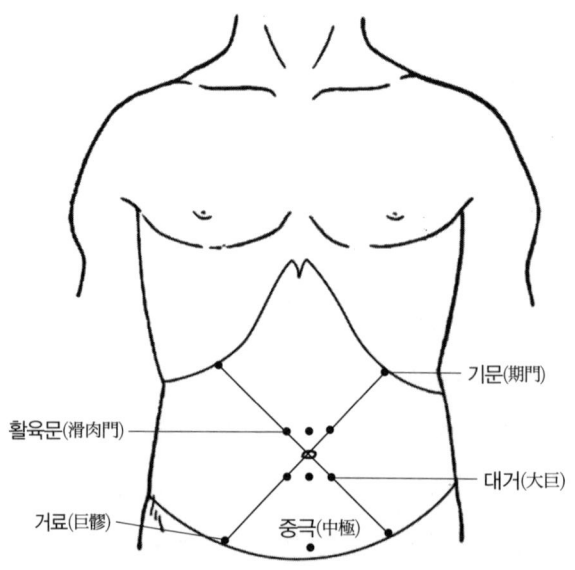

- 기문, 활육문, 대거, 거료 네 혈은 동일한 사선 위에 있다. 그래서 기문의 부기가 거료에서 잡힌다.
- 기문의 부기가 없어지면 사기가 흩어져 사라진다. 병은 간에서 일어나 간에서 끝난다(기문은 궐음이다. 궐음에서 일어나 궐음에서 끝나는 것이다).
- 활육문 → 반대쪽의 대거 → 중극 → 거료 → 중료 → 환도. 양기는 이러한 순서로 활육문에서 반대쪽의 대거로 가고, 대거에서 중극으로 가며, 거료로 나갔다가 중료로 간다. 그리고 양기는 발쪽으로 모인다. 그래서 발이 노곤해지는 것이다. 그렇지만 사와다 침구법에서는 언제나 중료를 뜨므로 발이 노곤해지는 일이 드물다. 만일 중료를 뜨지 않고 중극만 뜨면 발이 노곤해져 못 견딜 정도가 된다. 이상은 순(順)일 경우의 이야기다.
- 역(逆)일 경우에는 신 → 대장 → 소장 → 심 → 폐 → 비 → 간의 순서로 가므로 간까지 가면 끝이다. 따라서 비까지 갔을 때 이기문(裏期門)에서 잡으면 좋다.
- 순일 경우에는 신 → 대장 → 대거 → 기문 → 고황 → 이기문의 순서로 가므로 대거까지 갔을 때 대거에서 정지되면 기문까지 가지 않고, 따라서 고황에도 가지 않는다. 기문까지 간 것도 대거나 거료에서 취하는 편이 좋다. 기문을 따르면 필히 고황으로 나가기 때문이다. 대거는 효과가 좋은 뜸이다. 대거를 뜨면 기문, 고황, 이기문이 모두 한꺼번에 잡힌다. 대거는 관문이다.

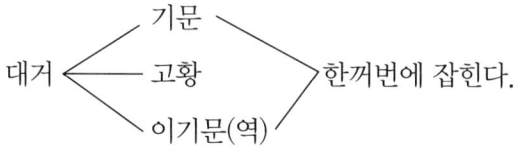

요즘 와서는 십사경의 신비에 점점 놀라고 있다. 십사경을 활용하는 것은 실로 심원하여 측량할 수 없는 측면이 있다.

【뇌빈혈】

"백회(百會)에 뜸뜨면 단번에 낫는다. 구급요법으로서 최상의 수단이다. 냉증이 머리로 올라가 뇌빈혈을 일으키는 경우가 있다. 그때에도 백회가 좋다. 그런 후에 수삼리(手三里)로 끌어내린다."

【견정(肩井)의 침】

"견정(肩井)에 1촌 5분쯤 찌르면 두통이 단번에 멎는다. 그러나 위경에 당하면 뇌빈혈을 일으키는 일도 있다. 뇌빈혈을 일으켰을 때 그것을 치료하는 데에는 족삼리(足三里)에 침을 놓으면 좋다. 뜸도 좋다."

【신(腎)은 오장육부의 근본】

어느 한의학연구가가 와서 물었다.

"사와다 선생은 어떤 병도 모두 신장이 본(本)이라고 한다며 놀리는 사람이 있는데, 어찌하여 신이 본이 되는 것입니까?"

"오장육부의 수(兪)는 모두 방광경에 있습니다. 그리고 방광은 신의 표(標)로서 《영추》에는 '본은 신에 있고, 표는 등에 나타난다.'고 했습니다. 오장육부의 병을 치료하는데 신을 잊고 있다면 병을 제대로 치료할 수 있겠습니까?"

그러자 손님도 선생의 말에 승복했다.

【표와 본】

"장부를 본(本)으로 하고, 경락에 나타나는 것을 표(標)로 한다. 경락의 표를 진단하여 병든 장부의 본을 알고, 본인 장부의 수혈(兪穴)을 눌러 병든 경락의 표를 알 수 있다. 이것이 치료의 요지다."

【어지럼증】

어지럼증을 치료할 때에는 간경의 대돈(大敦)을 사용하면 좋다. 대돈은 엄지발톱의 외각을 지나 1촌쯤에 있는 곳으로 은백(隱白)의 반대쪽이다(일반적인 대돈과 다름). 또 담경의 협계(俠谿)도 효과가 있다. 간경과 담경은 부모와 자식의 관계이기 때문이다. 대돈이 샘이고 협계가 개천인 것도 재미있다."

【구훈(灸暈)에 대하여】

"근래에 제가 뜸을 떠준 환자가 갑자기 졸도하여 맥박이 가늘어지고 심장이 쇠약하여 금방이라도 죽을 것 같았습니다. 수삼리에 침을 놓고 대릉에 뜸을 떴으나 호전되지 않아 근처의 의사에게 부탁하여 강심제 주사를 맞게 해서 목숨을 구하긴 했습니다만, 어찌하여 졸도한 것입니까?"

"그것은 음기가 갑자기 머리 쪽으로 올라가서 뇌혈관을 수축시켰고, 그 결과 심근까지 수축되어버린 탓일 것이다. 그런 경우에는 수삼리와 액문에 뜸을 뜨고 음기를 손 쪽으로 끌었더라면 좋았을 것이다. 또 그런 때에는 백회에 뜸을 떠도 좋다. 그리하면 뇌에 모였던 음기가 쫓겨 손 쪽으로 가는데, 그때 수삼리에 뜸을 많이 떠야 한다. 또 족삼리에 뜸을 떴을 때 졸도하는 일이 있는데, 그런 경우에는 견정에 1촌 5분쯤 침을 놓고 기를 빼주면 낫는다."

"환자는 강심제 주사를 맞고 얼마 되지 않아 맥이 나왔습니다. 그리고 한기가 드는 낌새가 있더니 다음에는 발열하여 체온이 38도까지 올라갔고, 2~3시간 조용히 누워 있다가 화장실에 가니 설사가 나왔습니다."

"그것은 냉이다. 냉이 뇌로 올라간 것인데, 그것이 내려왔기에 다행이다."

【감(疳)과 비감(脾疳)】

"어린이의 두 눈 중앙 부위에 푸른 줄기가 서있는 것은 감(疳)이 일어났다는 표시다. 어린이들의 병은 간에서 시작된다. 간에서 비를 자극하면 배가 부르게 되어 비감(脾疳)이 된다. 이것을 치료하는 데에는 대돈이 좋다. 대돈은 비와 간의 교차점이다."

【열부(熱府)】

"종래에는 풍문을 열부(熱府)라 해왔으나, 풍문만 열부가 아니고 상박의 탈명(奪命)도 열부라는 사실을 요즘 깨달았다. 이 혈로 단독, 성홍열이나 마진의 고열이 잡히는 것을 보아도 이것이 열부라는 것을 알 수 있다(성홍열은 5일 걸린다). 이 혈은 주관절에서 3횡지 올라가 취하므로 삼초경에 해당된다. 나선상구 위 요골신경의 경로로, 후회선상박동맥의 위에 해당된다."

"폐렴의 열은 어떻게 잡습니까?"

"풍문 밖 양상(兩相)에서 잡는다. 이것도 열부에 속한다."

【한부(寒府)】

"한부(寒府)는 한기가 모이는 곳이며 무릎에서 3횡지 위로, 담경의 경락에 있다. 열부(탈명을 가리킴)와 한부 모두 소양경으로, 삼초에 자극이 되므로 그것이 십이경에 자극이 된다. 소양은 태양과 양명의 중간에 있어, 여기에 열이 가득 차 한 열왕래 할 때 입을 열어주면 속히 사기가 빠진다."

【일원(一原), 양기(兩岐), 삼대(三大), 사령(四靈), 오주(五柱)】

"일원(一原)은 태극, 양기(兩岐)는 음양이다. 태극의 일원기가 음양으로 나뉜다. 그 일원기가 인체에서는 둘로 나뉘어 임맥과 독맥 양맥이 된다(임맥은 음맥의 바다, 독맥은 양맥의 바다). 삼대(三大)는 등과 배의 3맥으로 3행씩 상대한다. 등의 제1행, 제2행, 제3행과 배의 신경(제1행), 위경(제2행), 비경(제3행)은 상대하는 세 개의 큰 맥이다. 사령(四靈)은 활육문 좌우와 대거 좌우다. 오주(五柱)는 상중하 삼완과 좌우의 양문이다(이 오주를 취할 때 상완 대신 거궐을 잡는 일도 있다). 이것이 오장을 자극한다. 오주는 등에서는 대추, 도도, 신주, 풍문(좌우)의 다섯 혈로 나타난다."

이 일원과 양기, 삼대, 사령, 오주의 이야기는 선생이 도교서적을 보고 발견한 것이다.

【삼각형의 움직임】

"등의 혈은 근(根)의 장소에 나오면 삼각형이 된다. 묘한 것으로, 병이 나타나는 것을 보고 치료하다 보면 삼각형이 몇 개도 된다. 나온 대로 하면 당황하지 않고 확실히 진단할 수 있어서 좋다. 뜸의 수가 너무 많다고 하는 사람도 있으나 '수가 너무 많게 된 것은 내 탓이 아니고 당신 탓입니다. 아무리 수가 많아도 나으면 좋습니다. 잔재주를 피워서 가감하면 오히려 좋지 않습니다.'라고 말해준다."

【귀감】

선생이 거북의 등껍질을 보고 있자니 오랫동안 풀리지 않던 의문이 풀렸다며 설명을 해주었다.

"머리에서 꼬리를 꿰뚫는 선은 자오선으로, 선 위의 다섯 껍질은 오행(五行)을 나타낸다. 즉 위에서부터 간목(肝木), 심화(心火), 비토(脾土), 폐금(肺金), 신수(腎水)가 된다. 중앙을 뚫는 가로선은 적도로, 상하가 각각 3개로 나뉘어 있는데, 이것이 사천(司天)·재천(在泉)의 육기(六氣)를 나타낸다. 즉 머리와 두 앞다리로 셋, 꼬리와 두 뒷다리로 셋, 도합 육기가 된다. 우상지에서 좌하지로 선을 긋고, 좌상지에서 우하지로 선을 그으면 이것이 중앙에서 교차한다. 이 선이 지리를 나타낸다. 실로 묘하다. 주위의 12개는 12개월의 음양을 나타낸 것이고, 중앙과 양협의 9개는 구성(九星)을 나타낸다. 이와 같이 거북의 등껍질에 천지의 법칙이 기록되어 있는데 아무도 모른다. 옛날에는 귀복(龜卜)이라 하여 거북의 등껍질로 점을 치기도 하였지만, 나는 더 큰 천지의 수수께끼를 풀어냈다. 예로부터 귀감이라는 말이 있는데, 거북의 등껍질을 살펴서 천지의 법칙을 기록하였다."

【천신의 비언】

선생이 귀감에 대한 해설을 마치고 '천신의 비밀'이라 하여 도교서적의 말을 기록하였다.

이 길은 들어가기 힘들고 행하기도 어렵다. 강담부적(强膽不敵)한 사람이 아니라면 들어가지 말지어다. '一陰三色五病, 一原兩岐三大四靈五柱.' 이것을 깨달으면 사는 데 집이 없고, 먹는 데 식량이 없고, 죽는 데 땅이 없다.

"이것은 도교서적에 몇 줄 기록되어 있을 뿐, 아무나 해석할 수 없고, 문제 삼지도 않았던 것이었으나 내가 이것을 해석할 수 있었다. 이것을 깨달으면 부처요, 깨닫지 못하면 범부다. 이것을 깨달아야 보살행도 할 수 있다. 사람을 구하는 일이 아니면 보살행이라 할 수 없다. 지금의 중들은 모두 잠꼬대를 하고 있는 것 같다."

이에 '一陰三色五病, 一原兩岐三大四靈五柱.'에 대하여 가르침을 구하자 이렇게 설명했다.

"일음은 신, 삼색은 중완에 뜸뜨면 신주, 척중, 요수 세 혈에 나타나는 빨간 색,

오병은 오장의 병이다. 일원은 태극, 양기는 음양, 삼대는 등과 배의 세 행, 사령은 사천·재천의 네 혈, 오주는 활용이다. 배의 오주는 중완, 거궐, 하완과 양문(좌우)의 다섯 혈로, 중완의 활용이다. 등의 오주는 풍문, 신주, 대추의 다섯 혈로, 도도의 활용이다. 그밖에도 있다."

【공최(孔最)】

"공최(孔最)는 치질에만 듣는다고 생각했으나, 요즘 환자를 자세히 진찰하다 보니 폐병 환자에게는 꼭 증상이 나타나 있습니다. 폐경의 극혈이니까 폐에도 효과가 있겠군요."

"그렇다. 폐경이기 때문에 당연히 폐에 효과가 있다. 나도 처음에는 폐를 치료하는 데 공최를 썼는데, 동시에 치질에도 효과가 있어서 어떤 일인가 하고 8년이나 조사했다. 항문이 백문(魄門)이라는 것을 《삼재도회(三才圖會)》에서 보고, 백(魄)은 폐의 기이므로 항문이 폐에 속한다는 것을 알게 되어 비로소 의문이 풀렸다."

【경락경혈을 응용하는 호흡】

"이르기를 '이곳에 있는 것은 이곳을 가지고 하고, 저곳에 있는 것은 저곳을 가지고 하며, 이곳에 있는 것은 저곳을 가지고 하고, 저곳에 있는 것은 이곳을 가지고 한다.'고 했는데 실로 묘하다. 즉 이곳에 반응이 나타날 경우 이곳, 즉 이쪽에서 취하는 경우도 있고, 이곳에 있는 것을 저쪽에서 취하는 경우도 있고, 저쪽에 있는 것을 이쪽에서 취할 수도 있는 것이다."

【산후의 어혈】

"산후 어혈이 남아있을 때 기문(期門)에 뜸을 뜨면 내려간다. 기문은 불가사의한 혈이다. 월경이 멎어 혈해(血海) 등을 사용해도 나오지 않을 때 기문에 뜸을 뜨면 나오는 수가 있다. 기문은 간경이고, 간경은 생식기와 연결되어 있기 때문일 것이다."

【침향(鍼響)】

"격수에 침을 놓으면 기문(期門)으로 가고, 간수에 놓으면 장문(章門)으로 가며, 비수에 놓으면 경문(京門)으로 간다. 하나씩 늦게 가는 것이다. 비의 모혈인 장문이 간경에 속해 있는 것도 실로 재미있다. 또 비수에 놓으면 경문, 즉 신의 모혈로 가는데, 이것으로 비에서 신으로 가는 관계를 알 수 있다."

10장 1937년 기록

【소아병과 명주(命柱)】

"도교서적에는 '일곱 살까지의 소아를 신동(神童)이라 한다. 신이 지켜주는 아이란 뜻이다. 흉부 이하의 병은 명문(命門)에서 잡고, 흉부 이상은 신주(身柱)에서 잡는다. 명주(命柱) 외에는 쓰지 말라.'고 씌어 있다. 이 두 혈로 대개의 소아병은 해결된다. 도교서적과 완전히 같다."(필자의 의견인데 '명주 이외에는 쓰지 말라.'는 말은 극단적이긴 하나, 대체로 명주만으로 소아병은 해결된다.)

【근축(筋縮)과 거궐(巨闕)】

"근축(筋縮)은 간수의 중앙으로 중요한 혈이지만, 경련과 같은 병에는 근축을 뺀다. 전간(癲癇)이나 히스테리, 수족의 경련에는 사용하지 않는 편이 좋다. 경련하는 자를 치료하는 데는 거궐(巨闕)이 효과가 있다. 이것을 사용하면 잘 펴진다. 그래서 허리가 굽은 경우에도 효과가 있다. 양릉천(陽陵泉)은 거궐과 마찬가지로 늦추는 데 쓴다."

【병의 움직임】

"신에서 간을 찌르면 지양(至陽)에 나타난다. 그 순서는 신과 대장에서 표기문(表期門)으로 들어가고, 표기문에서 고황으로 나오고, 고황에서 제8추 아래에 이른다. 그 도중 격수를 거치므로 격수에 나타난다. 이때 격에 뜸을 뜨면 역으로 쫓아 보낸다."

【제8추 아래】

"제8추 아래는 중요한 혈로서 일체의 병을 해결하는 데에 빼놓을 수 없는 곳이다. 도교서적에는 '병은 간수와 격수 사이로 들어가 그 사이로 돌아온다.'는 말이 있는데, 제8추 아래는 그 결말을 보는 곳이다. 이 자리는 꼭 독맥에 넣어야 한다. 고인이 가장 중요한 곳으로 해놓은 데에는 다 뜻이 있다."

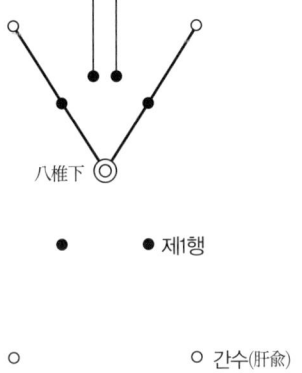

【치료혈의 선택】

경혈탐색기가 화제에 올랐을 때 선생이 한 말이다.

"그런 기계로 어느 정도 정확히 경혈을 알았다 해도 그것만으로는 치료가 되지 않는다. 찾다 보면 경혈은 얼마든지 있다. 경혈이 너무 많아서 문제다. 우리에게 문제는 어느 경혈을 선택하느냐다. 나타난 경혈을 모두 쓰자면 나중에 곤란하게 될 것이다. 필요하면 쓰고, 필요치 않으면 쓰지 않는다."

전날 나는 일본의학연구회에서 '사와다 침구법의 도와 그 실제'에 대해 강연하면서 "신체에 이상 변화가 생기면 반드시 체표에 반응 경혈이 나타난다. 그 반응의 계통이 경락이며, 그 반응점을 치료 경혈로 하여 그 중 골라서 사용한다."고 말했는데, 선생의 이 말을 듣자 아직 못 다한 말이 있다는 것을 깨달았다. 실제 선생의 말대로 임상에서의 문제는 반응이 나타나는 경혈 가운데 어느 혈을 택할 것인가이다.

【황제내경 연구】

"나는 황제(黃帝)가 '태극을 잡고 지엽말단적인 것에 얽매이지 말라.'고 말한 바를 이해하게 되자 무엇이든 모두 합쳐 하나로 모으게 되었다. 그러자 그것이 자연히 지금과 같은 간, 비, 신, 삼초, 일원의 태극에 중점을 둔 치료법이 되었다. 실로 재미있다. 그리고 황제는 '내가 가르침을 말하고 난 뒤 긴 세월이 지난 탓에 《소문》과 《영추》도 옥석이 뒤섞여 분별할 수 없게 되었다. 그대들이 적절히 취사선택하라.'고 했다. 나는 이 말을 듣고 나서 《소문》과 《영추》를 읽는 눈이 틔었다."

【사와다 침구법】

사와다 침구법이란 무엇인가에 대한 문답이다.

야나기타 : 도대체 사와다 침구법이라는 무엇입니까? 항상 '사와다 선생'을 의식해서는 진정한 솜씨가 나타나지 않습니다. 따라서 사와다 침구법이라고 할 수 없습니다. 사와다가 아니라, 단지 병든 환자와 자신만이 있다는 경지에 들어가야 비로소 진정한 능력이 나타납니다. 그제야 진정한 사와다 침구법이라고 할 수 있다고 생각합니다.

호도 : 그건 그렇습니다. 사와다 침구법은 사와다 선생 한 분만 아는 것으로, 타인은 알 턱이 없습니다. 실례되는 말이지만, 사와다 선생께서 하시는 말씀을 진정으로 아는 사람은 여기에 한 사람도 없을 겁니다. 선생 자신만 알고 있는 경지입니다. 보고 들어봐야 알 리가 없습니다.

야나기타 : 그 말씀이 맞습니다. 시로타 선생은 여러 곳에서 사와다 침구법을 강연하시는데, 그 강연을 들은 사람들이 그것이 사와다 침구법이냐고 묻는 말에 나는 "그렇지 않다. 그것은 시로타 침구법이다. 시로타 선생은 사와다 선생에게서 어떤 힌트를 얻었겠지만, 그것은 사와다 침구법이 아니고 시로타 침구법이다."라고 대답했습니다.

시로타(필자) : 그렇습니까? 정말 고맙습니다. 나는 언제나 강연을 시작할 때 이렇게 말해둡니다. "나는 평생 걸려도 진정 사와다 침구법을 전부 이해할 수는 없을 것입니다. 내가 말씀드리는 것은 사와다 선생을 사사하여 내가 해득한 것에 한한 것입니다." 확실히 사와다 침구법을 말한다고 하면서 시로타 침구법을 말하는 건지도 모릅니다. 사와다 선생을 사사하여 각자 해득한 영역에서 치료에 전념한다. 그리고 깨달은 것을 타인에게 전한다. 그것이 사와다 침구법 아니겠습니까?

야나기타: 시로타 선생이 시로타 침구법을 설명할 때 그것은 사와다 침구법이고, 호도 선생이 호도 침구법을 파악했을 때 그것 역시 사와다 침구법이라는 뜻입니다. 나는 기무라 선생에게 침을 배우려고 1주일이나 갔었는데 기무라 선생은 침 이야기는 일절 하지 않았습니다. 그저 일반적인 이야기를 했을 뿐이라, 정말 속이 탔습니다. 그러나 마지막에 이렇게 말씀하셨습니다. "진짜 스승은 환자다. 그래서 1원의 사례를 받았다면 50전은 가르쳐준 사례로 돌려주는 게 옳다. 고쳐주는 게 아니라, 몸을 빌려주어 가르쳐주는 셈이다." 잊지 못할 고마운 말씀입니다. 또 정성이 스승이라고도 하셨는데, 이 또한 고마운 말씀입니다.

스즈키: 그도 그럴 것입니다. 그러나 초보인 사람에게 사와다 침구법의 개념을 가르치자면 또 다른 길도 있을 겁니다. 그런 어려운 것만 말하지 말고, 침을 놓는 법은 이렇고 혈을 취하는 법은 이렇다 하는 식으로 말입니다.

호도: 그것은 안 됩니다. 나는 침을 놓는 법을 누구에게서도 배우지 않았습니다. 나 자신이 공부하여 그 호흡을 알게 됐습니다. 가르친다는 말은 할 수 없습니다.

스즈키: 그렇습니까? 하지만 선생의 격식에는 대강의 틀이라 할 수 있는 것이 있습니다. 그것을 가르치는 것은 가능하다고 생각합니다.

시로타(필자): 그렇습니다. 1학년생을 가르치자면 사와다 침구법의 틀은 이러이러하다고 가르칠 필요도 있다고 생각합니다.

야나기타: 나는 소학교 때 피리 선생이 제자를 가르칠 때 틀이라는 것을 조금도 가르치지 않았다는 말을 들었는데, 그것이 지금도 머리에서 떠나지 않습니다. 가르치면 거기에 얽매여 참다운 기술에는 익숙해지지 않는 것이 아닌가 생각합니다.

사와다 선생: 사와다 침구법의 정석은 무리하게 만든 것이 아니고, 자연히 생겨난 것이다. 바둑을 두는 이에게도 정석이라는 것이 있다. 정석대로 처리하면 가장 안전하고 실수도 없다. 이케다 군 등은 늘 정석대로 놓고 병이 자연히 낫기를

기다리는 식으로 하는데, 가장 수월하고 견실한 방법이다.

야나기타 : 그러나 정석만으로는 진짜 바둑의 명인이 될 수 없습니다. 명인은 돌 하나로 판 전체를 단번에 뒤집어버리는 일이 있습니다. 사와다 선생님께서는 때때로 그런 한 수를 두십니다. 정석 위에 그런 한 수를 두는 것은 여간 어려운 일이 아닙니다. 언제나 판 전체를 위에서 내려다보며 한 수를 두는 겁니다. 이 한 수가 중요합니다. 그러나 선생님의 치료에서 그 한 수를 알려면 고래로부터 있는 기혈이나 민간에서 전승되는 명구 등을 알고, 그것이 경락과 어떤 관계가 있는지 알아볼 필요가 있다고 생각합니다.

사와다 선생 : 그것은 중요하다. 고래의 묘혈이라는 것은 조사해보면 매우 재미있다.

호도 : 그러나 사와다 선생님이 놓는 한 수는 저절로 손이 나가는 것이지, 놓으려고 생각하고 놓는 것은 아닙니다. 무심무아의 상태에서 경락과의 관계가 어쩌고저쩌고 생각하지 않고 절로 손이 그리로 나가는 것입니다.

시로타(필자) : 자, 정석을 기억하고 다음의 한 수를 공부하는 것이군요. 그러나 예를 들면 방광경의 제1행 같은 것도 화타의 협척혈이라 해서 지금까지 사용해오긴 했지만, 사와다 선생님이 그것을 방광경의 제1행으로 조직하고서야 비로소 응용 범위가 무한히 확대되었습니다. 선생님이 의도(醫道)에 공헌한 바는 이것만으로도 대단합니다. 역시 경락을 잘 기억하고 활용하는 것이 중요합니다. 그 위에 사와다 침구법의 정석이 되는 틀을 대강 기억해놓고, 나머지는 각자의 노력이며 자유자재로 변통하는 묘로써 중요한 한 수를 놓을 수 있을 때까지 공부하는 것이 중요하다고 생각합니다.

새로보는 方방藥약合합編편

우리나라 최고의 한방의서인 동의보감東醫寶鑑은 대단하지만 어렵습니다. 이 대단한 동의보감을 십분 활용하기 위해서는 방약합편方藥合編의 공부가 꼭 필요합니다. 1885년 출간된 방약합편이 127년 만에 새로보는 방약합편으로 탄생했습니다. 전4권인 새로보는 방약합편은 현대적인 언어와 처방별 활용사례 그리고 상태이론별 연관을 짓는 병증도표를 넣어 21세기를 밝혀줄 책입니다.

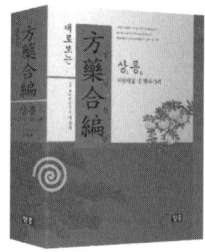

상통
면수: 912쪽
ISBN 978-89-90116-48-2
가격: 80,000원

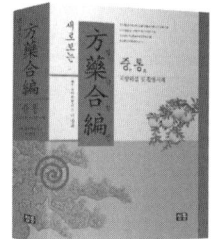

중통
면수: 912쪽
ISBN 978-89-90116-49-9
가격: 80,000원

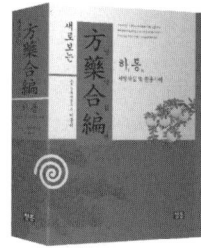

하통
면수: 840쪽
ISBN 978-89-90116-50-5
가격: 80,000원

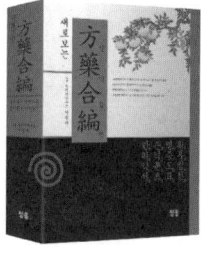

**활투침선, 병증도표
손익본초, 한의약서**
면수: 736쪽
ISBN 978-89-90116-51-2
가격: 80,000원

**새로보는
방약합편에 대한
추천의 글**

● 전세일/포천중문의대학교 대체의학대학원장
한의학 전체를 한눈에 볼 수 있도록 체계적으로 구성으로 되어 있다.
● 김용호/보건복지부 한의약정책관
방약합편의 이해와 운용을 깊게 하는 데 편리하게 만들어진 책이다.
● 류재환/경희대학교 동서의학대학원 동서의학과 교수
활투침선을 자세하게 설명하여 초학자도 무난히 볼 수 있게 했다.
● 김상찬/대구한의대학교 한의과대학 교수
이종대 선생님의 30여 년 임상경험을 토대로 새로운 주석을 달았다.

편저자 소개_甘泉 이종대

《감기의 한약치료》《빈용 101처방》《빈용 202처방》저자로 유명하며, 상태의학회 학술고문, 한방학술 태극학회 고문, 고령자채록사업 단장 등을 역임했다.

청홍

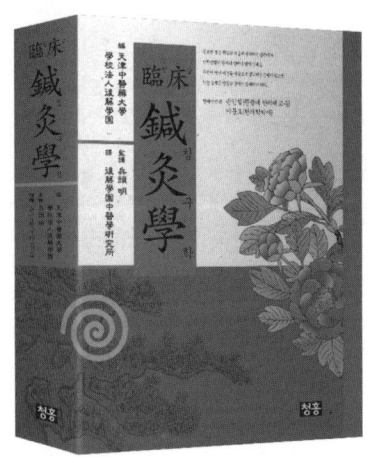

임상침구학
臨床鍼灸學

天津中醫藥大學・學校法人後藤學園 共著
손인철・이문호(한의학박사) 共譯
46배판(양장) / 744쪽 / 70,000원

침구 응용과 경혈 처방의 나침반

감기, 설사 등 가벼운 질환부터 요통, 위통, 축농증 등 만성질환과 임산부 질환에 이르기까지 일상에서 누구에게나 발생할 수 있는 91가지 병증을 선별하여 치법을 제시했다.

[특징]
- 침구치료로 확실한 효과를 볼 수 있는 병증 선별
- 각 병증별로 병인병기, 증분류, 치료법 순서로 설명
- 증후 분석을 통한 증상의 정확한 변증 가능
- 고금의 처방례와 기타 치료법도 수록

청홍

상한금궤 약물사전
傷寒金匱 藥物事典

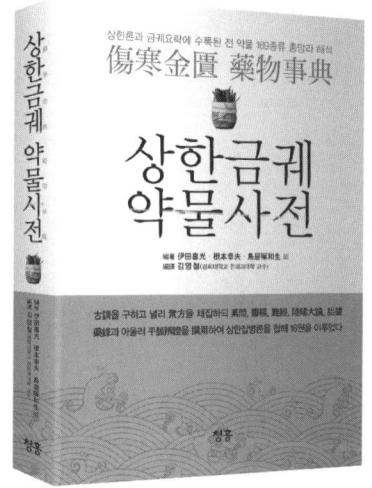

伊田喜光 · 根本幸夫 · 鳥居塚和生 외 編著
김영철 譯
46배판(양장) / 384쪽 / 45,000원

학습과 연구, 임상에서 빠르고 확실한 길잡이가 되어줄 책

한의학의 주요 원전인 《상한론》과 《금궤요략》의 처방에 쓰인 약물 하나하나의 기원과 성분, 효능 및 사용법과 장중경의 처방법을 고증했다. 어느 약물이 어떤 작용을 하는지, 어느 약물과 배합하면 효과가 좋아지는지, 주의할 점은 무엇인지를 설명했으며, 복용보조제나 보조용구까지 모두 분석했다. 원전에서 어느 약물을 어떤 처방에 어떻게 사용했는지 도표로 정리하여 누구라도 쉽게 알아볼 수 있다.

[특징]
- 상한론과 금궤요략의 약물 169종을 해설
- 가장 정확한 판본을 근거로 연구
- 약물과 처방을 세심하게 분류하여 효능을 밝힘
- 한의학 연구와 임상 응용에 기초를 제공

청홍

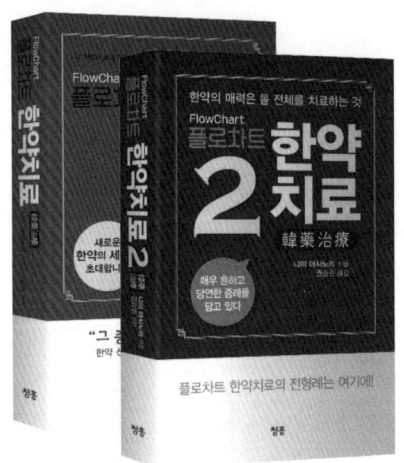

플로차트 FlowChart 한약치료 韓藥治療

플로차트 한약치료
니미 마사노리 著 / 권승원 譯 / 240쪽 / 17,700원

플로차트 한약치료 2
니미 마사노리 著 / 권승원 譯 / 256쪽 / 19,500원

쉽게 생각해 보자
일상진료에서 바로바로 적용해 보길…

기존에 발표된 증례보고 만을 접하다보면 공연히 쉬운 일을 어렵게 생각하기도 한다. 역자의 언급이다. 기본 처방에 해당되는 것을 사용하면 될 것을 더 좋은 처방이 없는지 고민한다. 주변에서 선후배들이 그런 일로 일상 진료에 고통을 받는 것을 자주 목격했다. 플로차트 2권은 바로 매우 흔하고, 당연한 증례를 담고 있다. 플로차트 1권을 통해 당연한 상황에 바로 낼 수 있는 처방이 제시되었다. '정말 그게 듣냐'고 조금이나마 걱정을 할 사람을 위해 당연한 증례가 진짜 있음을 제시하였다. 재밌는 것은 그 당연한 상황들의 대부분이 '서양의학적 처치가 잘되지 않아서~' 내원한 증례였다는 것이다. 쉽지 않은 증례가 당연하게 찾아오는 곳이 바로 우리 한의진료실이다. 여기에 당연하게 잘 듣는 처방들이 즐비하다. 하지만, 너무 어렵게만 생각하다 보면 돌아가게 되고 쉽게 해결할 수 있는 것도 해결하지 못할 수 있다.

청홍

講說 황제내경

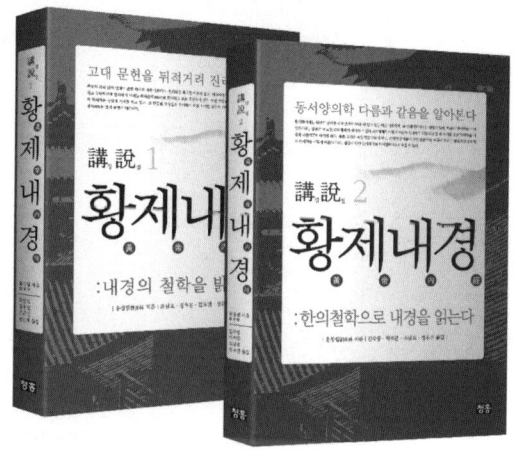

- **講說 黃帝內經 1**
  유장림(劉長林) 著 / 조남호 외 譯 / 크라운판 / 373쪽 / 25,000원
- **講說 黃帝內經 2**
  유장림(劉長林) 著 / 김수중 외 譯 / 크라운판 / 355쪽 / 25,000원

철학적인 사고를 바탕으로 한의학을 재구성
황제내경을 연구한 전문서로는 이 책이 으뜸

황제내경은 서양의학과 많이 다른 방법으로 인체를 인식했는데, 그 인식의 바탕은 기(氣)와 음양오행(陰陽五行)이라는 동양철학의 범주였다. 《강설 황제내경》시리즈는 황제내경에 담긴 철학과 이론을 논리적이고 현대적으로 설명한 책이다. 대상을 분석하지 않고 총체적으로 연구하는 체계이론으로 황제내경의 논리를 설명한 저자의 사유는 한의학 기초이론에 토대를 제공했다. 그런 점에서 한의학 이론의 현대적 해석에 기념비적인 가치를 지닌 책이라고 할 수 있다.

청홍

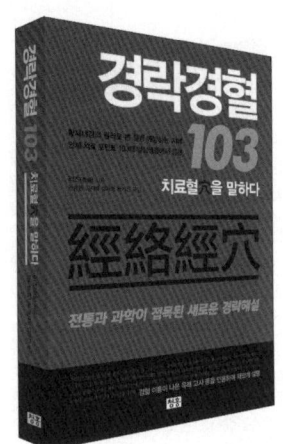

경락경혈 103

치료혈穴을 말하다

리즈(李智) 著 / 권승원 김지혜 정재영 한가진 共譯
신국판 / 400쪽 / 27,000원

아름답고 날씬한 몸매를 유지
비위를 튼튼하게 하는 다이어트 경혈

활육문에 대해 말할 때, 중년 남성과 중년 부인은 특별히 더 주의를 기울여서 봐야할 필요가 있다. 왜냐하면 활육문의 가장 큰 작용이 담습을 제거하고 살을 빠지게 하는 것인데, 이 둘의 관계는 매우 긴밀하다. 한의학에서는 "뚱뚱한 사람은 담습이 많다[肥人多痰濕]"고 하는데, 담습은 흔히 기름지고 느끼한 음식들로 인해 비위가 상해서 형성되거나, 내분비 기능이 실조되는 경우 쉽게 형성된다. 여러분 모두 가래[痰]를 봐서 알겠지만, 끈적끈적하고 상쾌하지 못한 것이 매우 보기에 좋지 않다. 인체의 담습도 이런 형태로 몸안에 정체되어 있어 제거하기가 힘들고 수많은 약물로도 해결하기가 어렵지만 활육문은 담습을 제거할 수 있다. 그래서 담습 체질이거나 비가 허한 사람들, 다이어트를 하고 싶은 사람들은 이 경혈을 반드시 많이 이용해야 한다. 평상시 한가할 때 이 경혈을 자극하면서 몸매가 날씬해진다고 상상해보자.

청홍

한의학 교실

'사람은 왜 병에 걸릴까'
여러 가지 해석

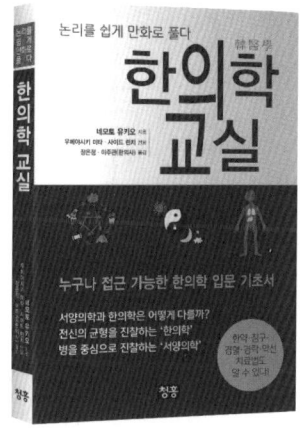

네모토 유키오 著 / 장은정 이주관 共譯
신국판 / 256쪽 / 16,500원

전신의 균형을 진찰하는 '한의학'
병을 중심으로 진찰하는 '서양의학'

한의학과 서양의학의 차이로써 먼저 꼽을 수 있는 것이 병에 대한 대응이다. 서양의학은 병의 원인인 병원균이나 바이러스를 공격하는 약을 쓰거나 수술 등의 방법으로 환부를 직접 치료하여 회복시키는 것이 주요 목적이다. 반면 한의학에서는 우리 몸이 본래 갖추고 있는 자연치유력을 높임으로써 병을 고치는 것에 주안점을 두고 있다. 또 서양의학에서는 소화기, 순환기 등과 같이 신체를 세분화하여 치료하는 반면 한의학에서는 신체를 전체로 생각하여 전체의 균형을 어떻게 조정할까에 초점을 맞춰 치료를 한다. 서양의학, 한의학은 모두 이점이 있다. 그것을 살리기 위해서는 서양의학과 한의학이 융합하여 '세분화한 치료'와 '전신을 조정하는 치료'가 함께 이루어지는 것이 가장 이상적이지 않을까? 급성 병의 치료나 수술 등 서양의학에는 한의학에 없는 이점도 있다. 이상적인 의학은 서양의학과 한의학의 융합이지!

청홍

경혈탐색기

穴은 틈이란 뜻으로, 인체 장부경락(臟腑經絡)의 기혈(氣血)이 출입하는 곳입니다. 고대 문헌에는 '기혈(氣穴)' '공혈(孔穴)' '골공(骨空)' '혈위(穴位)' '혈도(穴道)' 등 상이한 명칭으로도 기록되어 있습니다. 혈(穴)은 경락을 통해 장부와 밀접한 관계를 갖고 각 장부의 생리(生理) 혹은 병리변화(病理變化)를 반영하며, 침구(鍼灸)와 안마(按摩) 등의 자극을 통해 인체 내의 항병능력(抗病能力)과 기체(機體)의 허실(虛實) 상태를 조절함으로써 질병을 예방하고 치료합니다. 또한 진단(診斷) 작용을 돕기도 합니다.

어떤 혈(穴)에 침을 놓으면 시큰하고[酸], 저리고[痲], 묵직하고[重], 팽팽한[脹] 느낌이 일정한 노선을 따라 전달되는 것을 발견했으며, 그 전달되는 경로 상에 있는 혈을 선으로 연결했습니다. 이것이 바로 경락(經絡)입니다.

통하면 아프지 않고, 아프면 통하지 않는 현상에 근거해서, 옛날 사람들은 이런 노선의 어느 부위에 장애가 발생하면 기혈이 정체되어 질병을 일으킬 수 있음을 발견했습니다.

혈(穴)의 주치(主治)와 효능 그리고 분포 부위에는 모두 일정한 특징이 있습니다. 옛사람들은 바로 이런 특징에 근거하여 장기간의 선별과 개괄을 거쳐 최종적으로 그 명칭을 제정했습니다.

혈(穴)을 명명(命名)하는데, 크게 네 가지 방법이 있습니다. 비의법(比擬法), 상형법(象形法), 회의법(會意法), 사실법(寫實法)이 그것입니다.

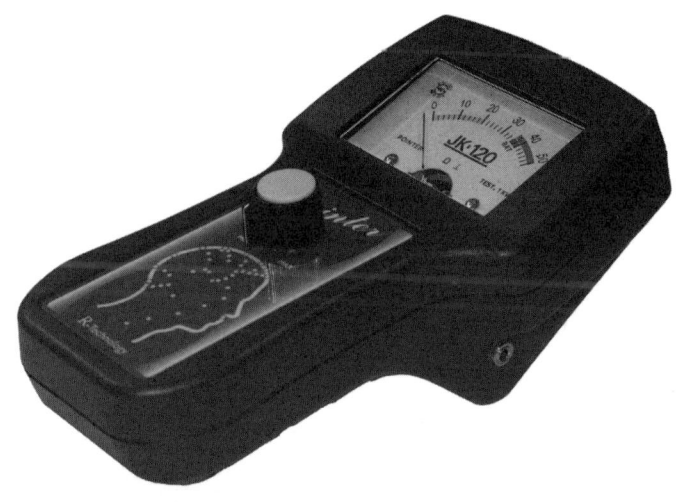

비의법은 인체의 경맥 속으로 기가 운행하는 것이 마치 물이 흐르는 것과 같다고 보았습니다. 그래서 샘[泉], 연못[池], 호수[澤], 바다[海]에 비유했는데, 수천(水泉), 양지(陽池), 소해(小海) 등입니다. 또 팔다리에 돌출된 부위는 산(山), 릉(陵), 구(丘), 허(墟)에 비유하여, 승산(承山), 상구(商丘) 등의 명칭이 생겨났습니다. 반대로 얕은 연못이나 깊은 샘처럼 골격이나 기육 사이의 움푹 들어간 곳에 위치한 것도 있습니다. 이 경우에는 곡(谷), 계(谿), 구(溝), 독(瀆) 등을 사용하였으며, 곡지(曲池), 합곡(合谷), 태계(太谿), 지구(支溝), 사독(四瀆), 견정(肩井) 등이 있습니다.

상형법은 부위의 골격, 기육, 피부 주름 등의 형상적 특징에 근거하여 다른 사물에 그 모양을 빗대어 명명한 것입니다. 찬죽(攢竹)은 눈썹 끝에 위치하는데, 눈썹이 모여 난 것이 대나무 숲과 비슷하므로 이 혈자리를 찬죽이라고 이름한 것입니다.

회의법은 혈 자체의 생리, 병리 및 부위의 해부학적 특징에 근거하여 의미를 취합하는 방식을 사용하여 명명하는 것으로, 명칭만 보아도 그 의미를 쉽게 알 수 있고 또 기억하기 쉽게 한 것입니다. 예를 들면, 귀 앞쪽에 있는 청궁(聽宮)과 손바닥에 있는 노궁(勞宮)은 귀가 청력을 주관하고, 손이 노동을 주관하는 것에 근거하여 명명한 것입니다.

사실법은 경혈 자체의 분포 부위 및 주요 치료 기능에 근거하여 있는 그대로를 서술하는 방식으로 명명한 것입니다. 비경(脾經)의 혈해(血海)가 그 예입니다. 또 아문(瘂門)은 혀가 늘어져 말을 하지 못하는 것을 치료하므로 말하지 못하는 병을 치료하는 문이라고 한 것입니다.

이상의 **네 가지 방법**은 하나만 단독으로 응용된 경우도 있고, 몇 가지 방법이 같이 응용된 것도 있습니다. 또한 경혈의 특징은 명칭을 정하는 데 있어서 가장 기본적인 근거로 ①인체 해부를 근거로 하기도 하고, ②경혈의 기능을 근거로 하기도 하고, ③경혈의 치료 작용을 근거로 하기도 하고, ④한의학 이론을 근거로 하기도 합니다.

이처럼 혈(穴)이란, 복잡다단합니다. 얕은 곳에 위치하고도 하고, 깊은 곳에 자리 잡은 것도 많습니다. 또한 넓은 것이 있는 반면에 바늘구멍만큼 좁은 것도 있습니다.

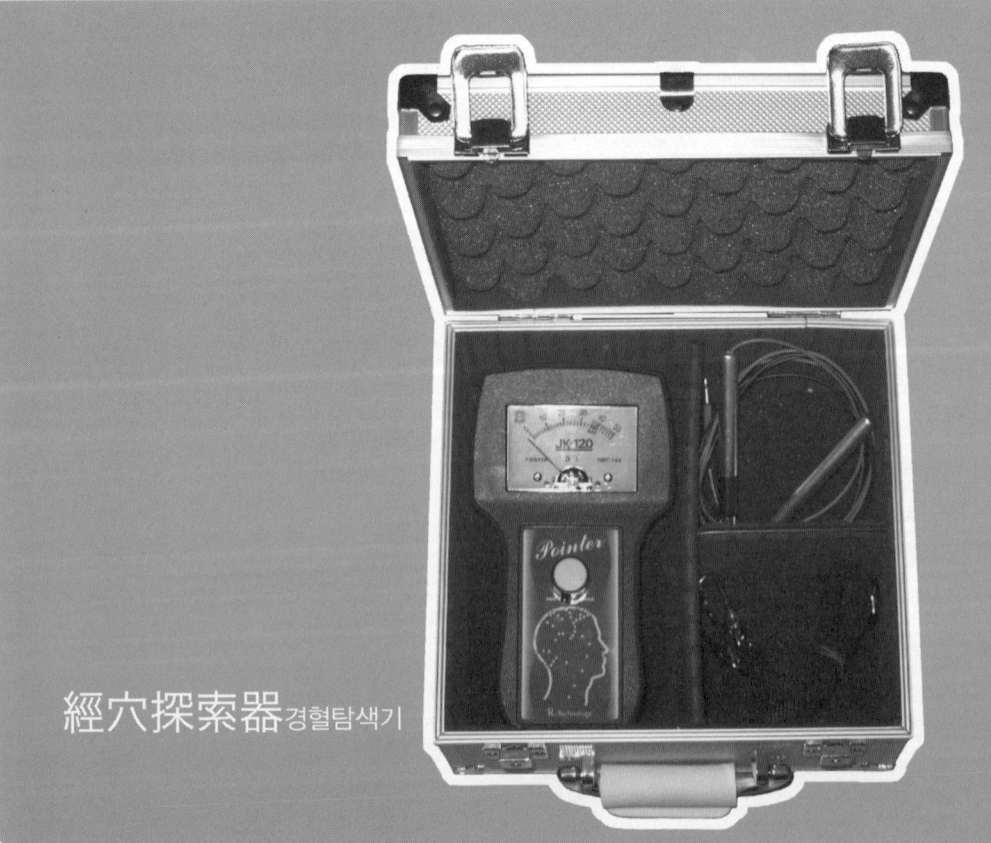

經穴探索器 경혈탐색기

학습용 경혈탐색기

경혈을 공부하는 학생에게 필요한 학습교구입니다

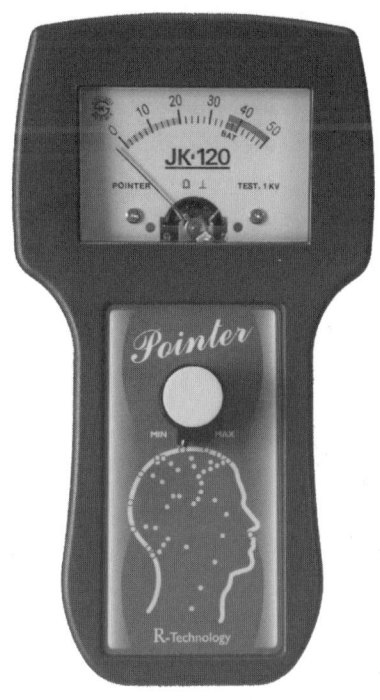

- 제품명 : 경혈탐색기
- 모델명 : JK-120
- 정격입력 : DC9V
- 정격출력 : 900nW(0.9W)
- 가격 : 600,000원

침술치료나 침술마취를 할 때에 그 유효 경혈을 정확히 탐색합니다. 침술 치료법(통정식)은 질환의 대부분이 자율신경을 정상으로 조절하는 작용을 목적으로 하고 있습니다.

연구개발자 : 한의사 이주관(010 5706 5505)
제품상담문의 : 최봉규(011 773 0583)

옮긴이

이 주 관 (부산 주관한의원 원장)

동국대학교 한의과대학 졸업
전 인제대학교 물리치료학과 외래교수
전 대한한방성장학회 회장
현 한의사모임 Zero Pain 맥진내경학회 회장
현 한의자연요법 지부회장
현 오행운기학회 회장
MBC · KBS · KNN 등 건강프로그램 다수 출연
《근골격계 질환과 테이핑요법의 임상 실제》 공저
《공복 최고의 약》《한의학 교실》 등 다수 번역서
• http://www.주관한의원.com • 이메일: jook1090@hanmail.net

澤田流聞書
침구진수 鍼灸眞髓

저자 | 시로타 분시 代田文誌
역자 | 이주관

1판 2쇄 발행 | 2020년 6월 29일

발행처 | 지상사(청홍)
발행인 | 최봉규
등록 | 제2017-000075호(2002. 8. 23)
주소 | 서울특별시 용산구 효창원로64길 6(효창동) 일진빌딩 2층
우편번호 | 04317
전화 | 02)3453-6111, **팩시밀리** | 02)3452-1440
홈페이지 | www.jisangsa.co.kr
이메일 | jhj-9020@hanmail.net

Korean edition ⓒ 2012 by JISANGSA
ISBN 978-89-6502-151-3 03510

이 도서의 국립중앙도서관 출판시도서목록(CIP)은 e-CIP홈페이지(http://www.nl.go.kr/ecip)와
국가자료공동목록시스템(http://www.nl.go.kr/kolisnet)에서 이용하실 수 있습니다.
(CIP제어번호: CIP2012004032)

* 잘못 만들어진 책은 구입처에서 교환해 드리며, 책값은 뒤표지에 있습니다.